生活習慣病の分子生物学

佐藤隆一郎　　今川　正良

三共出版

まえがき

　現在日本において，高齢者（65歳以上）は5人に1人の割合であるが，2015年には4人に1人を超え，2050年までには3人に1人にまで達すると予想されている。また出生率は低迷状態であり，確実に少子超高齢社会がやってくる。このような未曾有の社会変化の中で，当然のこととして医療費の増大化が問題となってくる。2005～6年の日本人一人当たりの年間医療費は約25万円であるのに対し，高齢者の平均医療費はおよそ66万円と高額である。したがって，高額医療費が必要な高齢者の割合が高い高齢社会においては必然的に医療費は増大することとなる。それ故，少しでも健康な高齢者の割合を増やし，医療費の低減化に努めることは社会の健全な発展のためにも不可欠な試みといえる。一方，個人的な観点から高齢化と健康を考えたとき，誰しも加齢とともに種々の生活習慣病に侵される可能性を持っており，ある種の健康不安を抱えている。このような社会背景の中，多くの学問領域で健康，生活習慣病をテーマにした研究がなされている。高度に工業化した先進国において，人々の興味はいかにして健康を維持するかという点に収束してきているとも言える。

　本書は生命科学，薬学，医学，栄養学などの広い領域で生活習慣病並びにそれに関連するテーマで研究を行っている人，生活習慣病について学習したい人を対象に書き下ろした。生活習慣病という興味の対象を中心に据え，それに関する生化学，分子生物学，病気に関する分子基盤を散りばめた。これまでの網羅的な生化学・分子生物学教科書とは異なる本書のセールスポイントである。世の中には立派な生化学／分子生物学教科書が数多くあり，広範な領域をカバーしてボリュームも相当なものである。そこでページ数は少なくても生活習慣病に関する必要な項目を程よく含んだ教科書・参考書の作成を目指した。ざっと全体像を把握したい場合，疾患に関わる因子の個別の情報を得たい時などに，本書を活用いただければ幸いである。生活習慣病はいずれも多因子疾患であり，様々な因子の機能変調が代謝変動を引き起こして疾病の原因となっている。可能な限りそれら因子を取り上げてまとめたつもりであるが，多くの因子が欠落していることも事実である。最新の情報をまとめあげている最中にも新たな知見が報告され，本書に書き込んだ事実は日ごとに旧知の事実と化している。本書は各ページの両脇に余白を設けてあり，word解説をそこに挿入したが，さらに余っている部分は最新の知見を入手し書き込んでいただきたい。こうした書き込みによりオリジナルな参考書を自力で作成いただければ，学習効果は一層高まることが期待される。

　本書を手にしたことで一人でも多くの学生，院生が生活習慣病の分子生物学に興味を抱かれることを切に希望している。最後に，本書の構想に賛同いただき，ご助言，ご協力をいただいた三共出版　秀島功氏に深くお礼申し上げる。

　2007年9月吉日

佐藤隆一郎・今川正良

目　　次

1　代謝の生化学

1-1　糖質の代謝 ……………………………………………… 2
　1-1-1　糖の化学 ……………………………………………… 2
　1-1-2　糖質の代謝，エネルギー代謝反応 ………………… 3
　　　　(1)　解　糖 ……………………………………………… 3
　　　　(2)　ペントースリン酸経路 ………………………… 5
　　　　(3)　乳　酸 ……………………………………………… 5
　　　　(4)　クエン酸回路 …………………………………… 6
　　　　(5)　グリコーゲン代謝 ……………………………… 7
　1-1-3　糖 新 生 …………………………………………………… 9
　　　　(1)　糖新生経路 ……………………………………… 9
　　　　(2)　糖新生の基質 …………………………………… 11
　　　　(3)　糖新生の調節 …………………………………… 12
　1-1-4　フルクトースの代謝 ……………………………… 13

1-2　脂質の代謝 ……………………………………………… 14
　1-2-1　主要脂質の分類 …………………………………… 14
　　　　(1)　脂肪酸 …………………………………………… 14
　　　　(2)　トリグリセリド ……………………………… 14
　　　　(3)　コレステロール ……………………………… 15
　1-2-2　脂質の消化・吸収 ………………………………… 15
　1-2-3　リポタンパク質 …………………………………… 16
　　　　(1)　リポタンパク質の分類 ……………………… 16
　　　　(2)　リポタンパク質の合成・分泌と血中での輸送 …… 17
　1-2-4　コレステロール …………………………………… 20
　　　　(1)　コレステロール合成 ………………………… 20
　　　　(2)　コレステロール合成のフィードバック調整機構 …… 22
　　　　(3)　胆汁酸の腸肝循環 …………………………… 23
　　　　(4)　ステロイドホルモン ………………………… 24
　1-2-5　脂　肪　酸 …………………………………………… 25
　　　　(1)　脂肪酸の合成 ………………………………… 25

    (2) 脂肪酸の酸化··················· 27
    (3) 必須脂肪酸····················· 28
    (4) n-6/n-3 比 ···················· 29
    (5) 脂肪酸由来の生理活性物質········· 29

 1-3 アミノ酸・タンパク質の代謝·················· 31
  1-3-1 タンパク質構成アミノ酸·············· 31
    (1) アミノ酸の分類と性質············· 31
    (2) タンンパク質中のアミノ酸誘導体····· 33
    (3) 生理活性を持つアミノ酸，アミノ酸誘導体····· 33
  1-3-2 必須アミノ酸と非必須アミノ酸········ 34
  1-3-3 アミノ酸の生合成···················· 35
    (1) 3-ホスホグリセリン酸を前駆体とする経路····· 35
    (2) ピルビン酸を前駆体とする経路······ 35
    (3) α-オキソグルタル酸を前駆体とする経路····· 36
    (4) オキサロ酢酸を前駆体とする経路····· 36
    (5) ヒスチジンの生合成··············· 36
  1-3-4 アミノ酸の代謝······················ 36
    (1) アミノ酸のアミノ基転移と脱アミノ··· 36
  1-3-5 尿素サイクル························ 37
    (1) カルバモイルリン酸シンターゼ······ 37
    (2) シトルリンとオルニチン············ 37
  1-3-6 アミノ酸を材料とする生理活性分子の生合成········ 38
    (1) 生理活性アミンの生合成············ 38
  1-3-7 アミノ酸の代謝分解·················· 39
    (1) 糖ならびにケトン体原性アミノ酸···· 39
    (2) 糖原性アミノ酸··················· 39
    (3) ケトン体原性アミノ酸············· 40
  1-3-8 タンパク質の分解···················· 40
    (1) 分解機構························ 41
    (2) リソソーム分解系················· 41
    (3) ユビキチン-プロテアソーム分解系··· 42

2 代謝調節の分子生物学

 2-1 遺伝子レベルにおける調節機構················ 46
  2-1-1 核酸の化学·························· 46

|　　　　　　(1) なぜDNAはチミンでRNAはウラシルか ······ 47
|　　　　　　(2) 核酸は二本鎖を形成する ·················· 47
|　　2-1-2　ゲ　ノ　ム ································ 48
|　　　　　　(1) 官民が争ったヒトゲノムプロジェクト ········ 49
|　　2-1-3　遺伝子発現制御 ··························· 51
|　　　　　　(1) 従来のセントラルドグマ ·················· 52
|　　　　　　(2) 転写時における制御 ····················· 53
|　　　　　　(3) 転写後における制御 ····················· 59
|　　　　　　(4) 翻　　訳 ······························ 66
|　　　　　　(5) 新しいセントラルドグマ・RNA新大陸 ······ 68
|　　2-1-4　転写因子・核内受容体の分子生物学 ·········· 70
|　　　　　　(1) 転写因子としての核内受容体スーパーファミリー ·· 70
|　　　　　　(2) 生活習慣病に重要な役割を果たすその他の転写因子 ·· 76
|　　2-1-5　クロマチンを介した転写制御 ················ 76
|　　2-1-6　SNP ···································· 77

2-2　タンパク質レベルにおける調節機構 ················ 79
　　2-2-1　リン酸化による調節 ························ 79
　　　　　　(1) 絶食時の代謝調節とタンパク質リン酸化 ······ 79
　　　　　　(2) 脂肪細胞脂肪滴表面タンパク質ペリリピンのリン
　　　　　　　　酸化による機能制御 ······················ 81
　　　　　　(3) リン酸化による核への調節 ·················· 82
　　　　　　(4) リン酸化による転写因子のDNA結合の調節 ···· 83
　　2-2-2　タンパク質の修飾と分解 ····················· 83

3　生活習慣病の分子基盤

3-1　生活習慣病 ···································· 88
　　3-1-1　生活習慣病とは ····························· 88
　　3-1-2　メタボリックシンドローム ···················· 88

3-2　脂質異常症（高脂血症） ························· 90
　　3-2-1　血清脂質レベルの決定因子 ···················· 90
　　　　　　(1) 吸収に関与する因子 ····················· 90
　　　　　　(2) 血清脂質の取り込みに関与する因子 ·········· 94
　　3-2-2　細胞内コレステロール量の恒常性 ·············· 96
　　　　　　(1) 転写レベルでの調節 ····················· 97

　　　　　(2) 転写因子 SREBP の発見・・・・・・・・・・・・・・・・・・・・・ 97
　　　　　(3) SREBP の構造と細胞内局在 ・・・・・・・・・・・・・・・ 97
　　　　　(4) プロセシングによる SREBP の活性化・・・・・・・・・・ 98
　　　　　(5) ステロールセンシング領域・・・・・・・・・・・・・・・・・・100
　　　　　(6) SREBP-1, -2 の生理的役割 ・・・・・・・・・・・・・・・・101
　　3-2-3　脂質代謝関連遺伝子を制御する因子・・・・・・・・・・・・・・・・102
　　　　　(1) LXR ・・・・・・・・・・・・・・・・・・・・・・・・・・・・・・・・・103
　　　　　(2) LRH-1 ・・・・・・・・・・・・・・・・・・・・・・・・・・・・・・104
　　　　　(3) FXR ・・・・・・・・・・・・・・・・・・・・・・・・・・・・・・・・104
　　　　　(4) SHP ・・・・・・・・・・・・・・・・・・・・・・・・・・・・・・・・106
　　　　　(5) HNF-4 ・・・・・・・・・・・・・・・・・・・・・・・・・・・・・・107
　　　　　(6) PPARα ・・・・・・・・・・・・・・・・・・・・・・・・・・・・・107
　　　　　(7) AMPK ・・・・・・・・・・・・・・・・・・・・・・・・・・・・・・108
　　3-2-4　粥状動脈硬化・・・・・・・・・・・・・・・・・・・・・・・・・・・・・・・・110
　　　　　(1) 動脈硬化巣の成因・・・・・・・・・・・・・・・・・・・・・・・・110

3-3　肥　　満・・・112
　　3-3-1　肥満とは・・・・・・・・・・・・・・・・・・・・・・・・・・・・・・・・・・・・112
　　3-3-2　脂肪細胞の肥大化・・・・・・・・・・・・・・・・・・・・・・・・・・・・・113
　　3-3-3　脂肪細胞の分化機構・・・・・・・・・・・・・・・・・・・・・・・・・・・114
　　　　　(1) PPARγ ・・・・・・・・・・・・・・・・・・・・・・・・・・・・・・114
　　　　　(2) C/EBP ファミリー ・・・・・・・・・・・・・・・・・・・・・117
　　3-3-4　脂肪細胞より分泌されるアディポサイトカイン・・・・・119
　　　　　(1) アディポネクチン・・・・・・・・・・・・・・・・・・・・・・・・120
　　　　　(2) レプチン・・・・・・・・・・・・・・・・・・・・・・・・・・・・・・122
　　　　　(3) TNF-α ・・・・・・・・・・・・・・・・・・・・・・・・・・・・・124
　　　　　(4) PAI-1 ・・・・・・・・・・・・・・・・・・・・・・・・・・・・・・125
　　　　　(5) その他・・・・・・・・・・・・・・・・・・・・・・・・・・・・・・・・126

3-4　糖　尿　病・・127
　　3-4-1　糖尿病とは・・・・・・・・・・・・・・・・・・・・・・・・・・・・・・・・・127
　　3-4-2　インスリン分泌の制御と作用機構・・・・・・・・・・・・・・・・128
　　　　　(1) インスリン分泌の制御機構・・・・・・・・・・・・・・・・・128
　　　　　(2) インスリン分泌に関与する転写因子・・・・・・・・・・129
　　　　　(3) インスリン受容体の構造と機能・・・・・・・・・・・・・・130
　　　　　(4) PI3 キナーゼを介したインスリンシグナルの伝達機構・・131
　　　　　(5) インスリン抵抗性・・・・・・・・・・・・・・・・・・・・・・・・133

3-4-3　2型糖尿病の特徴 …………………………………… 134
　　　3-4-4　小胞体ストレスと糖尿病 …………………………… 135
　　　　　（1）1型糖尿病と小胞体ストレス ……………………… 135
　　　　　（2）2型糖尿病と小胞体ストレス ……………………… 136
　　　3-4-5　糖尿病が起こす合併症 ……………………………… 137
　　　　　（1）3大合併症 …………………………………………… 137
　　　　　（2）糖尿病血管症に関与する糖化タンパク質 ……… 138
　　　3-4-6　糖尿病によって引き起こされる動脈硬化症 ……… 139
　　　3-4-7　糖尿病治療薬 ……………………………………… 139

3-5　高血圧症 ……………………………………………………… 142
　　　3-5-1　血圧とは ……………………………………………… 142
　　　3-5-2　高血圧とは ………………………………………… 142
　　　3-5-3　食塩感受性高血圧 ………………………………… 142
　　　3-5-4　レニン-アンギオテンシン系 ……………………… 142
　　　3-5-5　血管拡張物質——酸化窒素 ………………………… 143

3-6　肥満・脂質代謝とがん …………………………………… 146

コラム　乳糖不耐症　2
　　　　　リポ酸　13
　　　　　CoQ10　22
　　　　　アミノ酸サプリの効能　43
　　　　　DNAの塩基配列決定法　49
　　　　　DDBJ/GenBank/EMBL　50
　　　　　分子生物学に登場する代表的な生物　50
　　　　　ワトソン博士が自分のゲノム情報を公開　51
　　　　　2006年のノーベル化学賞　56
　　　　　DNaseとRNase　64
　　　　　ENCODE計画　70
　　　　　RNAiに2006年ノーベル医学・生理学賞　71
　　　　　次から次へと広がる世界　71
　　　　　LDL受容体とノーベル賞　95
　　　　　日本で開発された脂質異常症治療薬スタチン　110
　　　　　狭心症と心筋梗塞　111
　　　　　遺伝子の名前　119
　　　　　脂肪組織はヒトにとって重要な内分泌臓器である　120

　　　　　　　　脂肪組織以外から分泌される太るホルモン　121
　　　　　　　　体性幹細胞としての脂肪細胞；再生医学への期待　126
　　　　　　　　HNFファミリーは構造的にはファミリーではない　130
　　　　　　　　古典的な意味でのインスリン抵抗性　134
　　　　　　　　特定保健用食品と高血圧　145

さらに詳しく学ぶために ······················148
索　引 ······································149

1 代謝の生化学

生体内において，糖質，脂質，タンパク質は合成・分解の動的平衡状態を保ちながら恒常性を維持している。この恒常性の乱れ，破綻が病態であり，生活習慣病のほとんどは代謝異常に起因している。本章では，糖質，脂質，タンパク質の代謝調節を理解する基礎としての生化学を学ぶ。

1-1　糖質の代謝

1-2　脂質の代謝

1-3　アミノ酸・タンパク質の代謝

1–1 糖質の代謝

1-1-1 糖質の化学

ほとんどの糖質は，炭素，水素，酸素を $(CH_2O)_n$ の形で含んでいることから，炭水化物とも呼ばれる。生体内において糖質は，エネルギー源として，また他の生体成分（アミノ酸，脂質など）の前駆体として機能している。さらに糖質の一部は，他の生体成分の構成要素として複合糖質（糖タンパク質，糖脂質，核酸など）として存在する。

単　糖

糖の基本単位は単糖であり，これが2分子共有結合で連なったものを二糖類，さらに多数連なったものを多糖という。生体内のグリコーゲンは，植物体内のデンプンと同様，栄養貯蔵型多糖である。我々の体内に存在する最も重要な単糖は，グルコース，フルクトースとガラクトースである。

グルコースは分子内に炭素を6つ含むことから六炭糖と呼ばれ，血液中の主要糖質であり，それぞれの細胞において燃料として機能する。特に脳細胞，赤血球において，重要なエネルギー源となる。通常の食事において，植物性のデンプン（グルコースが構成する多糖），ラクトース（乳中の二糖類。ガラクトースとグルコースからなる），スクロース（砂糖の成分であり，フルクトースとグルコースからなる）として摂取された後，消化管内で消化を受け，小腸から単糖として吸収される。

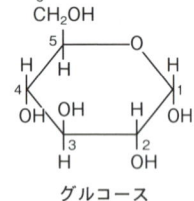

グルコース

フルクトース

ガラクトース

> **乳糖不耐症**
>
> 乳中のほとんどすべての糖質は乳糖である。乳糖はガラクトースとグルコースからなる2糖類で，小腸で乳糖分解酵素により単糖に消化された後に，吸収される。ほ乳類は離乳後，乳糖分解酵素活性が著しく低下する。日本人の乳糖分解酵素活性は，14～15歳で乳児期の10分の1以下になるという。著しく酵素活性の低い人は，乳糖をほとんど分解できずに乳糖不耐症と呼ばれる。乳糖不耐症の割合は我々東洋人に高く，白人には低いことが知られている。最近の遺伝子解析の結果より，乳糖分解酵素活性の高い集団は，約8000年前にメソポタミア地方に出現した突然変異により出現したとされている。この集団が，比較的日照時間の短い北部に移動し，乳製品を基本とする食習慣の中で栄えてきた末裔が現在のヨーロッパ系の白人と考えることができる。つまり，不耐症はむしろ正常であって，酵素活性の高い耐性のヒトが異常であったとも言える。

1-1-2　糖質の代謝，エネルギー代謝反応

体の各所でエネルギーを得るために血液中のグルコース濃度は厳密に調節されている。各細胞でエネルギーを必要としている際には，これを解糖系により分解してエネルギーを確保する（図1-1）。一方，エネルギーが余剰の際には，グルコース分子は肝臓と筋肉でグリコーゲンとして貯蔵される。また，エネルギー必要時には肝臓において解糖系の逆反応によりグルコースを新生することができる（糖新生）。さらに，解糖系の最終産物アセチルCoAはクエン酸回路でCO_2にまで分解を受け，さらにエネルギーを供給することができる。

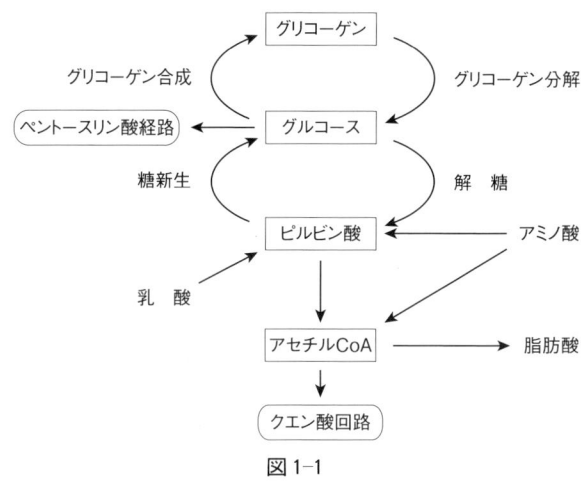

図1-1

(1) 解　糖

解糖はすべての細胞内で起こる嫌気的な反応系で，10種類の酵素反応により，1分子のグルコースから2分子のピルビン酸と2分子の高エネルギー物質であるATP（アデノシン3-リン酸）と2分子の補酵素NADH（還元型ニコチンアミドアデニンジヌクレオチド）を生産する（図1-2）。最初の反応は，グルコースの6位にリン酸基を導入する反応である。糖分子は細胞内に取り込まれるとただちにリン酸化され，それにより細胞外輸送を阻害される。この反応を触媒する酵素はヘキソキナーゼと呼ばれる。ヘキソキナーゼはヘキソースに対し特異性が広く，グルコース，マンノース，フルクトースなどをリン酸化する。肝臓にはグルコース特異的なグルコキナーゼが存在し，血糖レベルの保持に関与する。ヘキソキナーゼは反応生成物であるグルコース6-リン酸により活性阻害を受けるが，グルコキナーゼは阻害を受けない。こうして生成したグルコース6-リン酸は，解糖系に乗ってピルビン酸まで分解される場合と，肝臓，筋肉ではグルコース1-リン酸へと変換され，グリコーゲン合成に用いられる場合がある（後述）。

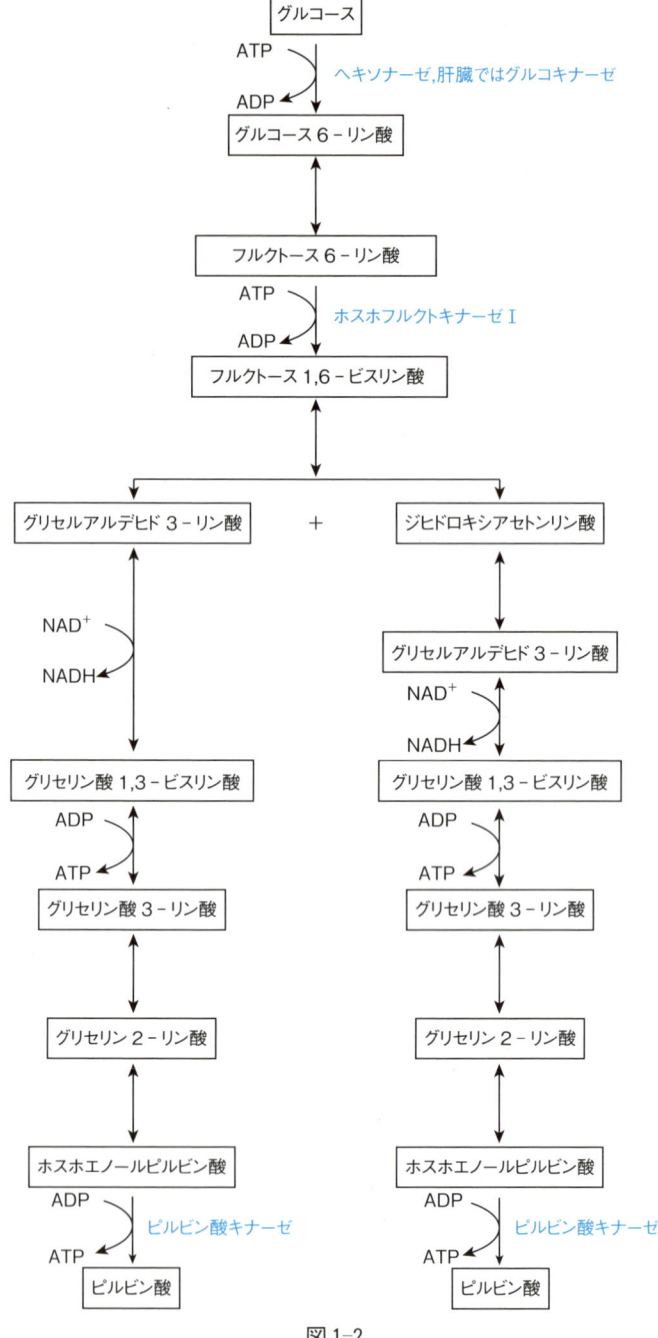

図 1-2

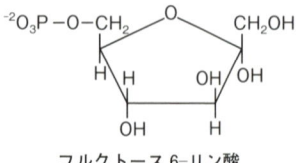

フルクトース 6-リン酸からフルクトース 1,6-ビスリン酸への変換は，解糖系の律速段階で，この反応を不可逆的に触媒するホスホフルクトキナーゼ1（PFK-1）は律速酵素である。PFK-1 は，高濃度の ATP とクエン酸によりアロステリック阻害を受ける。すなわち細胞内のエネルギーが潤沢で，クエン酸回路の進行が緩慢である時には，解糖系は進行しないことになる。一方，AMP（アデノシン 1-リン酸）は PFK-1 をア

ロステリックに活性化する。細胞内のATP濃度は代謝変動に連れて10％も変動しないが，解糖系の流量はATPの需要に合わせて100倍以上も変わることが知られている。その1つの機構として，AMPの働きがあげられる。ATP，ADP（アデノシン2-リン酸），AMPの間には

$$2ADP \rightleftharpoons ATP + AMP \qquad K = \frac{[ATP][AMP]}{[ADP]^2}$$

の関係式が成立つ。細胞内でATP：ADP：AMPの濃度比はだいたい50：5：0.2であることから，ATP濃度が10％減少して45になると，AMP濃度はきわめて低いのでほとんどがADPに変換されたと仮定すると10になり，$50 \times 0.2/5^2 = 45 \times 0.89/10^2$ が成立つ。したがって，ATP濃度の10％程度の減少はAMP濃度の4.5（0.89/0.2）倍程度の上昇をもたらす。このようにAMPの濃度変化は大きいことから，PFK-1の活性調節にはAMP濃度変化が深く関わっている。

解糖の最終段階，ホスホエノールピルビン酸からピルビン酸への変換はピルビン酸キナーゼが触媒する。この反応はATP産生を伴い，不可逆的である。解糖とは逆にグルコースを生成する糖新生においては（後述），上記3反応以外は逆向きに反応が進行し，この3反応に関しては別酵素により迂回する必要がある。

(2) ペントースリン酸経路

ペントースリン酸経路はATPを生産しないグルコース酸化の別の代謝経路である（図1-3）。この経路ではグルコース6-リン酸からリブロース5-リン酸への変換が生じ，その時に2分子のNADPH（還元型ニコチンアミドアデニンジヌクレオチドリン酸）が生産される。脂質の生合成においては，NADPHを必要とすることから，この経路は脂肪組織，副腎皮質，乳腺，肝臓といった脂質合成の盛んな組織で活発である。

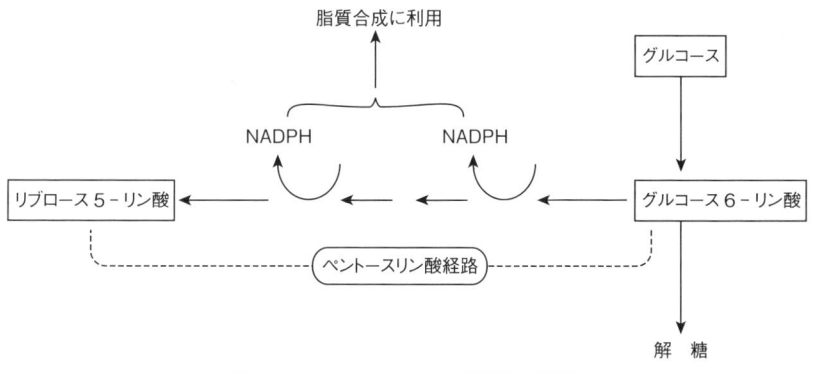

図1-3 ペントースリン酸経路と解糖

(3) 乳 酸

解糖の最終産物ピルビン酸は脱炭酸反応によりアセチルCoAに変換

され，クエン酸回路へ導入される。クエン酸回路で生産されるNADHの電子は電子伝達系を介して酸素に受け渡されて水ができる。したがって，酸素存在下ではこの回路は回り続ける。しかし嫌気条件下では，ピルビン酸からアセチルCoAを介してクエン酸回路への過程は妨げられる。解糖はグルコース1分子から2分子のATP，NADH（還元型ニコチンアミドアデニンジヌクレオチド）を生産する。解糖の継続に必要なNAD$^+$を再生産するために，ピルビン酸は乳酸へと変換される。

$$\text{ピルビン酸} + \text{NADH} \xrightleftharpoons[]{\text{乳酸デヒドロゲナーゼ}} \text{乳酸} + \text{NAD}^+$$

筋肉細胞では，急激な運動により酸素の供給が低下すると，乳酸を生産して解糖を短時間継続できるNAD$^+$を供給する。こうして作られた乳酸の大部分は肝臓に運ばれグルコースに戻される。

(4) クエン酸回路

ピルビン酸はミトコンドリアのマトリクス内へ輸送された後に，ピルビン酸デヒドロゲナーゼ複合体が触媒する反応より，アセチルCoAへ変換される（図1-4）。この反応には補酵素として，チアミンピロリン酸（活性型ビタミンB$_1$），NAD$^+$，FAD（フラビンアデニンジヌクレオチド，活性型ビタミンB$_2$），リポ酸が必要である。

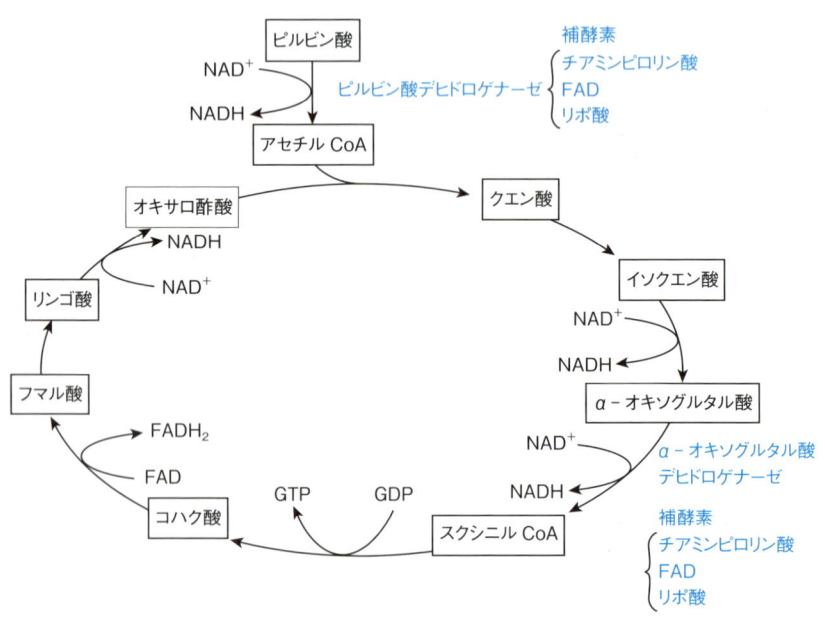

図1-4 クエン酸回路

クエン酸経路では8酵素が一連の化学反応を触媒し，その結果アセチル基は2分子のCO$_2$に酸化され，同時に3分子のNADH，1分子のFADH$_2$，GTP（グアノシン3-リン酸）がそれぞれ生産される。2-オキソグルタル酸からスクシニルCoAへの反応を触媒する酵素，2-オキソ

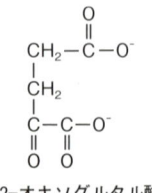

2-オキソグルタル酸

グルタル酸デヒドロゲナーゼはピルビン酸デヒドロゲナーゼと同様の補酵素群を必要とする。解糖の別経路であるペントースリン酸経路の最終産物リブロース5-リン酸はさらに変換を受け，グリセルアルデヒド3-リン酸になる。この過程を触媒するトランスケトラーゼもチアミンピロリン酸を補酵素として必要とし，合成産物のグリセルアルデヒド3-リン酸は再び解糖系に参入することができる。この様に糖代謝に伴いビタミンB_1が消費されることから，エネルギー源として糖質を大量に摂取するとビタミンB_1の必要量も高まる。

(5) グリコーゲン代謝

主要なエネルギー源であるグルコースは解糖経路で分解されATPを生産する。次の飢餓に備えて，余剰のグルコースは高分子グルカンに重合して貯蔵され，これがグリコーゲンである。グリコーゲンは，α(1→4)結合で連なるグルコース8～12分子ごとにα(1→6)結合の枝分かれ構造を持つ（図1-5）。主に肝臓と筋肉を構成する細胞の細胞質に，およそ12万分子のグルコースを含む直径100～400 Åの顆粒として貯蔵される。筋肉細胞のグリコーゲン含量は最大で1～2％，肝細胞では10％近くにまで達する。

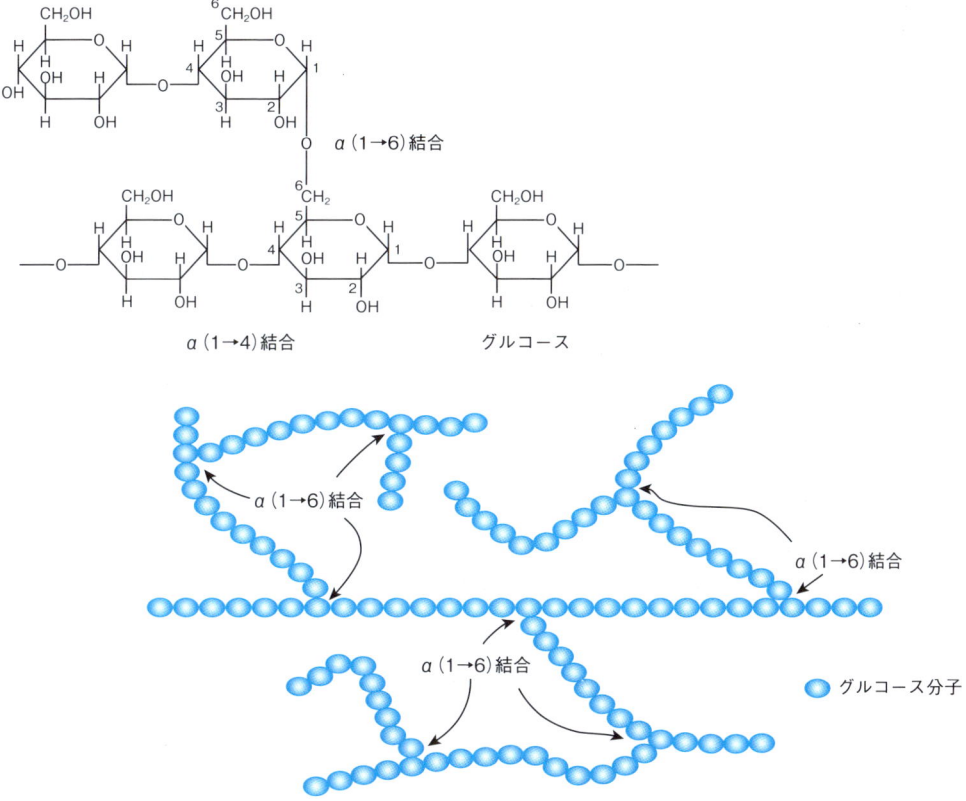

図1-5　グリコーゲンの構造

1）グリコーゲン分解

グリコーゲンホスホリラーゼがグリコーゲン中のα(1→4)結合を切断し，グルコース1-リン酸を生成させる。α(1→6)結合はアミロ-1,6-グルコシダーゼにより切断され，グルコースが生じる。したがって，大半の生成物はグルコース1-リン酸である。肝臓では血糖値を維持する目的から，グルコース6-リン酸を経て，グルコースへと変換される。一方，筋肉ではグルコース6-リン酸に変換後，解糖経路に入りATP生産に用いられる。

2）グリコーゲン合成

細胞内に取り込まれたグルコースはただちにリン酸化を受け，グルコース6-リン酸になる。これをグルコース1-リン酸へ変換する酵素が，ホスホグルコムターゼである。この反応は可逆的で，上述したグルコース1-リン酸から6-リン酸への変換も担う。

グルコース1-リン酸はウリジン2-リン酸グルコース（UDPグルコース）を経て，グリコーゲンシンターゼによりα(1→4)結合で結ばれる。さらに分枝酵素がα(1→6)結合で枝分かれ構造を形成する。

3）グリコーゲン代謝の制御

合成と分泌は厳密に制御され，インスリン，グルカゴン，エピネフリンがその調節を担っている。血中グルコース濃度が低下するとグルカゴンが分泌され，グリコーゲン分解は亢進し，合成は抑制される。グルカゴンが細胞表面の受容体に結合するとATPからサイクリックAMPが生成され，サイクリックAMP依存性タンパク質リン酸化酵素（protein kinase A, PKA）が活性化される。グリコーゲン分解の律速酵素グリコーゲンホスホリラーゼはPKAによりリン酸化され，活性型になり，グリコーゲン分解を亢進して，血糖値の上昇を促す。一方，血糖値の上昇に伴い分泌されるインスリンはグルカゴンと正反対の働きをする。すなわち，インスリンが細胞表面の受容体に結合すると，細胞内のシグナル伝達系が作動し，サイクリックAMPの分解酵素である3型ホスホジエステラーゼがリン酸化を受け，活性化され，サイクックAMP濃度は低下する。こうしてグリコーゲンホスホリラーゼは不活性型になり，グリコーゲン分解は抑制される。

インスリンはグリコーゲン合成酵素の活性を増強させる。グリコーゲン合成酵素はGSK（glycogen synthase kinase）3βによりリン酸化されると活性が低下する。インスリン刺激の下流にあるリン酸化酵素AktはGSK3βをリン酸化し，活性を低下させ，グリコーゲン合成酵素のリン酸化による不活性化を抑制し，結果的に合成活性を促進させる。

精神的あるいは肉体的なストレスにより副腎髄質からエピネフリンが

グルカゴン
↓
cAMP上昇
↓
PKA活性化
↓
グリコーゲンホスホリラーゼ
リン酸化／活性化
↓
グリコーゲン分解促進

インスリン
↓
Akt活性化
↓
GSK3β
リン酸化／不活性化
↓
グリコーゲン合成酵素
リン酸化低下／活性化
↓
グリコーゲン合成促進

放出されると，グルカゴンと同様に細胞内のサイクリック AMP 濃度を上昇させ，グリコーゲン分解を亢進，合成を阻害する。

1-1-3 糖新生

糖質ではない前駆物質からグルコースを合成することを糖新生と呼び，主として肝臓で行われる。糖新生の原料として，乳酸，ピルビン酸，グリセリン，アミノ酸があげられる。脳と赤血球はエネルギー源としてグルコースを必要とするが，食事間には肝臓のグリコーゲンの分解によって血中グルコースは適切な水準に維持される。しかし，この貯蔵量は脳の半日分のグルコース量にしか相当せず，それが枯渇すると糖新生経路によりグルコースが提供される。絶食22時間で血中グルコースの64%，46時間絶食ではほとんどのグルコースが糖新生でまかなわれる。また，食後数時間の時点でもグルコース生産の主要経路は糖新生である。

(1) 糖新生経路

糖新生の大部分は解糖の逆反応であるが，解糖系の3反応（ヘキソキナーゼ，ホスホフルクトキナーゼ-1（PFK-1），ピルビン酸キナーゼが触媒する反応）は不可逆である。これらの反応は迂回経路により逆反応が行われる（図1-6）。

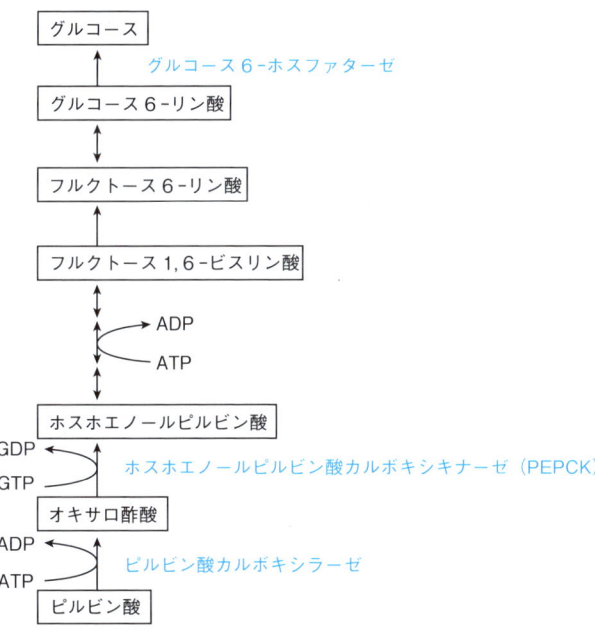

図 1-6 糖新生

オキサロ酢酸

ピルビン酸からホスホエノールピルビン酸の生成は，オキサロ酢酸を介し，2種類の酵素により触媒される。最初の反応は，ミトコンドリアに局在するピルビン酸カルボキシラーゼが触媒し，この酵素は補酵素ビ

オチンを共有結合して機能している。こうして生成したオキサロ酢酸は、ホスホエノールピルビン酸カルボキシキナーゼ（PEPCK）によりホスホエノールピルビン酸になり、解糖経路に入り込むことができる。ヒトではPEPCKはミトコンドリアと細胞質にほぼ等量程度存在する。オキサロ酢酸はピルビン酸からも、クエン酸回路の中間産物としても、すべてミトコンドリアで作られる。一方、ホスホエノールピルビン酸からグルコースを作る酵素はすべて細胞質にある。したがって、糖新生を起すには、ミトコンドリアからオキサロ酢酸を細胞質に運び出すか、ホスホエノールピルビン酸に変換してから細胞質に運び出す必要がある。ミトコンドリア内膜にはホスホエノールピルビン酸特異的輸送タンパク質が存在し、この輸送体によりホスホエノールピルビン酸はミトコンドリア内外を行き来できる。オキサロ酢酸には輸送系がないので、アスパラギン酸またはリンゴ酸に換えてそれぞれの輸送系で運び出す。この輸送系をリンゴ酸―アスパラギン酸シャトルと呼ぶ（図1-7）。

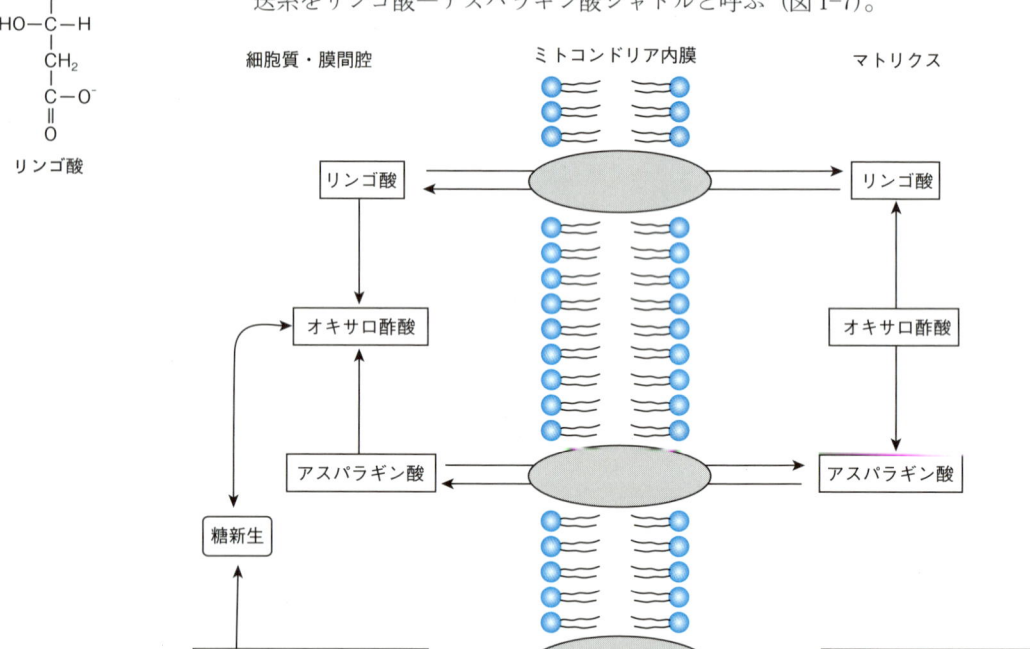

図1-7　リンゴ酸-アスパラギン酸シャトル

フルクトース1,6-ビスリン酸からフルクトース6-リン酸を生成する反応にはフルクトース1,6-ビスホスファターゼ（FBPase）、グルコース6-リン酸からグルコースを産生する酵素はグルコース6-ホスファターゼ（G6Pase）である。G6Paseは肝臓と腎臓にのみ存在し、他の組織にグルコースを供給する。

解糖においては，グルコース1分子からピルビン酸2分子が生成され，ATP 2分子が産生される。一方，糖新生においては2分子のピルビン酸から1分子のグルコースが合成される過程で，4分子のATPと2分子のGTPが消費される。もし解糖を逆行できれば2分子のATP消費で済むはずであるが，糖新生では迂回経路を利用する際にさらにATP，GTPを2分子ずつ余計に消費することになる。

(2) 糖新生の基質

糖新生の基質として，乳酸，グリセリン，アラニンが重要な前駆体となる。

乳酸は，激しい運動中の嫌気的条件のもと，筋肉細胞で生産され，血液を介して肝臓へと運ばれる。肝臓では乳酸デヒドロゲナーゼによりピルビン酸へと変換され，糖新生経路によりグルコースが新生される。この肝臓，骨格筋の間で乳酸，グルコースを輸送する回路をコリ回路と呼ぶ（図1-8）。

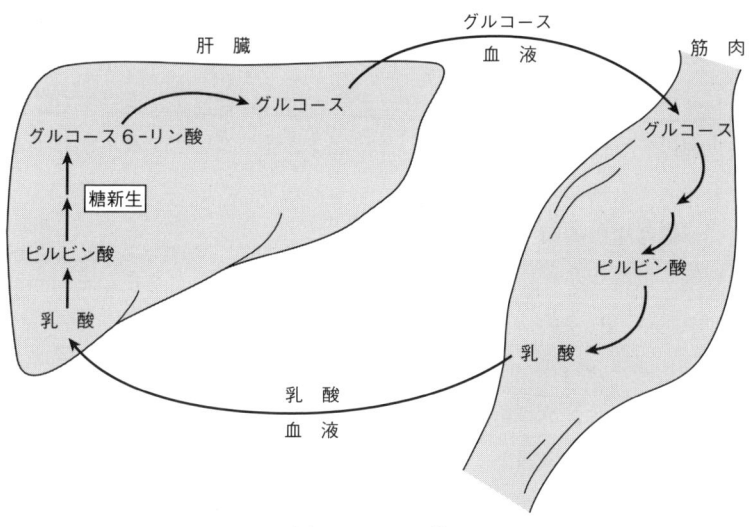

図1-8 コリ回路

エネルギー要求時には，脂肪細胞に蓄えられたトリグリセリドが分解され，グリセリンが分泌され，血流を介して肝臓へと運ばれる。肝臓においてグリセリンはグリセリンキナーゼ（肝臓に特異的に存在）により，グリセリン3-リン酸に変わり，さらにグリセリンリン酸デヒドロゲナーゼによりジヒドロキシアセトンリン酸へと変換され，糖新生経路に入る。

解糖系の中間体に変換できるアミノ酸を糖原性アミノ酸と呼び，その中でアラニンは特に重要な役割を担っている。運動中の筋肉で生産された大量のピルビン酸の多くは，グルタミン酸とのアミノ基転移反応により，アラニンへと変換される。血流を介してアラニンは肝臓へと運ば

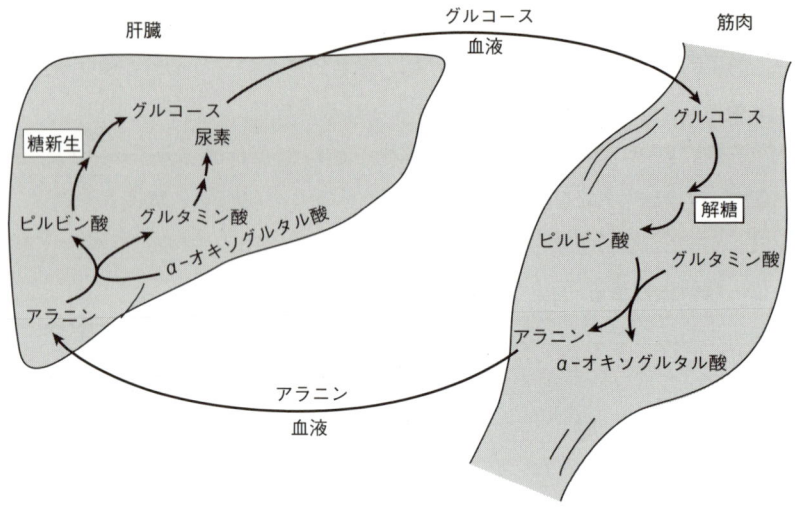

図 1-9　グルコース-アラニン回路

れ，再びピルビン酸へと変換され，糖新生経路に入る。こうしてグルコースが再び骨格筋へと供給されるこの経路は，グルコース-アラニン回路と呼ばれ，いくつかの重要な働きを持っている（図 1-9）。1 つは，上述した糖新生のための経路であり，また同時に肝臓にアンモニウムイオンを運搬する役割も担っている。肝臓では毒性の高いアンモニウムイオンを尿素へと変換できる。

(3) 糖新生の調節

解糖か糖新生かを制御するステップは 3 つあり，ⅰ) ヘキソキナーゼ／G6Pase，ⅱ) PFK-1／フルクトース-1,6-ビスホスファターゼ，ⅲ) ピルビン酸キナーゼ／ピルビン酸カルボキシラーゼ＋PRPCK である。この調節は主に酵素活性のアロステリック調節と cAMP 依存性のリン酸化／脱リン酸化修飾による。

アロステリック調節で最も重要な調節は，フルクトース 2,6-ビスリン酸による PFK-1 活性化とフルクトース 1,6-ビスホスファターゼ（FBPase）阻害である（図 1-10）。フルクトース 2,6-ビスリン酸は，PFK-2 による合成とフルクトース 2,6-ビスホスファターゼによる分解

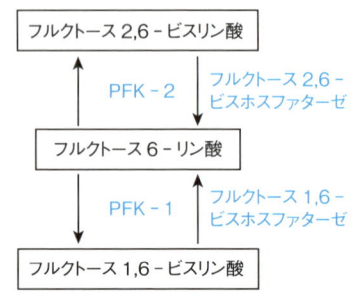

図 1-10　フルフトース 6-リン酸のリン酸化

のバランスにより濃度が決まる。血糖値が下がり，グルカゴンが分泌されると，cAMP 依存性リン酸化酵素によりリン酸化が進行し，PFK-2 が不活性化，フルクトース 2,6-ビスホスファターゼは活性化される。こうしてフルクトース 2,6-ビスホスファターゼ濃度は減少し，PFK-1 阻害，FBPase 活性化が起こり，糖新生は亢進する。

糖新生に関与する G6Pase，PEPCK は遺伝子の転写調節により発現酵素量が変動して，酵素活性を調節している。例えば PEPCK 遺伝子は，グルカゴン刺激で cAMP 依存性リン酸化酵素が活性化されるとリン酸化修飾を受けて活性型になる CRE（cAMP 応答エレメント）結合タンパク質が遺伝子上流の特異的配列に結合して転写が亢進する。その他にも種々の応答エレメントがグルカゴン刺激に呼応して，PEPCK 遺伝子発現を上昇させる。一方，インスリンはこれと逆の作用で PEPCK 遺伝子発現を抑制し，糖新生を低下させる。

1-1-4 フルクトースの代謝

食事中のフルクトースの供給源は果物，スクロース（フルクトースとグルコースからなる二糖類）であり，摂取量としてグルコースに次ぐ単糖類である。その代謝経路は肝臓と筋肉・脂肪組織で異なる。筋肉・脂肪組織では，ヘキソキナーゼによりフルクトース 6-リン酸に変換され，解糖経路中間体として代謝される。しかし，ヘキソキナーゼはフルクトースに対する親和性が低いので，フルクトース濃度が高い例外的な場合を除いては，生理的に機能しない代謝経路とも言われる。

一方，肝臓にはヘキソキナーゼ活性がきわめて低く，グルコキナーゼはグルコースしか基質にしないことから，迂回経路を通って解糖系に合流する。フルクトースは肝細胞内でフルクトースキナーゼによりリン酸化され，フルクトース 1-リン酸に変換され，その後ジヒドロキシアセトンリン酸へと変わり，解糖系に合流する。フルクトース 1-リン酸の解糖経路への合流は，PFK-1 が触媒する制御段階を迂回していることから，フルクトース代謝はグルコース代謝よりも迅速である。

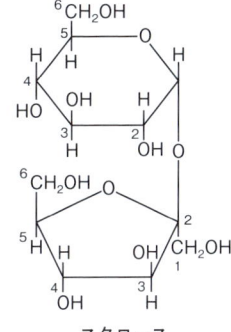

スクロース

グルコースとフルクトースが，α,β $(1\rightarrow 2)$ グリコシド結合している。

> **リポ酸**
>
> アンチエイジング成分として，サプリメントの人気成分の 1 つ。クエン酸回路の補酵素として必須なことから，糖質の代謝を促進してダイエット効果が期待されている。また，ビタミン C や E の 400 倍の強力な抗酸化能を有している。タンパク質の糖化（グリケーション）を阻害するとも言われ，抗老化作用，抗糖尿病効果が期待される。サプリメントとして摂取した際に上述の効果が現れるかについては，疑問の声も聞かれる。

体内脂質の分類
単純脂質
　脂肪酸
　アシルグリセロール
　ステロール
複合脂質
　リン脂質
　糖脂質

1-2 脂質の代謝

　生体内における脂質代謝の主たる成分は，コレステロールとトリグリセリドと言うことができる。生体を構成するあらゆる細胞の膜成分であるコレステロールと，脂肪組織に貯蔵エネルギーとして蓄えられるトリグリセリドは，厳密な調節機構のもとで代謝回転をしている。この脂質ホメオスタシスに混乱が生じた時に，その表現型として種々の生活習慣病が発症することが知られている。本章では，これら脂質の代謝調節の基盤となる生化学について解説する。

1-2-1 主要脂質の分類

(1) 脂肪酸

　炭化水素鎖を有するカルボン酸を脂肪酸と呼ぶ。炭素数 2 のユニットが連なり合成されることから，偶数個の炭素を有する脂肪酸が生体内には多い。主要な脂肪酸としては C16 のパルミチン酸，C18 のステアリン酸，オレイン酸，リノール酸がある。通常は多くの脂質にエステルとして存在し，遊離のものは少ない。個々の脂肪酸の特性は，分子内の不飽和結合（二重結合）の有無，数に起因しており，飽和脂肪酸，不飽和脂肪酸に分類される。不飽和脂肪酸の中で二重結合を複数含むものを多価不飽和脂肪酸と呼ぶ。表記として，ステアリン酸の場合，炭素が 18 個で二重結合が 0 なので $C_{18:0}$ となる。オレイン酸は炭素数 18 で二重結合を 1 つ有することから，$C_{18:1}$ と表される（表 1-1）。

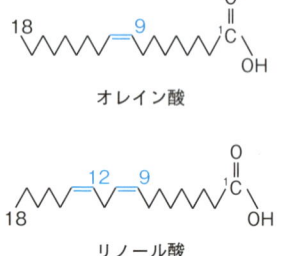

オレイン酸

リノール酸

表 1-1　主な脂肪酸

一般名	系統名	略号
lauric acid（ラウリン酸）	dodecanoic acid	$C_{12:0}$
myristic acid（ミリスチン酸）	tetradecanoic acid	$C_{14:0}$
palmitic acid（パルミチン酸）	hexadecanoic acid	$C_{16:0}$
palmitoleic acid（パルミトオレイン酸）	9-hexadecenoic acid	$C_{16:1}$
stearic acid（ステアリン酸）	octadecanoic acid	$C_{18:0}$
oleic acid（オレイン酸）	9-octadecenoic acid	$C_{18:1}$
linoleic acid（リノール酸）〈必須〉	9, 12-octadecadienoic acid	$C_{18:2}$
α-linolenic acid（α-リノレン酸）〈必須〉	9, 12, 15-octadecatrienoic acid	$C_{18:3}$
γ-linolenic acid（γ-リノレン酸）	6, 9, 12-octadecatrienoic acid	$C_{18:3}$
arachidic acid（アラキジン酸）	icosanoic acid	$C_{20:0}$
arachidonic acid（アラキドン酸）	5, 8, 11, 14-icosatetraenoic acid	$C_{20:4}$
eicosapentaenoic acid（エイコサペンタエン酸）	5, 8, 11, 14, 17-icosapentanoic acid	$C_{20:5}$
docosahexaenoic acid（ドコサヘキサエン酸）	4, 7, 10, 13, 16, 19-docosahexaenoic acid	$C_{22:6}$

(2) トリグリセリド

　トリグリセリドは食事中の脂質の約 90% を占め，ヒトの主要なエネ

ルギー貯蔵物質である。グリセリドの脂肪酸トリエステルで，水に不要で体内で最も多い脂質であるが生体膜には含まれない。一般には中性脂肪とも呼ばれる。ヒト脂肪組織中には，グリセリドの1位の位置にパルミチン酸が，2位に位置にオレイン酸が集中する傾向がある。体内には，脂肪酸が1つ結合したモノグリセリド，2つ結合したジグリセリドも存在する。

(3) コレステロール

コレステロールは細胞膜の主要構成成分として，またビタミン D，胆汁酸，ステロイドホルモンの前駆体として必須な脂質である。体内のコレステロール含量はおよそ2g/kg体重程度であり，多くは遊離型として存在する。細胞膜にはほとんど遊離型で存在しているのに対し，ステロイドホルモン産生組織（例えば副腎）では脂肪酸を結合したエステル型がホルモン前駆体として貯蔵されている。コレステロールは膜の成分としての機能の他に，ある種のタンパク質に結合して，その機能を調節している。ヘッジホッグという分泌タンパク質は，発生，分化の過程で四肢，顔面形成に寄与している。このタンパク質は合成後，細胞内で自己分解して2分し，その一方のペプチド鎖のC末端にコレステロールが結合する。コレステロール結合に不全が生じたり，コレステロールが十分量供給されないと，体形成に障害が生じてしまう。

1-2-2 脂質の消化・吸収

食事由来の脂質の大半を占めるトリグリセリドは，小腸上部において，胆管から分泌される胆汁酸により乳化（ミセル化）される。食事由来の脂溶性成分（脂質，脂溶性ビタミンなど）は，胆汁酸によりミセル化され，膵リパーゼなどの消化を受けた後に吸収されることから，水溶性環境の小腸管腔内において，乳化されることは重要な過程となる。トリグリセリドは，グリセリドの2位に1つの脂肪酸を結合したモノグリセリドと2分子の脂肪酸に消化された後に，それぞれ吸収される。小腸上皮細胞内では，ただちにモノ→ジ→トリグリセリドの合成が進む。再構成されたトリグリセリドは，リポタンパク質（キロミクロン）としてリンパを経由して，鎖骨下大静脈に流入し，やがて肝臓へと取り込まれる。

食事由来のコレステロールはほとんどが遊離型であるが，エステル型のものは小腸内で脂肪酸とコレステロールに消化された後に，それぞれ吸収される。小腸上皮細胞において，遊離のコレステロールは効率よくエステル化を受け，トリグリセリドとともにキロミクロンの主要脂質としてリンパへと分泌される。遊離のコレステロールのエステル化を触媒

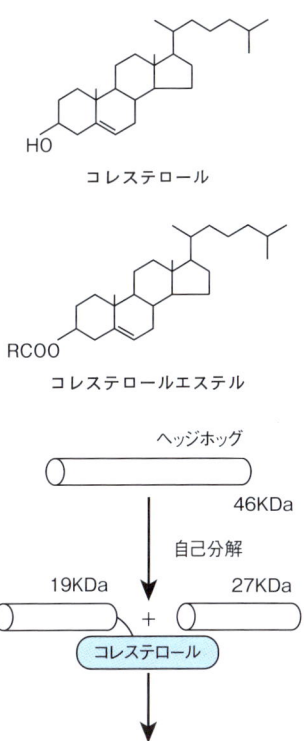

トリグリセリド

コレステロール

コレステロールエステル

ヘッジホッグ
46KDa
自己分解
19KDa 27KDa
コレステロール
分泌

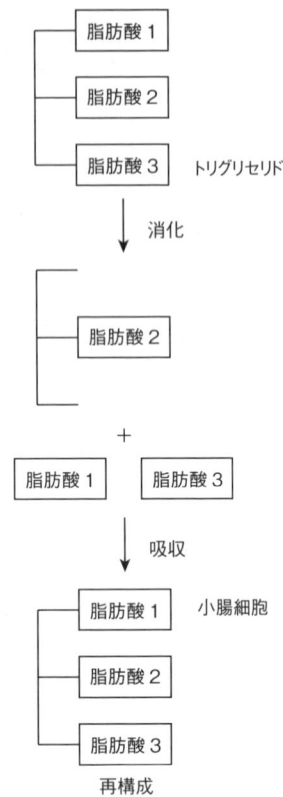

する酵素 ACAT（acyl CoA: cholesterol acyltransferase）は，細胞内オルガネラの小胞体膜上に局在し，細胞内の遊離コレステロール濃度が上昇すると，これを効率よくエステル化する。小腸上皮細胞表面においてコレステロール吸収に直接関与する輸送体の実態は長いこと不明であったが，最近の研究によれば NPC1L1（Niemann-Pick type C1 like 1）タンパク質（13回膜を貫通する膜タンパク質）が吸収に深く関与していることが明らかにされている。

1-2-3 リポタンパク質

(1) リポタンパク質の分類

上述した様に小腸において吸収された脂質は，キロミクロンとして体内へと移行する。血液を介して脂質が輸送される際には，キロミクロンのようなリポタンパク質の形状をとる必要がある（図1-11）。脂質は血液に直接解けないことから，リポタンパク質はその中心にトリグリセリド，コレステロールエステルを含み，その周りをリン脂質，アポタンパク質が包む形で，初めて水溶性となる。血清中にはキロミクロンの他にも数種類のリポタンパク質が存在し，それぞれ超遠心分画すると密度により分けることができる（表1-2）。肝臓では，食事由来の脂質を含むキロミクロンが血液中で一部分解を受けたキロミクロンレムナントを取り込み，そこから供給される脂質と自ら合成した脂質（肝臓は体内で最

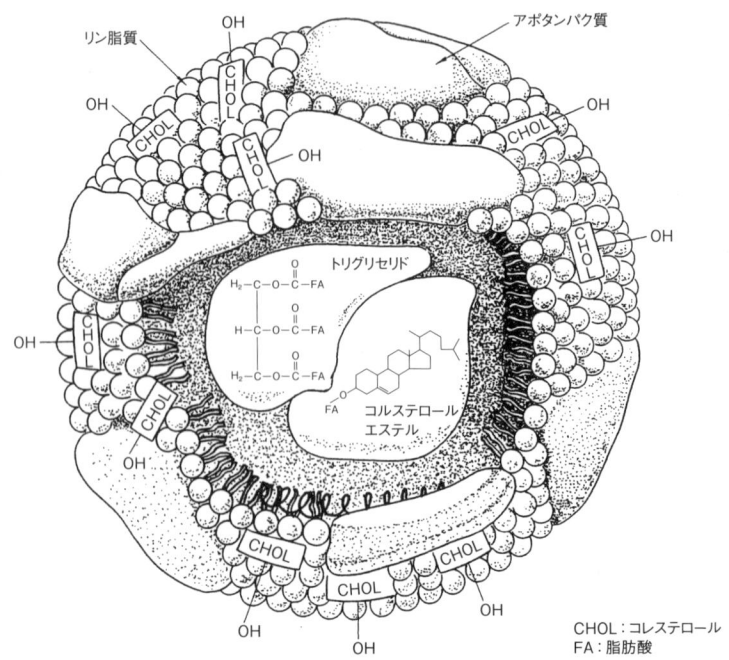

図1-11 リポタンパク質粒子の構造
リン脂質の極性基は粒子の外側に，中性脂質（トリグリセリドとコレステロールエステル）は粒子の内部に配置されている。

表 1-2 ヒト血清リポタンパク質の分類

リポタンパク質	略号	密度 (g/mL)	粒子径 (Å)
キロミクロン	Chyl	$d<1.006$	$10^3\sim10^4$
超低密度リポタンパク質	VLDL	$d<1.006$	250〜750
中間密度リポタンパク質	IDL	$d=1.006\sim1.019$	250
低密度リポタンパク質	LDL	$d=1.019\sim1.063$	200〜250
高密度リポタンパク質	HDL	$d=1.063\sim1.21$	50〜120

も脂質合成の盛んな臓器）を超低密度リポタンパク質（VLDL, very low density lipoprotein）として分泌する。VLDLはキロミクロン同様，その粒子内に多量の脂質を含むことから，最も密度が小さい。分泌後VLDLは血液中において，血管内皮細胞表面に局在するリポタンパク質リパーゼの作用により脂質が分解され，密度が上昇し，低密度リポタンパク質（LDL, low density lipoprotein）へと形を変える。肝臓を含む各臓器を構成する種々の細胞表面にはLDLを認識し，これを取り込むLDL受容体が存在する。この受容体により，LDLは細胞内へ取り込まれ，こうして肝臓から各組織への脂質の分配が成立する。

血清中には，脂質含量がさらに少なく密度の高い，高密度リポタンパク質（HDL, high density lipoprotein）が存在する。血清中のLDL濃度が高いことと，血清中の総コレステロール値が高いことはほぼ一致し，高LDL値が動脈硬化発症と相関があることから，一般的にLDLコレステロールのことを悪玉コレステロールと呼び，一方，HDLを善玉コレステロールと呼び，その値が高いことは動脈硬化発症に抑制的であると考えられている。HDLの起源については長いこと不明であったが，血清HDLがほとんど検出されない家族性の遺伝子疾患（タンジール病）患者から，原因遺伝子が発見され，細胞表面のコレステロール排出トランスポーターABCA1の機能不全に起因することが明らかになっている。すなわち体の各組織の細胞では細胞表面にABCA1を発現しており，細胞内のコレステロール量を調節すべく，コレステロールを細胞外へと排出し，これがHDLの起源となる。したがって，血清中のHDL値が高いということは，各種細胞において余剰のコレステロールを効率良く細胞外へ排出する活性が高いということを意味しているとも言える（図1-12，1-15）。

(2) リポタンパク質の合成・分泌と血中での輸送

小腸で吸収された脂質はキロミクロンとして分泌されるが，この過程を分子レベルでもう少し詳細に見ると，細胞内の小器官である小胞体にコレステロールエステル，トリグリセリドは集められ，新たに合成されたアポリポタンパク質B48とキロミクロンを形成して初めて分泌される（図1-13）。この脂質とそれを取り巻くアポリポタンパク質B48の会

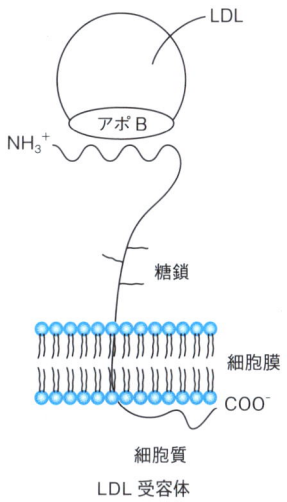

LDL受容体

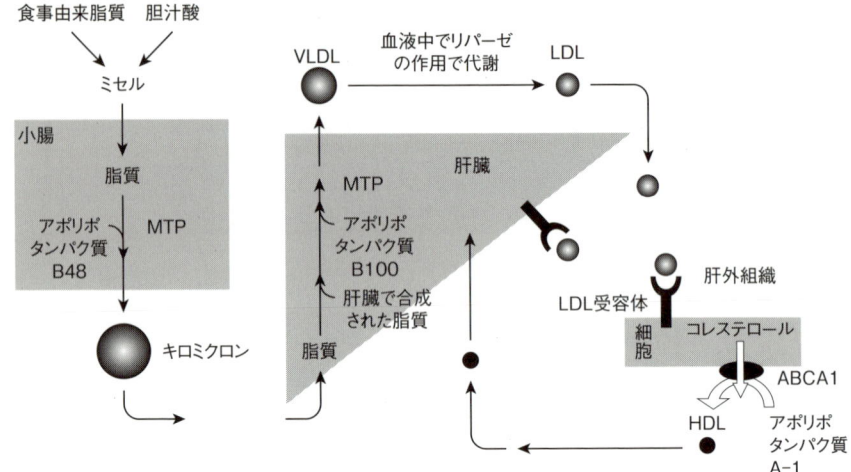

図1-12 小腸,肝臓,肝外組織における脂質の輸送,代謝

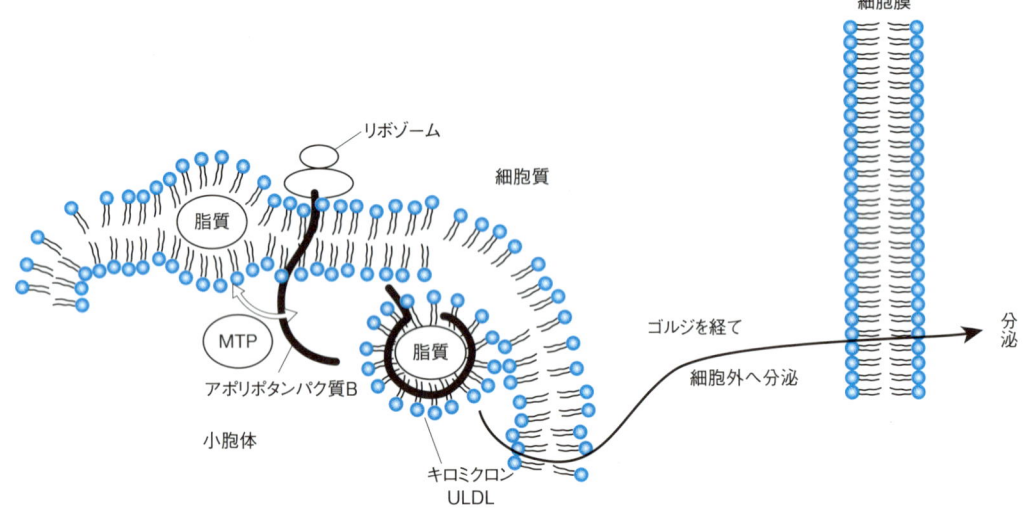

図1-13 小腸,肝臓におけるリポタンパク質合成・分泌

小胞体内腔のMTP (microsome triglyceride transter protein) により脂質とアポリポタンパク質Bが会合してリポタンパク質が合成される。この際に小胞体膜のリン脂質が一部組み込まれると考えられている。こうして合成されたリポタンパク質粒子は,ゴルジを経て分泌経路により細胞外へと分泌される。

合を触媒するのがMTP (microsome triglyceride transfer protein) である。MTPは小腸と肝臓に発現し,肝臓においてはアポリポタンパク質B100と脂質の会合を触媒し,VLDL分泌に不可欠な役割を演じている。このタンパク質に変異を持つ遺伝性疾患では,キロミクロン,VLDL分泌がほとんど見られない。また,MTP活性の変動はキロミクロン,VLDL分泌を増減させる事から,リポタンパク質代謝において重要な役割を演じている。したがって,MTP活性を低下させる薬物は脂質異常症の治療に,低下効果を持つ食品成分の摂取は予防へとつながることが期待されている。

また,アポリポタンパク質Bは肝臓と小腸でのみ発現しており,ヒ

ト肝臓ではB100として，小腸では約半分のサイズのB48が合成される。いずれも同一の遺伝子からタンパク質合成が行われるが，小腸においてはいったん合成されたmRNAの6666番目のシチジンがウラシルに編集されることにより，終止コドン（UAA）となり，タンパク質合成はここで終了し，およそ半分のサイズのB48が合成される。この反応を触媒する酵素はアポリポタンパク質BmRNA編集酵素と呼ばれ，生体内で行われる数少ないmRNA編集反応の1つを行う。

体の各組織を構成する細胞の表面には，血液中のLDLを結合し，細胞内に取り込むLDL受容体が存在する。LDL受容体は，一カ所の膜貫通領域を持ち，細胞外にLDL表面のアポリポタンパク質B100結合領域を突き出して細胞表面に局在する（図1-14）。LDL受容体はLDLを結合した後，被覆小胞を形成して細胞内に取り込まれ，やがてエンドソームとなり，小胞内のpHが低下するとともにLDLを解離し，受容体はリサイクリングして細胞表面に再び戻り，LDLはさらにリソソームへ移行し，そこでアポリポタンパク質Bはアミノ酸まで，LDL中のコレステロールエステルはコレステロールへと分解を受け，それぞれ細胞内で再利用される。このように体の各所においてLDL受容体は重要な働きをしているが，LDLとの結合，あるいは取り込み活性などに障害のある変異LDL受容体遺伝子を遺伝的に親から受け継ぐ事により，血中LDL値の高くなる家族性コレステロール血症が知られている。機能の低下した変異LDL遺伝子を片親から受け継いだ人をヘテロ接合体と呼び，正常に機能するLDL受容体数はほぼ半分に減少することから，血中コレステロール値は300〜600 mg/dLになる。このような変異遺

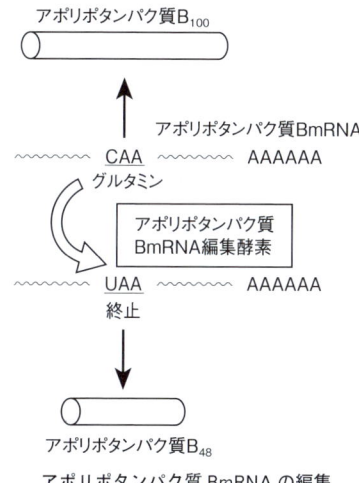

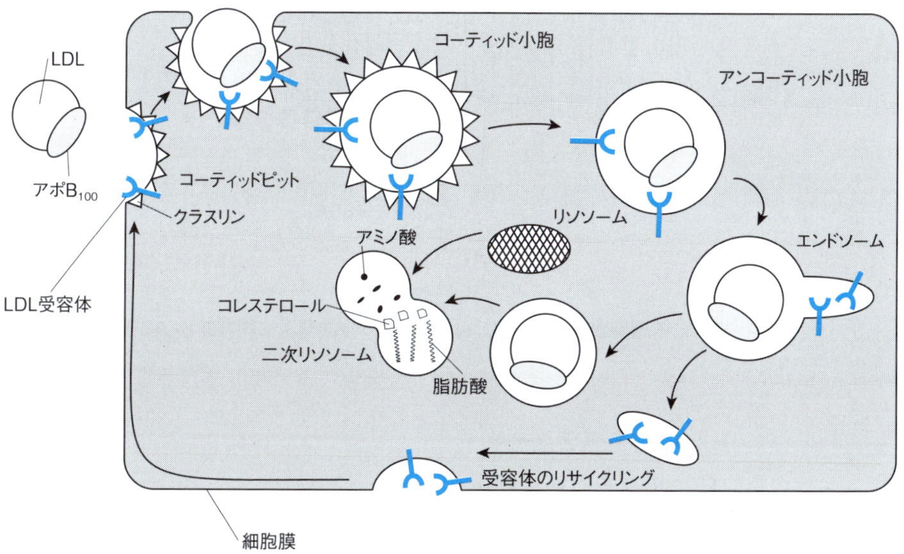

アポリポタンパク質BmRNAの編集

図1-14 LDL受容体を介したLDL取り込み

伝子を有する人は500人に1人と推定され，最も高頻度で起こる遺伝子疾患の1つとしてあげられている。一方，変異遺伝子を両親から受け継いだヒトはホモ接合体と呼ばれ，機能するLDL受容体がほとんどないことから，血中コレステロール値は650〜1200 mg/dLにまで至り，20歳以前に虚血性心疾患で他界する確率が高い。

HDL産生は，各種細胞の表面にあるABCトランスポーターABCA1が細胞内からコレステロールを排出し，血液中のアポリポタンパク質A-1と結合させ新生HDLを形成することによる（図1-15）。ABCA1は12回膜貫通領域を持つトランスポーターでABCトランスポーターファミリー（ヒトでは49種類存在）の一員である。ABCトランスポーターは，ATP分解によるエネルギーを利用して基質を細胞外へと排出する膜タンパク質輸送体で，分子の細胞質側にATPを結合する領域（ATP-binding cassette）を有することからABCと命名された。脂質異常症（高脂血症）により，血管壁においてマクロファージが大量の脂質を取り込むと，やがては動脈硬化へと進展する。マクロファージもABCA1を細胞表面に発現することから，積極的にABCA1を介してHDLとしてコレステロール排出を行うことにより抗動脈硬化効果が期待される。

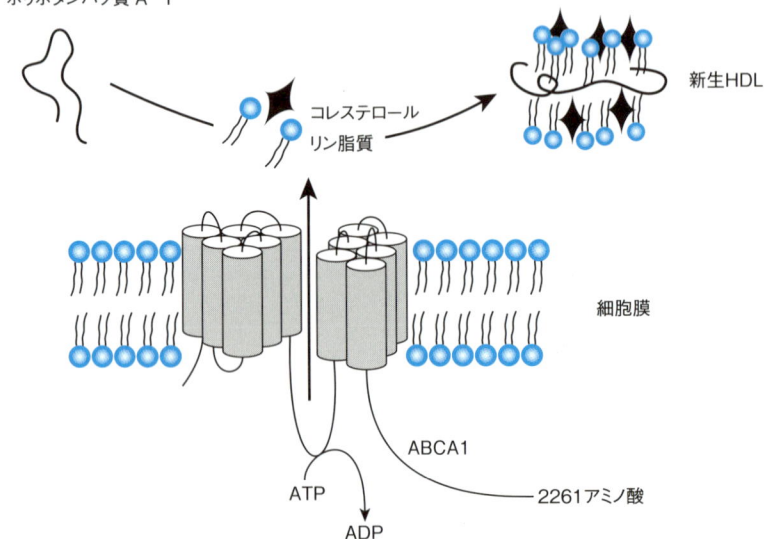

図1-15　末梢細胞から肝臓へのコレステロール逆輸送に関与するABCA1のモデル

1-2-4　コレステロール

(1) コレステロール合成

すべての細胞ではアセチルCoAを原料に約30段階の酵素反応を介してコレステロールを合成する。細胞内でのコレステロール合成経路と

LDL取り込みの概略を図1-16に示した。アセチルCoAからHMG CoAまでの合成は細胞質で行なわれ，その後小胞体膜に局在するHMG CoA還元酵素により，メバロン酸が合成される。ラノステロール以降の合成はすべて小胞体膜上で行なわれると考えられている。この合成経路を介して作られる代謝産物にはコレステロールの他に，電子伝達系にかかわるヘムA，ユビキノン（CoQ10を含む），糖タンパク質合成に関与するドリコール，tRNAに存在するイソペンテニルアデニン，その数が100種類を越すことが知られている小分子GTP結合タンパク質などのファルネシル化，ゲラニルゲラニル化タンパク質，ステロイドホルモンなどがある。ファルネシル化あるいはゲラニルゲラニル化タンパク質は，タンパク質分子のC末端にファルネシル基もしくはゲラニルゲラニル基が結合し，膜への結合能を保持しており，生命現象の広範囲で機能していることが明らかにされている。したがって，コレステロール合成経路は最終産物のコレステロールのみならず，種々の生理活性物質合成経路として重要な役割を演じている。このような長いコレステロール合成経路の中でHMG CoA還元酵素は律速酵素であり，本酵素の阻害剤が脂質異常症の治療薬として世界中で多用されている。HMG CoA還元酵素は基質であるHMG CoAを結合し，これをメバロン酸へと変換するが，HMG CoAと構造の酷似したカビ代謝産物から合成されたプラバスタチンは，HMG CoAと競合してHMG CoA還元酵素を奪い合い，結果としてメバロン酸合成が阻害される（図1-17）。

ファルネシル基

ゲラニルゲラニル基

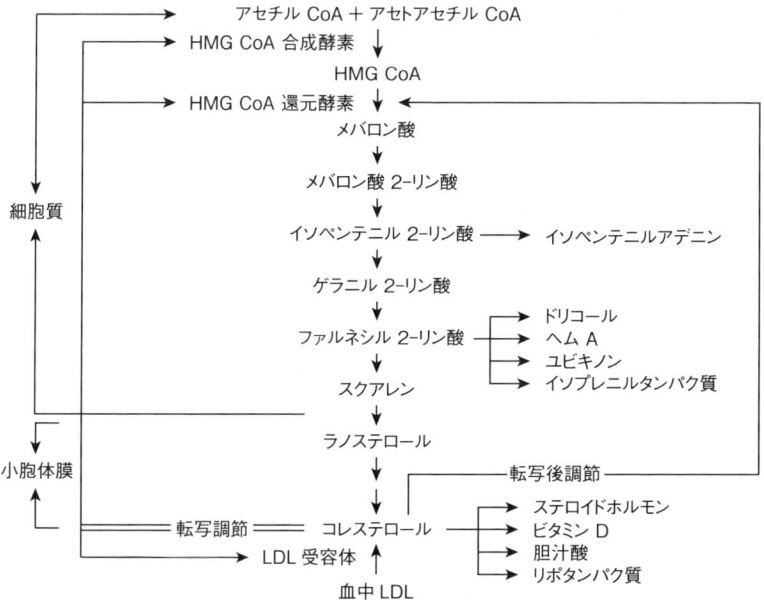

図1-16 コレステロール合成経路とLDL取り込み経路およびその調節
最終産物のコレステロールが転写調節（遺伝子の発現を調節），転写後調節（酵素タンパク質の分解を調節）に関与している。

> **CoQ10**
>
> コレステロール合成経路の中間産物であるユビキノンの別名。語源は ubiquitous（普遍的に存在する）であり，動植物を含んだ多くの生物に存在する黄色の結晶状物質で脂溶性。ミトコンドリアの内膜に多く含まれ，電子伝達系において膜内での電子移動に関与する。キノン骨格に炭素5からなるイソプレンが10連なったものをCoQ10と呼ぶ。ヒトでは10個連なったものがほとんどであるが，多くの生物で6-10個のものが検出される。加齢とともに減少することから，美容，健康維持に効果的と考えられ，これを含有する化粧品，サプリメントは人気が高い。魚類に多く含まれ，イヌイットの血中濃度は日本人の2倍程度ある。
>
> CoQ10の化学構造

図1-17 プラバスタチンによるHMG CoA還元酵素阻害
HMG CoAとプラバスタチンの構造の一部が酷似していることが競合阻害に重要である。

(2) コレステロール合成のフィードバック調整機構

我々の体内のコレステロール量は厳密に調節されている。この調節機構は主に，細胞レベルで機能しており，細胞内のコレステロール量が少ないときには，コレステロール合成，LDL受容体による取り込みが上昇し，一方，多いときにはそのいずれもが減少する。すなわち，コレステロール合成の最終産物によるフィードバック機構がここに存在する。この調節は主として転写レベルで行われており，合成経路の諸酵素の遺伝子発現とLDL受容体遺伝子の発現が，それぞれのmRNA量が上昇したり低下したりすることにより，タンパク質量，酵素活性が制御される。この調節に関与する転写因子としてSREBP (sterol regulatory element binding protein) が発見された（3-2 脂質異常症参照）。転写因子は，核内において個々の遺伝子の上流域に存在するプロモーター領

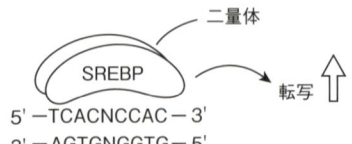

域にある固有な塩基配列に結合し，下流の遺伝子の発現を微妙に調節する。SREBP は核内において，LDL 受容体等の応答遺伝子の 5′ 上流域に存在する SRE (sterol regulatory element) 配列 (5′-TCACNCCAC-3′ 様配列) に結合し，転写を正に制御する (転写の項目参照)。

小胞体膜中のコレステロール量が多くなると，小胞体膜タンパク質であり，コレステロール合成の律速酵素である HMG CoA 還元酵素は速い速度で分解される (図 1-16 参照，転写後調節)。転写調節に比べ，このタンパク質分解による調節は短時間で効果を発揮する。また，合成経路の律速酵素のみが転写調節，タンパク質分解調節の双方を受けることは，この反応段階がコレステロール合成にとって重要なプロセスであることを物語っている。

(3) 胆汁酸の腸肝循環

生体からの唯一のコレステロール排出経路は，肝臓においてコレステロールを胆汁酸へと異化し，これを胆汁として小腸に分泌する経路である。肝臓で合成される胆汁酸を一次胆汁酸と呼び，小腸に分泌された後に腸内細菌により代謝された二次胆汁酸と区別される。肝臓で合成された一次胆汁酸には，コール酸，ケノデオキシコール酸，腸内細菌により一次胆汁酸から造られた二次胆汁酸には，デオキシコール酸，リソコール酸がある。小腸上部から分泌された胆汁酸の 90〜95％ は，小腸下部において胆汁酸トランスポーターにより再吸収され，再び肝臓へと戻る。このサイクルを腸肝循環と呼ぶ (図 1-18)。ヒトでは一日に 6〜12 回の循環があると見積もられている。胆汁酸は合成後にタウリンあるいはグリシンと結合した抱合胆汁酸となり，胆嚢中に濃縮され，十二指腸に分泌される。ヒトでは他の動物種と異なり，抱合胆汁酸の大半はグリシン抱合体である。肝臓においてコレステロール蓄積量が高まると，その一部が酸化コレステロールとなり，これを結合して活性化される核内受容体 LXR (liver x receptor) の作用により胆汁酸合成経路の律速酵素 CYP7a1 の発現が上昇し，胆汁酸合成が亢進する。一方，最終産物の胆汁酸が肝臓へ戻ってくると，これを結合する別の核内受容体 FXR (farnesoid x receptor) が活性化され，CYP7a1 発現を低下させる。

HMG CoA 還元酵素

一次胆汁酸の構造と抱合体

コール酸 (R_1=OH)　　ケノデオキシコール酸 (R_1=H)

−COOH　　グリシン抱合体
−CH_2−SO_3H　　タウリン抱合体

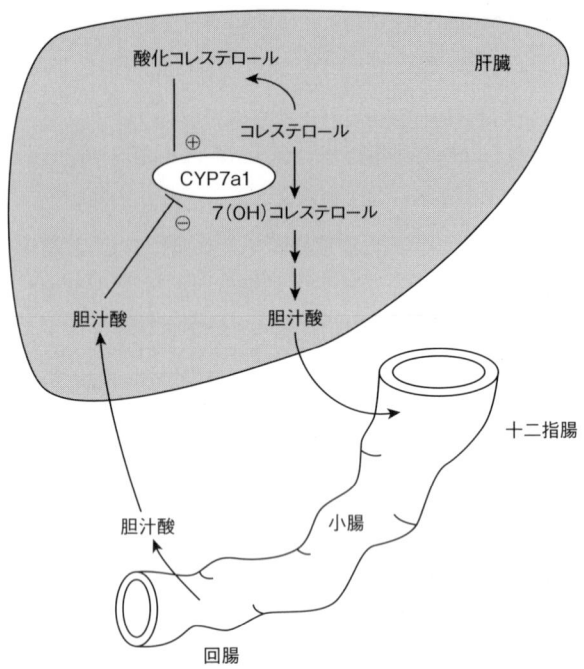

図 1-18　胆汁酸による胆汁酸合成フィードバック調節
胆汁酸合成経路の律速酵素 CYP7a1 は，コレステロール，胆汁酸により酵素活性がそれぞれ調節される．

こうしてコレステロールが過剰の時には胆汁酸への異化が高まり，最終産物が過剰になると胆汁酸合成は抑制されるフィードバック機構が成立している．

　胆汁酸は十二指腸に分泌された後に，食事由来の脂肪とミセルを形成し，その消化吸収を助ける．従って，脂溶性ビタミン等の脂質成分の吸収に不可欠な役割を果たす．また小腸下部の回腸において，回腸特異的な胆汁酸トランスポーターにより分泌された胆汁酸の 90% 以上が再吸収されるが，残りは糞便中へ排泄される．陰イオン交換樹脂剤はこの再吸収を阻害し，コレステロール代謝改善効果を有する．また，回腸胆汁酸トランスポーターの阻害剤にも同様の効果が認められる．

(4) ステロイドホルモン

　コレステロールはステロイドホルモンの前駆体である．ステロイドホルモンは，プロゲステロン（黄体ホルモン），グルココルチコイド（糖質コルチコイド），ミネラルコルチコイド（鉱質コルチコイド），アンドロゲン（男性ホルモン），エストロゲン（女性ホルモン）の 5 つに分類することができる．すべてのステロイドホルモンは，コレステロールからプレグネノロンを介してプロゲステロンを生成する経路を通して，その他すべてのステロイドホルモンも生成される（図 1-19）．グルココルチコイドは，糖，タンパク質，脂質代謝に関して，インシュリンとほぼ

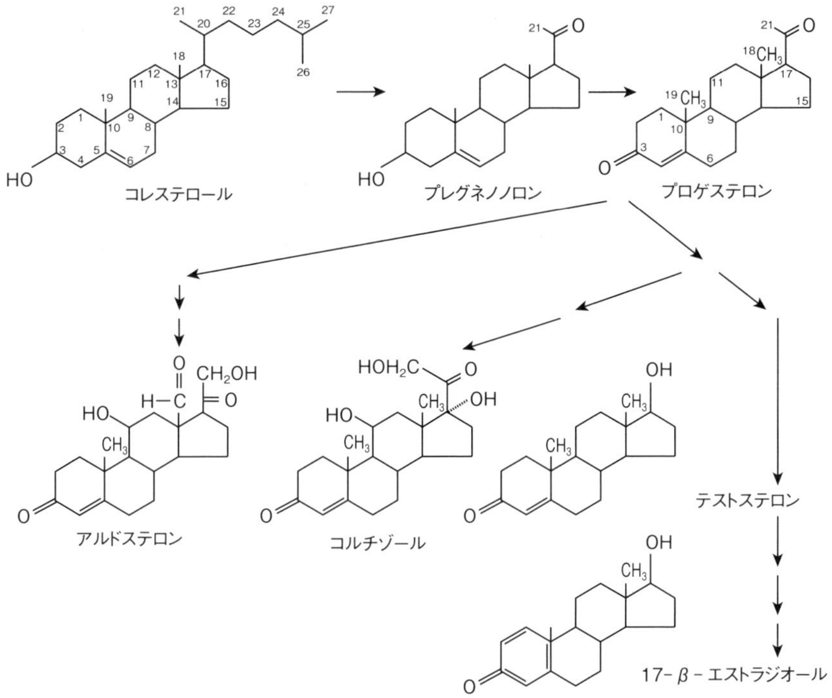

図1-19　各種ステロイドホルモンの合成経路

逆の効果をおよぼす。炎症，ストレス耐性などにも関与する。ミネラルコルチコイドは，腎臓による塩類と水の排泄を調節する働きを有している。

　他の3種類のステロイドホルモンは，性的発達と性機能に関与し，生殖腺（精巣，卵巣）で大量に合成される。プロゲステロンは，卵巣において月経サイクルと妊娠の維持に関わる。アンドロゲンの代表格とも言えるテストステロンは，エストロゲンの合成中間体である。テストステロンからエストロゲンへの変換を触媒する酵素はアロマターゼと呼ばれ，この酵素の活性により女性ホルモンと男性ホルモンの比が微妙に制御される。テストステロン，エストロゲンは，性機能のみならず，骨代謝にも関与しており，大豆に含まれるイソフラボン類はエストロゲン様活性を持つことにより，骨代謝を改善することが推測されている。

　いずれのステロイドホルモンもそれぞれ固有の核内受容体に結合し，受容体を介して個々の機能を発揮している（後述）。

1-2-5　脂肪酸
(1) 脂肪酸の合成
　生体内ではアセチルCoAを出発物質として，脂肪酸合成は行われる。アセチルCoAに炭素数2単位を縮合させる形で脂肪酸合成は細胞内の細胞質において進行する。その第一段階として，アセチルCoAカ

ルボキシラーゼ（ACC）がアセチル CoA をカルボキシル化してマロニル CoA を合成する（図 1-20）。ACC は脂肪酸合成経路の律速酵素の一つである。本酵素は各種ホルモンによる活性調節を受ける。グルカゴン，アドレナリン，ノルアドレナリンが細胞内の cAMP 濃度を上昇させ，リン酸化が亢進すると不活性型になり，インスリンは逆に脱リン酸化を促進し活性型を増やす。このリン酸化による不活性化に関与している酵素は，細胞内の AMP（cAMP ではなく）濃度依存的に活性化される AMP キナーゼである。cAMP 依存性キナーゼによる ACC リン酸化が，ACC 分子内 79 番目の Ser への AMP キナーゼによるリン酸化を亢進させ，ACC の不活性化が成立する。

$$CH_3-\underset{\underset{O}{\|}}{C}-SCoA \xrightarrow{\text{アセチル CoA カルボキシラーゼ}} \underset{\underset{CH_2-\underset{\underset{O}{\|}}{C}-SCoA}{}}{\overset{CO_2^-}{|}}$$

アセチル CoA　　　　　　　　マロニル CoA

↓

$$CH_3-\underset{\underset{O}{\|}}{C}-CH_2-\underset{\underset{O}{\|}}{C}-SCoA$$
アセトアセチル CoA

↓

$$CH_3-CH_2-CH_2-\underset{\underset{O}{\|}}{C}-SCoA$$
ブチリル CoA

↓（上記反応を 6 回繰り返す）
↓

$$CH_3CH_2(CH_2)_{13}-\underset{\underset{O}{\|}}{C}-SCoA$$
パルミトイル CoA

脂肪酸合成酵素

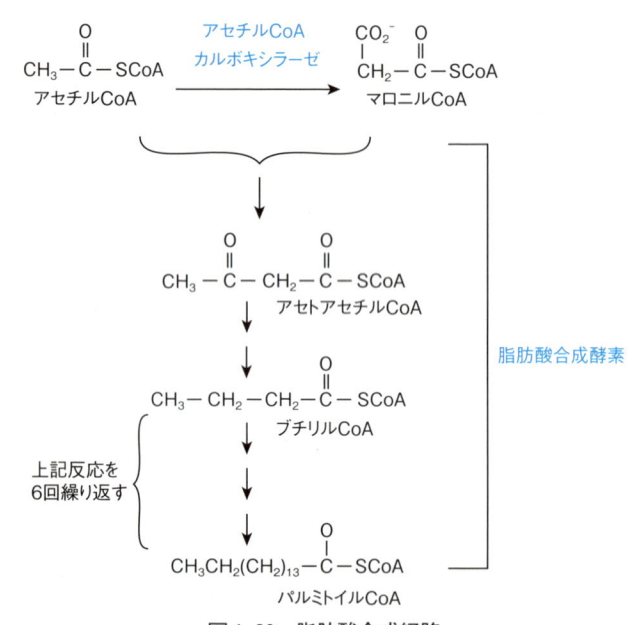

図 1-20　脂肪酸合成経路
アセチル CoA カルボキシラーゼ，脂肪酸合成酵素によりアセチル CoA を出発物質としてパルミチン酸（16：0）が合成される。

　続いてこうして合成されたマロニル CoA とアセチル CoA から 7 回の酵素反応サイクルでパルミチン酸（16：0）が合成される。アセチル CoA とマロニル CoA からアセトアセチル CoA が合成され，さらにそこにアセチル CoA が反応することで炭素数が 2 ずつ増えて行き，炭素数 16 のパルミチン酸ができ上がる。この多段階の反応を触媒するのが巨大タンパク質酵素である脂肪酸合成酵素である。脂肪酸合成酵素はインスリンにより mRNA 発現が上昇し，インスリン刺激のもとで脂肪酸合成は亢進する。したがってインスリンは摂食により一過的に上昇する血糖値に鋭敏に応答して分泌され，摂食により得たエネルギーをトリグリセリド合成亢進を介して，貯蔵する方向へと向かわせるホルモンと理解することができる。さらに炭素数の多い脂肪酸は，延長酵素により炭

素数2ずつ増やされて合成される。

(2) 脂肪酸の酸化

　生物は進化の過程で，常に飢餓の脅威にさらされていたことから，エネルギーを摂取すると即座にそれを脂肪酸，トリグリセリドに形を変え，脂肪組織に蓄え，来るべき飢餓に備える適応能力を備えている。一方，エネルギー必要時には，脂肪組織でトリグリセリドから分解された脂肪酸は血流に乗り，肝臓へと運ばれ，そこで分解（酸化）を受けてATP産生を担う。脂肪酸の分解はカルボキシル基からβ位（2番目）の炭素が酸化されることからβ酸化と呼ばれる。β酸化は細胞内のミトコンドリアとペルオキシソームで行われる。ペルオキシソームでは，長鎖脂肪酸（炭素数22以上）を酸化し，炭素鎖を短くし，その後ミトコンドリアで酸化を受けやすくする働きをしている。

　脂肪酸は細胞質においてATP依存的に，アシルCoA合成酵素の働きで脂肪酸CoAとなる。脂肪酸CoAは直接ミトコンドリア内膜を通過できず，ミトコンドリア内膜表面のカルニチンパルミトイルトランスフェラーゼ-1（CPT-1）の働きにより，アシルカルニチンが合成され，この形で内膜を透過し，ミトコンドリアマトリックス中でカルニチンと遊離したアシル基がCoA分子に転移し，再び脂肪酸CoAが合成される（図1-21）。したがって，CPT-1の発現，活性の変動は脂肪酸酸化能を調節している。マトリクス内において脂肪酸CoAは4種類の酵素反応を介して炭素数が2少ない脂肪酸CoAとアセチルCoAへと変換される。この反応の過程でFADH2（還元型フラビンアデニンジヌクレオチド），NADH（ニコチンアミドアデニンジヌクレオチド），アセチルCoAが1分子ずつ生成する。したがって，パルミチン酸（炭素数16）のβ酸化7回りで，FADH$_2$，NADHからATPがそれぞれ生じ，

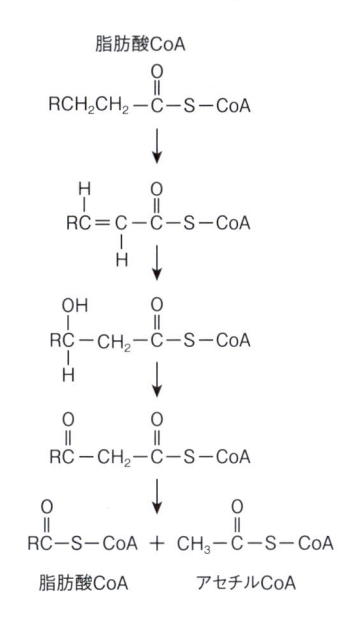

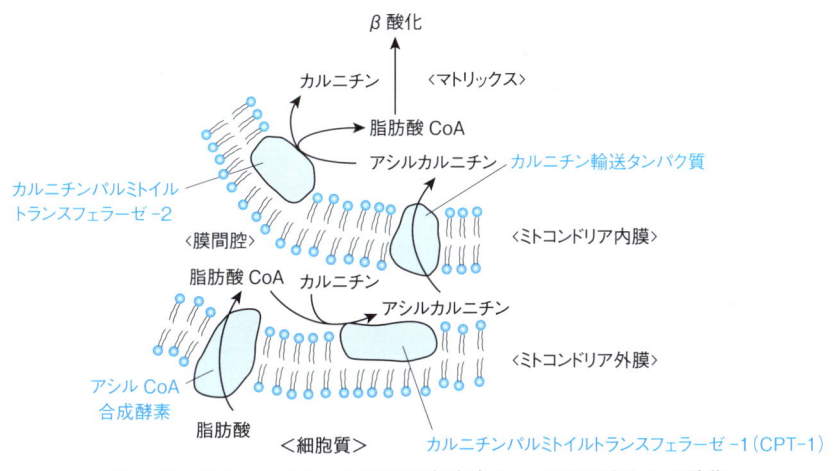

図1-21　ミトコンドリアにおける脂肪酸CoAの取り込みとβ酸化

さらにアセチルCoAのクエン酸サイクルでの酸化により生じるATPを計算すると，合計129分子のATPが生産されることになる。

極長鎖脂肪酸CoAはCPT-1の助けを借りずにペルオキシソームに取り込まれ，β酸化を受け短くなった脂肪酸CoAはミトコンドリアでさらに酸化される。ペルオキシソーム，ミトコンドリアに局在するβ酸化に関与する酵素群やCPT-1は，核内受容体の1種類であるPPARα（peroxisome proliferator-activated receptor）によって発現が強力に促進される。PPARαは多価不飽和脂肪酸もしくはその誘導体（厳密に同定されていない）を結合し，活性化され，応答遺伝子の発現を促す働きがある。このため，PPARαの合成リガンドであるフィブレート剤は，脂肪酸酸化を亢進させ，脂質代謝改善効果を発揮する。

（3）必須脂肪酸

脂肪酸には炭化水素鎖に二重結合を1つも含まない飽和脂肪酸，二重結合を含む不飽和脂肪酸があり，二重結合を複数個含むものを多価不飽和脂肪酸と呼ぶ。左にα-リノレン酸の構造を示した。脂肪酸の二重結合の位置の表記は2つの方法がある。1つは，カルボキシル基の炭素を1番とし，そこから順に番号をふっていく数え方で，α-リノレン酸の場合，9, 12, 15番目の炭素に二重結合が位置しているので，9, 12, 15-octadecatrienoic acid（表1-1参照）と表記される。一方，逆のメチル基を1番と数え，そこから何番目の炭素に二重結合が含まれるかを示した表記によれば，α-リノレン酸はn-3となる。上述したように，脂肪酸はアセチルCoAの付加により炭素鎖を2個ずつ伸長して行くことができるが，この伸長反応はカルボキシル基側で起こることから，n-3に属する脂肪酸は炭素数が増えてもn-3脂肪酸であることに変化はない。我々の体の中では，最初に飽和脂肪酸が合成され，そこに二重結合を導入する不飽和化酵素が働き，不飽和脂肪酸が生成される。ほ乳類は，鎖長特異性の低い4種類の不飽和化酵素（デサチュラーゼ）を有している（Δ^{9}-，Δ^{6}-，Δ^{5}-，Δ^{4}-デサチュラーゼ）。このように炭素鎖伸長と不飽和化で各種の脂肪酸を合成することができるが，ヒトではパルミチン酸（$C_{16:0}$）が炭素鎖の最も短い出発脂肪酸であるので，Δ^{9}-デサチュラーゼの作用によりn-7のパルミトレイン酸を合成することができるが7より数字の低いn-3やn-6を合成することはできない。一方，植物や魚類にはΔ^{12}-，Δ^{15}-デサチュラーゼが存在することから，n-3やn-6不飽和脂肪酸を合成することができ，これらをヒトは摂取する必要がある。このような理由から，n-3脂肪酸のα-リノレン酸やn-6脂肪酸のリノール酸を必須脂肪酸と呼び，これらを前駆体として体内で種々の脂肪酸を合成することによりヒトは恒常性を維持している。n-3脂肪酸に

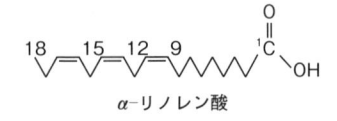

はエイコサペンタエン酸（$C_{20:5}$, EPA）やドコサヘキサエン酸（$C_{22:6}$, DHA）があり，n-6脂肪酸にはアラキドン酸（$C_{20:4}$）がある。

(4) n-6/n-3比

植物に多く含まれるリノール酸系のn-6脂肪酸と，α-リノレン酸や魚介類に多いEPAやDHAのn-3脂肪酸の食事による摂取比率をn-6/n-3比という。通常，このn-6/n-3比は4を超えることが多く，分母のn-3脂肪酸の摂取量の多少が比の値を大きく変えうる。したがって，海岸地域で魚介類の摂取の多い地域ではおのずとn-6/n-3比は低い値になる。魚介類摂取の少ないアメリカでは，この値は8〜10になる。この比の適正値は4付近とされており，ここ20年間の日本人の摂取脂肪のn-6/n-3比は，4前後を維持している。また，動脈硬化の予防を対象とした際には，6程度が推奨されている。しかし，この比率の意味するところの科学的根拠は十分に議論されたものとは言いがたい状況にある。

n-3脂肪酸の脂質代謝改善効果については，種々の作用が提起されている。体内でトリグリセリドはジグリセリドに脂肪酸を1つ付加する経路で合成されるが，この反応を触媒するジグリセリドアシルトランスフェラーゼが基質として多価不飽和脂肪酸より飽和脂肪酸を好む傾向にあり，トリグリセリド合成に違いが出る可能性があげられる。また，n-3脂肪酸は，脂肪酸合成経路の活性化に最も深く関与する転写因子SREBP-1cの発現，活性化を抑制する機能があげられる。さらには，不飽和脂肪酸もしくはその誘導体をリガンドとする核内受容体PPARαの活性を調節することにより，脂質代謝を調節するものと考えられている。

(5) 脂肪酸由来の生理活性物質（プロスタグランディン，ロイコトリエン，トロンボキサンなど）

プロスタグランディン類は，ヒト精液から見いだされた子宮収縮と血圧降下作用を持つ生理活性物質である。当初は前立腺（prostate gland）で合成されると思われ，プロスタグランディンと命名されたが，後に精囊で合成されることがわかった。ほ乳類のほとんどすべての細胞ではプロスタグランディン，ロイコトリエン，トロンボキサンなどを合成することができる。これらは炭素数20化合物なのでエイコサノイドまたはイコサノイドと呼ばれる。ホルモン様分子で，下記のような生理現象を調節している。a) 平滑筋収縮，b) 血液凝固，c) 炎症，d) 発熱と痛み，e) 分娩誘発，f) 睡眠，などがあげられる。

図1-22に示したような経路でエイコサノイドは合成される。プロスタグランディン，トロンボキサン類は，アラキドン酸のシクロオキシゲナーゼ（COX）による反応で合成されるプロスタグランディンG2を介

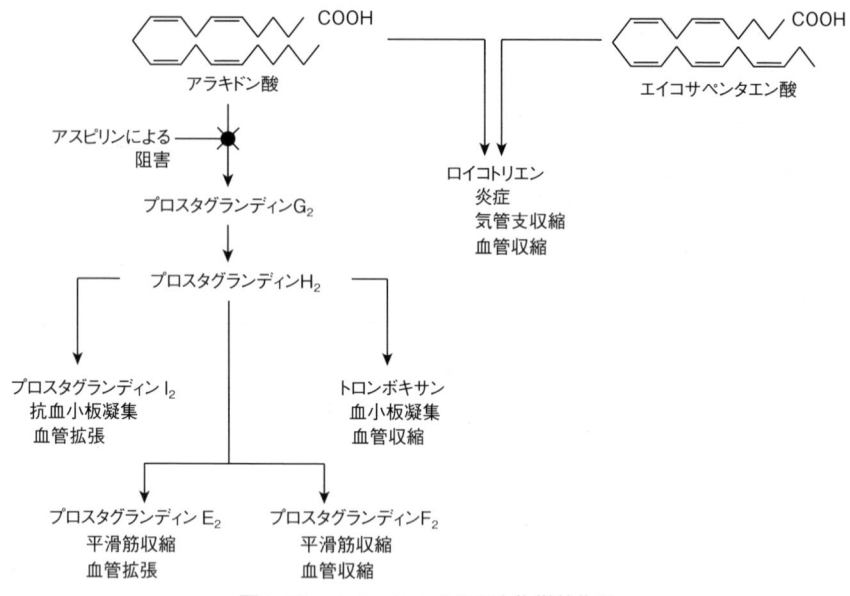

図1-22 エイコサノイドの生物学的作用

して合成される。アスピリンやインドメタシンのような非ステロイド性抗炎症剤はCOX活性を阻害することにより炎症惹起性プロスタグランディン類の産生を抑え抗炎症作用を発揮することが知られている。COXにはCOX-1とCOX-2の2種類のアイソザイムが知られており、この2つのCOXは約60％のアミノ酸配列の相同性を持つ。COX-1は胃や腸などの消化管、腎臓、卵巣、精嚢、血小板などに存在し、胃液分泌、利尿、血小板凝集などの生理的な役割を担い、COX-2はマクロファージ、線維芽細胞、血管内皮細胞、がん細胞などで誘導され、炎症反応、血管新生、アポトーシス、発がん、排卵、分娩、骨吸収などに関与している。アスピリンを常用している人は、大腸がんで死亡するリスクが半分近くになることが報告され、ヒト各種がん細胞でCOX-2発現が高くなることから、COX-2の選択的阻害剤には、副作用が少なく、がん細胞増殖を特異的に抑制する効果が期待されている。

ロイコトリエンは、アラキドン酸、エイコサペンタエン酸を出発物質として合成される。エイコサペンタエン酸は、5群ロイコトリエンの前駆体で、アラキドン酸から作られる4群ロイコトリエンより生理活性が低い。n-3脂肪酸の生理機能の一部は、ロイコトリエンに起因する炎症反応を軽減するということで説明することもできる。

1-3 アミノ酸・タンパク質の代謝

1-3-1 タンパク質構成アミノ酸

すべての生物が共通に持つ遺伝暗号は，20種類の標準アミノ酸をコードしている。したがって，ほとんどすべてのタンパク質は20種類の標準アミノ酸で構成されている。プロリン以外のアミノ酸は炭素原子（α炭素原子）を中央に見たとき，そこに第一級アミノ基，カルボキシ基が結合しており，α-アミノ酸と呼ばれる（図1-23）。プロリンは環状構造を持ち，アミノ基が第二級であるという点で他のアミノ酸と異なる。2残基のアミノ酸はアミノ基とカルボキシ基が縮合してペプチド結合（CO-NH）を形成し，ジペプチドとなる。多数縮合したものをポリペプチドと呼び，さらに長いものや，複数のポリペプチド鎖からなるものをタンパク質と呼ぶ。

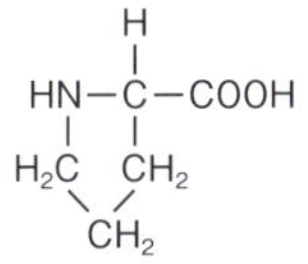

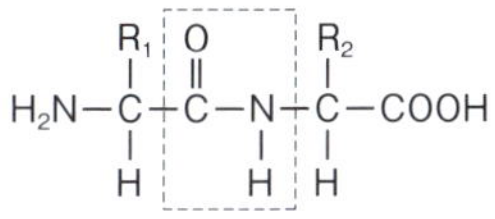

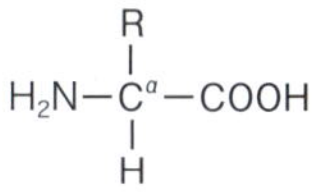

図1-23 α-アミノ酸の構造

(1) アミノ酸の分類と性質

標準アミノ酸の英文字3文字表記，1文字表記を表1-3にまとめた。

表1-3 標準アミノ酸の名称と略称表記

アミノ酸	3文字表記	1文字表記	アミノ酸	3文字表記	1文字表記
アラニン	Ala	A	ロイシン	Leu	L
アルギニン	Arg	R	リシン	Lys	K
アスパラギン	Asn	N	メチオニン	Met	M
アスパラギン酸	Asp	D	フェニルアラニン	Phe	F
システイン	Cys	C	プロリン	Pro	P
グルタミン酸	Glu	E	セリン	Ser	S
グルタミン	Gln	Q	トレオニン	Thr	T
グリシン	Gly	G	トリプトファン	Trp	W
ヒスチジン	His	H	チロシン	Tyr	Y
イソロイシン	Ile	I	バリン	Val	V

これらのアミノ酸は，下記の4分類に分けることができる（図1-24）。

1) 疎水性中性アミノ酸

疎水性アミノ酸は水分子とあまり相互作用しないことから，タンパク質の立体構造を維持するのに重要な役割を果たす。また，中性とは，側鎖（図1-24 ブルーの部位）が正電荷も負電荷も帯びていないことを意味する。バリン，ロイシン，イソロイシンは，炭化水素鎖に分枝構造が

32　　1　代謝の生化学

疎水性中性アミノ酸

グリシン（57）　　アラニン（71）　　バリン（99）　　ロイシン（113）　　イソロイシン（113）

フェニルアラニン（147）　　トリプトファン（186）　　メチオニン（131）　　システイン（103）　　プロリン（97）

親水性中性アミノ酸

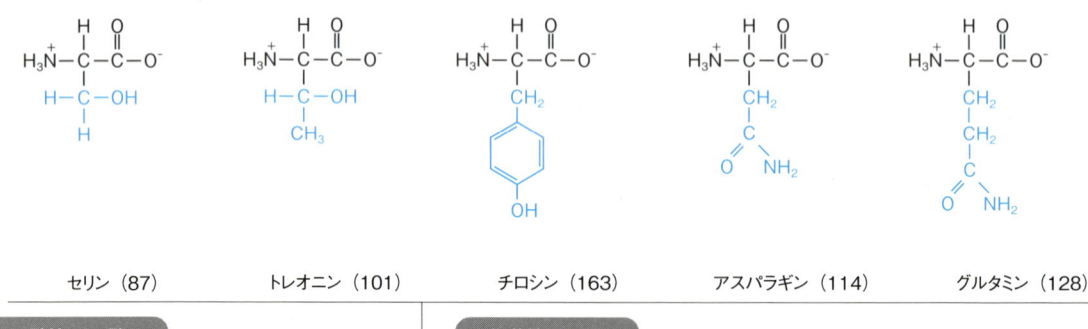

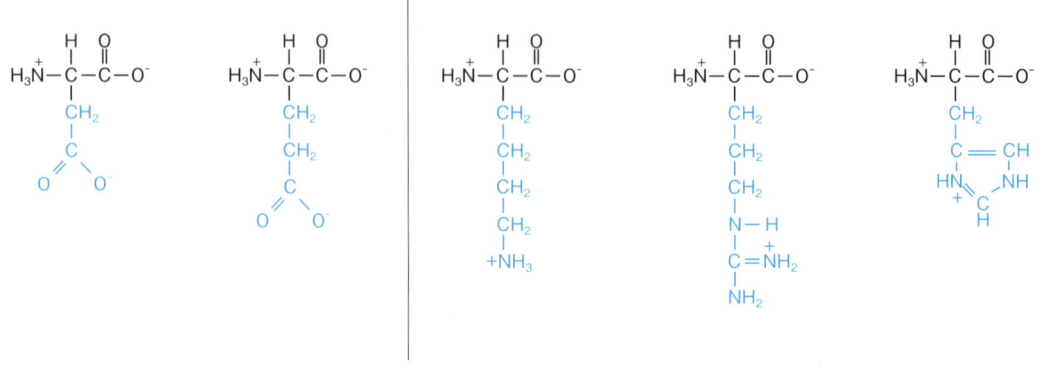

セリン（87）　　トレオニン（101）　　チロシン（163）　　アスパラギン（114）　　グルタミン（128）

酸性アミノ酸

アスパラギン酸（115）　　グルタミン酸（129）

塩基性アミノ酸

リシン（128）　　アルギニン（156）　　ヒスチジン（137）

図1-24　標準アミノ酸
（青色の部分が側鎖）（　）内に分子量を示す。

あることから分枝鎖アミノ酸と呼ばれる。フェニルアラニン，トリプトファンは芳香環を側鎖に持つことから芳香族アミノ酸とも呼ばれる（後述するチロシンもその仲間である）。メチオニンとシステインの炭化水素鎖には硫黄原子が含まれることから，これらを含硫アミノ酸と呼ぶ。システインのチオール基は，他のシステインのチオール基とジスルフィド結合を形成する。この結合は2本のポリペプチド鎖を架橋したり，同一ポリペプチド鎖内で環状構造を形成したりするので，タンパク質の構造維持に大事である。

2）親水性中性アミノ酸

セリン，トレオニン，チロシンは側鎖にヒドロキシル基（–OH）を持ち，タンパク質の構造に重要な働きをする。3残基はいずれもリン酸エステルを形成し，タンパク質のリン酸化部位となる。また，セリン，トレオニンのヒドロキシル基は糖の結合部位でもある（アスパラギン残基に結合するN型糖鎖に対して，O型糖鎖と呼ばれる）。

3）酸性アミノ酸

側鎖にもう1つのカルボキシル基を持つアスパラギン酸，グルタミン酸は生理的pHにおいて負に帯電している。

4）塩基性アミノ酸

生理的なpHにおいて正に帯電しているので，酸性アミノ酸とイオン結合を形成することができる。リシン残基のアミノ基は，後述するユビキチン化，SUMO化，アセチル化などの標的であり，タンパク質の機能制御に関与している。

5）非標準アミノ酸

上述した20種類以外のアミノ酸（非標準アミノ酸）も多数，タンパク質中に見出される。

(2) タンパク質中のアミノ酸誘導体

20種類の標準アミノ酸がタンパク質に取り込まれた後に，特異的に修飾されたアミノ酸誘導体が存在する。4-ヒドロキシプロリンと5-ヒドロキシプロリンはコラーゲンに含まれる重要な構成アミノ酸である。また，血液凝固に関与するタンパク質に含まれるγ-カルボキシグルタミン酸は，血液凝固過程において重要な働きをしている。

(3) 生理活性を持つアミノ酸，アミノ酸誘導体

アミノ酸およびその誘導体には細胞間の化学伝達物質として働くものが多い。グリシン，グルタミン酸の脱炭酸で生成されるγ-アミノ酪酸（GABA），ドーパミン（チロシンの誘導体），セロトニンやメラトニン（トリプトファンの誘導体）は神経伝達物質である。ヒスチジンの脱炭酸でできるヒスタミンはアレルギー反応誘導物質，チロシンからできる

チロキシンは含ヨウ素甲状腺ホルモンとして働く。

代謝中間体として働くアミノ酸としては，シトルリン，オルニチンがある。これらはアルギニンとともに尿素回路の中間体として働く。

1-3-2 必須アミノ酸と非必須アミノ酸

ヒトの体内では種々の経路でアミノ酸を合成できるが，食事として摂取しなければならない一群のアミノ酸を必須アミノ酸，それ以外を非必須脂肪酸と呼ぶ。ヒトの必須，非必須アミノ酸を表1-4に示す。アルギニンは尿素回路の中間体として合成できるが，幼児の成長・発育には合成量以上のアルギニンが必要とされる（成人では非必須アミノ酸）。

表1-4　ヒトの必須アミノ酸と非必須アミノ酸

必　須	非必須
イソロイシン	アラニン
ロイシン	アルギニン
リシン	アスパラギン
メチオニン	アスパラギン酸
フェニルアラニン	システイン
トレオニン	グルタミン酸
トリプトファン	グルタミン
バリン	グリシン
ヒスチジン	プロリン
	セリン
	チロシン

我々が口にする食事に含まれる種々のタンパク質の質は，どのくらい必須アミノ酸をバランス良く含むかで評価される。例えば卵，牛乳はヒトの栄養として必要な必須アミノ酸を適切な割合で含む（人乳は乳児の成長に必要な栄養素を全て含む，完全食品としてデザインされた唯一の食品と言うこともできる。米も小麦もヒトに食される事を想定して栄養バランスをデザインされた食品では決してない）。一方，豆類に含まれるタンパク質はメチオニンが不足し，小麦タンパク質にはリシンが不足しているので，それらを上手く組み合わせることにより良質な必須アミノ酸供給源とすることができる。

小腸から吸収され，肝臓に到達した食事由来のアミノ酸の多くは分解されるが，必須アミノ酸の分枝鎖アミノ酸（バリン，ロイシン，イソロイシン）はあまり分解をうけずに血液を介して他の組織へと運ばれる。従って，分枝鎖アミノ酸は肝臓から他の組織へのアミノ酸の主要な輸送体であり，各所で非必須アミノ酸合成に利用される。

1-3-3　アミノ酸の生合成

チロシン以外の非必須アミノ酸は，3-ホスホグリセリン酸，ピルビン酸，α-オキソグルタル酸，オキサロ酢酸のいずれかを前駆体とした経路で合成される（図1-25）。チロシンは，必須アミノ酸のフェニルアラニンをヒロドキシ化して作られる。フェニルアラニンの必要量はチロシン必要量も含む形で算出されることがあるが，チロシンを豊富に摂取すればフェニルアラニンの必要量は少なくてすむ。

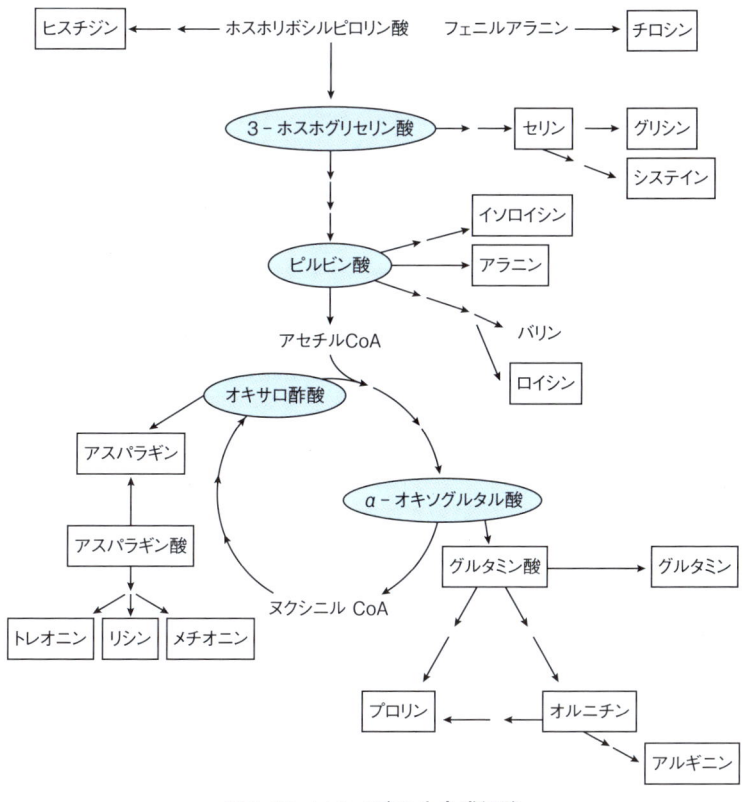

図1-25　アミノ酸の生合成経路

(1) 3-ホスホグリセリン酸を前駆体とする経路

解糖中間体の3-ホスホグリセリン酸の炭素骨格を基に，セリンが産生され，それからグリシン，あるいはシステインが合成される。これらのアミノ酸は，さらに代謝されていくつかの重要な活性物質へと形を変える。セリンはエタノールアミン，スフィンゴシンの前駆体となる。グリシンはプリン，ポルフィリン，およびグルタチオン合成経路で利用される。硫黄代謝で重要な役割を演じるシステインは，メチオニンの代謝産物であるホモシステインからセリンにSH基が転移され，合成される。

(2) ピルビン酸を前駆体とする経路

ピルビン酸を前駆体として合成されるアミノ酸は，アラニン，バリン，ロイシン，イソロイシンである。

アラニンはピルビン酸から1段階で合成される。この反応を触媒する酵素は，アラニンアミノトランスフェラーゼであり，グルコース-アラニン回路において血糖値維持に重要な働きをする（1-1参照）。

アラニンアミノトランスフェラーゼ
ピルビン酸 + グルタミン酸 ⇌ アラニン + α-オキソグルタル酸

(3) α-オキソグルタル酸を前駆体とする経路

クエン酸回路の中間体であるα-オキソグルタル酸へのアミノ基転移によりグルタミン酸は合成される。

グルタミン酸はグルタミンシンターゼによりグルタミンへと変換される。前述した様に肝臓から放出された血液には，分枝鎖アミノ酸（BCAA）が豊富に含まれ，各組織においてBCAAのアミノ基がグルタミン合成に用いられる。こうして合成されたグルタミンは多くのアミノ酸合成反応においてアミノ供与体として働き，同時にアンモニアの貯蔵体でもある。

グルタミン酸から合成される他のアミノ酸としてプロリンとアルギニンがあげられる。アルギニンはグルタミン酸からオルニチンへと転換され，尿素サイクルに入り，合成される。幼児は尿素サイクルが十分に機能しないために，アルギニンは必須アミノ酸である。プロリンはグルタミン酸から直接合成される経路と，オルニチンを介して合成される経路により産生される。

(4) オキサロ酢酸を前駆体とする経路

アスパラギン酸はアミノ基転移反応によって，オキサロ酢酸から産生される。

グルタミン酸 + オキサロ酢酸 ⇌ α-オキソグルタル酸 + アスパラギン酸

アスパラギンは，アスパラギンンシンターゼが触媒する反応によりアスパラギン酸から直接合成される。さらにリシン，メチオニン，トレオニンがアスパラギン酸を経て合成される。

(5) ヒスチジンの生合成

ヒスチジンは健康な成人では非必須アミノ酸と考えられている。幼児は食事からの補給が必要である。全アミノ酸の中でヒスチジンの生合成は他と著しく異なっている。ヒスチジンの6個の炭素のうちの5つは，ホスホリボシルピロリン酸に由来する。さらにヒスチジン合成経路の副産物はプリンヌクレオチド生合成に利用される。

1-3-4　アミノ酸の代謝

(1) アミノ酸のアミノ基転移と脱アミノ

アミノ酸分解の第一段階は窒素排泄のためにα-アミノ基を除去する

ことである．続いて残された炭素骨格は分解されるか，糖新生に用いられる．多くのアミノ酸はα-アミノ基をα-オキソグルタル酸に与えて，グルタミン酸へと変換し，自身はα-ケト酸になる．このアミノ基転移を触媒する酵素がアミノトランスフェラーゼである．

アミノトランスフェラーゼ

アミノ酸 ＋ α-オキソグルタル酸 ⇌ α-ケト酸 ＋ グルタミン酸

アミノ基転移反応は，ピリドキシン（ビタミン B_6）由来のピリドキサール 5′-リン酸（PLP）を必要とする．α-アミノ基の受け取り側がオキサロ酢酸であると，アスパラギン酸が生成される．このようにほとんどのアミノ酸のアミノ基はグルタミン酸またはアスパラギン酸のアミノ基に変わる．この両アミノ酸はアスパラギン酸アミノトランスフェラーゼによって，相互に変換する．

アスパラギン酸アミノトランスフェラーゼ

グルタミン酸 ＋ オキサロ酢酸 ⇌ α-オキソグルタル酸 ＋ アスパラギン酸

こうして生成されたグルタミン酸がグルタミン酸デヒドロゲナーゼにより脱アミノされて初めてアンモニアを産生する．

グルタミン酸デヒドロゲナーゼ

グルタミン酸 ＋ NAD(P)$^+$ ＋ H_2O ⇌ α-オキソグルタル酸 ＋ NH_4^+ ＋ NAD(P)H

こうしてできたα-オキソグルタル酸は再びアミノ基を受け取る．

1-3-5 尿素サイクル

アミノ酸の分解によって生じる窒素は，肝臓において尿素サイクルを介して尿素となり，血液に分泌され，腎臓において尿に排泄される．尿素サイクルの全反応は，次式で表わされる．

CO_2 ＋ NH_4^+ ＋ アスパラギン酸 ＋ 3ATP ＋ $2H_2O$ ⟶
尿素 ＋ フマル酸 ＋ 2ADP ＋ 2Pi ＋ AMP ＋ 5H$^+$

尿素に含まれる2つの窒素原子はそれぞれアンモニア，アスパラギン酸に由来する．この全反応は5種類の酵素により行われ，うち2種類はミトコンドリア，残り3種類は細胞質に存在する酵素である．

(1) カルバモイルリン酸シンターゼ

本酵素は尿素サイクルの第一の窒素原子を供給する点で重要である．炭酸とアンモニアは2分子のATPの加水分解と共役して，ミトコンドリア内でカルバモイルリン酸を生成する．この反応は不可逆で，尿素サイクルの律速段階である．

(2) シトルリンとオルニチン

ミトコンドリア内でカルバモイルリン酸とオルニチンからシトルリンが合成される．シトルリンは輸送系に乗り，細胞質へと運び出される．

同じく細胞質でアルギニンより合成されたオルニチン（この過程で尿素も合成される）は別の輸送系でミトコンドリア内へと運び込まれる。シトルリンとオルニチンはタンパク質には含まれない非標準アミノ酸であるが，尿素合成の過程で重要な働きをしている。

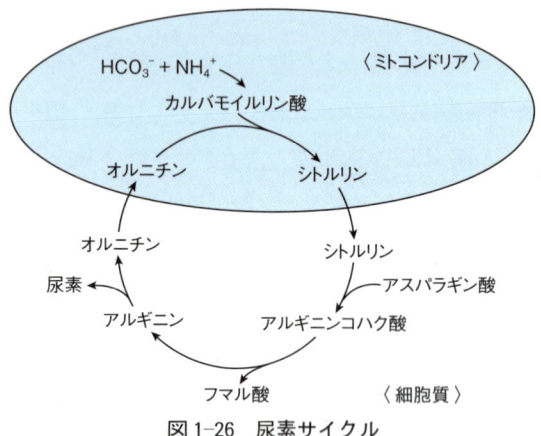

図1-26　尿素サイクル

1-3-6　アミノ酸を材料とする生理活性分子の生合成

ある種のアミノ酸はタンパク質の構成成分となる他に，神経伝達物質，グルタチオン，ヌクレオチド，ヘムなどの生理活性分子の原料となる。

(1) 生理活性アミンの生合成

アミノ酸に由来する神経伝達物質として，アドレナリン，ノルアドレナリン，ドーパミン，セロトニン，γ-アミノ酪酸，ヒスタミンが挙げられる。

アドレナリン，ノルアドレナリン，ドーパミンはカテコールアミン類と呼ばれ，チロシンの誘導体である。チロシンからドーパミンが合成され，続いてノルアドレナリン，アドレナリンの順で合成が進む。アドレナリン，ノルアドレナリンは代謝を調節するホルモンとして分類されることもある。ノルアドレナリンは脂肪細胞において，蓄積された脂肪を分解し，エネルギーを放出させる役割を持っている。

γ-アミノ酪酸（GABA）は，中枢神経系の抑制性神経伝達物質でグルタミン酸の脱炭酸反応によって生成するアミノ酸の一種である。また，セロトニンはトリプトファンのヒドロキシ化と脱炭酸反応で合成され，中枢神経系に多く局在して，食欲抑制などに関与している。ヒスチジンは体の各所で合成され，アレルギー反応や炎症，胃酸産生などに関与するアミンで，ヒスチジンの脱炭酸反応で作られる。

γ-グルタミルシステイニルグリシン（グルタチオン）はγ-アミド結合を持つトリペプチドで，細胞内では還元剤として働き，また解毒，アミノ酸輸送にまで関わる多機能分子である。

1-3-7 アミノ酸の代謝分解

アミノ酸が分解されるとクエン酸回路の前駆体または中間体となり，完全酸化されるか，もしくは糖新生に用いられる。代謝エネルギーの10〜15％はアミノ酸の燃焼による。

20種類のアミノ酸は，その炭素骨格が糖新生の原料になるか，ケトン体の材料になるかで大別できる。前者を糖原性アミノ酸，後者をケトン体原性アミノ酸と呼ぶ（図1-27）。

(1) 糖ならびにケトン体原性アミノ酸

イソロイシン，チロシン，トリプトファン，トレオニン，フェニルアラニンは糖新生の材料にも，ケトン体の材料にもなる。

(2) 糖原性アミノ酸

13種類のアミノ酸（アラニン，グリシン，システイン，セリン，アスパラギン，アスパラギン酸，バリン，メチオニン，アルギニン，グルタミン，グルタミン酸，ヒスチジン，プロリン）は糖新生にのみ利用される。

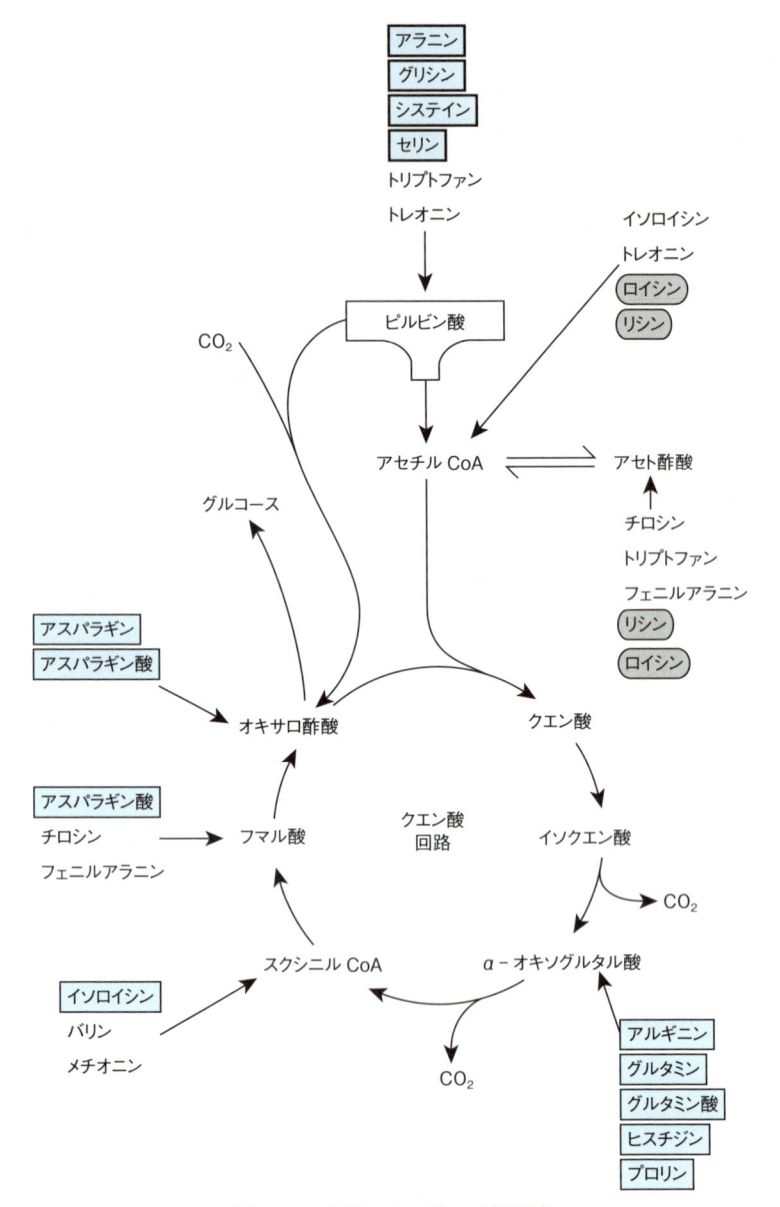

図 1-27 各種アミノ酸の分解経路
糖原性アミノ酸は▢，ケトン体原性アミノ酸は⬭で囲った。それ以外は糖，ケトン体原性アミノ酸。

(3) ケトン体原性アミノ酸

ロイシン，リシンの炭素骨格からはアセチル CoA やアセト酢酸を生じるので，両アミノ酸は糖新生には利用されず，ケトン体生成にのみ用いられる。

1-3-8 タンパク質の分解

細胞は常時タンパク質をアミノ酸から合成しては再びアミノ酸に分解している。個々のタンパク質の寿命は数分から数時間，数週間にも及

び，特異性がある。こうして分解することにより，ある種の酵素量が調節され，また細胞機能を阻害する異常タンパク質を除去することができる。

(1) 分解機構

細胞内でタンパク質が分解される経路は 2 つに大別される。細胞内オルガネラのリソソームによる分解と，細胞質における ATP 依存性の分解機構である。

(2) リソソーム分解系

リソソームはカテプシンという名称のプロテアーゼ群を含むおよそ 50 種類の加水分解酵素を含む，膜で囲まれたオルガネラである。リソソーム内の pH は約 5 に保たれ，内部の酵素の至適 pH も酸性領域である。したがって，リソソーム内の加水分解酵素が細胞質に漏れだしても，中性領域では作用しない。また，細胞表面の受容体にリガンドが結合した後に，細胞内に取り込まれやがてリソソームでそのリガンドが分解される際には，この酸性 pH によりあらかじめ受容体からリガンドは遊離しており，受容体はリソソームにまで運ばれずに再び細胞表面へと戻る（受容体のリサイクリング）。直接，細胞質のタンパク質をリソソーム膜が取り囲み，分解する過程もある。あるいは，細胞質のタンパク質をシャペロンタンパク質（社交界に初めて出る若い女性に付き添う，介添えの女性のことをシャペロンと言う。）Hsc73 が結合し，リソソーム膜に存在する透過装置を介して直接リソソーム内へと輸送する機構がある（図 1-28）。

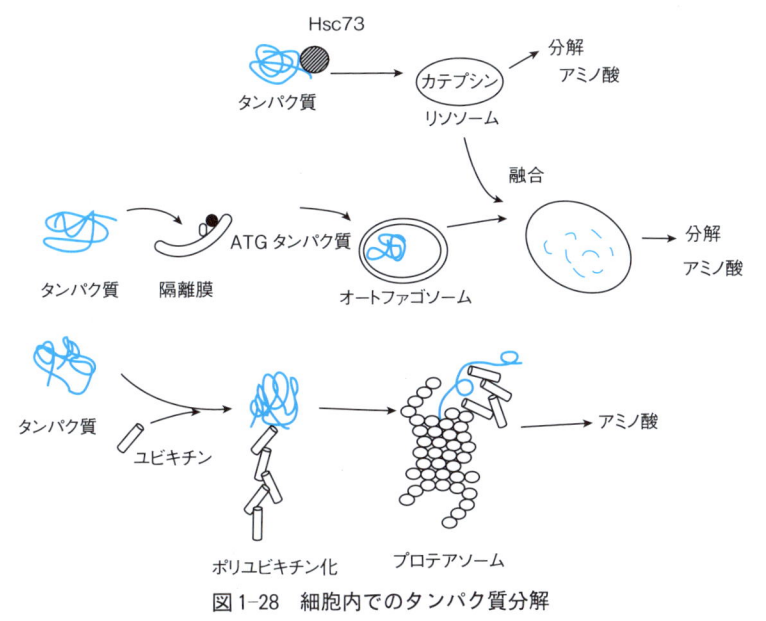

図 1-28 細胞内でのタンパク質分解

一方，最近の研究成果により，オートファジーと呼ばれる生命現象が

生命活動にとって不可欠な役割を担っていることが明らかにされている。オートファジーは細胞質のタンパク質あるいはオルガネラそのものを分解するシステムで，飢餓誘導において顕著に促進される。はじめに細胞質中に隔離膜が形成され，その後に膜上にオートファジー形成に関与するタンパク質として同定されたATGタンパク質が順次結合して，膜で囲まれたオートファゴソームを形成する。この過程に少なくとも17個以上のATGタンパク質が時間的，空間的に複雑に相互作用している。ATGタンパク質は30種類近く存在し，互いに機能分担しながらオートファジーを進行させている。こうして完成したオートファゴソームはリソソームと融合して，取り込まれたオートファゴソーム膜は分解され，同時にその内容物もリソソーム酵素により分解される。オートファジーは栄養飢餓からの脱出のみならず，発生・分化，感染防御，神経疾患発症等に深く関わっていることも明らかになっている。

(3) ユビキチン–プロテアソーム分解系（図1-28）

長いこと細胞内でのタンパク質分解は主にリソソームで起こると考えられていたが，ATP依存的なタンパク質分解が細胞質で起こり，その際に分解されるタンパク質はユビキチン化を受けることがわかってきた。2004年ノーベル化学賞は，ユビキチン発見の業績により3人の科学者に授与された。ユビキチンは76アミノ酸からなるタンパク質で，真核生物に普遍的，かつ大量に存在することから名付けられた。動物種間で高度に保存されており，ヒトと酵母でもユビキチン中のアミノ酸は3残基しか違わない。

ユビキチン分子のC末端のカルボキシル基は，3種類の酵素反応を介して基質タンパク質のリシン残基のε–アミノ基にイソペプチド結合する（詳細は2章）。その後，ユビキチン分子の48番目のリシン残基にユビキチンが結合して，ポリユビキチン化が進む。少なくとも4つのユビキチンが直列に基質に結合すると，このタンパク質は速やかに分解を受ける。

ユビキチン化されたタンパク質は巨大多量体タンパク質複合体，プロテアソームによってATP依存的に短いペプチドに分解される。プロテアソームを電子顕微鏡で観察すると，中空の円筒の両側にふたをしたような形に見える。ユビキチン化タンパク質の分解は円筒の中で起こるが，ユビキチンそのものは分解されずに再び円筒の外に戻される。プロテアソームは細胞質にも核にも存在し，その両方で広範なタンパク質の分解に関与している。

アミノ酸サプリの効能

アミノ酸は我々の体を構成するタンパク質の要素としての働きの他に，単独である種の薬理効果を持つことが検証されている。実際，血中には遊離のアミノ酸がそれなりの濃度で存在し，組織間を行き来している。近年，アミノ酸の効能を謳ったアミノ酸サプリ食品を良く見かける。分枝鎖アミノ酸（BCAA, branched chain amino acid）はスポーツドリンク等に，またGABA（γ-アミノ酪酸），テアニン（緑茶の旨味成分），グリシンなどが睡眠，リラクゼーションへの効果があるということで利用されている。体内に豊富に存在するアミノ酸をさらに補給してどのくらい効果があるのか，検証は難しい。しかし，豊富に存在するゆえに安全であるということも事実であり（際立って多量に摂取すれば別であるが），プラセボ効果（臨床試験で偽薬を飲ませる群でも，薬を服用しているという心理的な作用で効果が現れること）で健康感を得ることができれば，それはそれでアミノ酸効果と言えるのかもしれない。

```
CH₃
|
CH₂
|
NH
|
C=O
|
CH₂
|
CH₂
|
HCNH₂
|
COOH
```
テアニン

2 代謝調節の分子生物学

「1 代謝の生化学」においては，おびただしい数の酵素が登場した。糖質・脂質・タンパク質いずれの代謝においても，酵素の果たす役割は大きい。これら酵素を始めとする調節因子は，遺伝子レベルおよびタンパク質レベルにおいて巧妙な発現制御・活性制御を受けている。本章では，この四半世紀で飛躍的な進展を遂げた分子生物学の知見を基に代謝調節の分子生物学的制御機構を学ぶ。

2-1 遺伝子レベルにおける調節機構
2-2 タンパク質レベルにおける調節機構

2-1 遺伝子レベルにおける調節機構

2-1-1 核酸の化学

核酸は，タンパク質・糖質・脂質の3大主要生体構成成分に次ぐ，第4の構成分子といえる。DNA[*1]およびRNA[*2]共にその構成成分は，塩基[*3]，糖，リン酸の3つより成る単純な成分であり，塩基と糖が結合したものをヌクレオシド，さらにそれにリン酸が結合したものをヌクレオチドとよぶ（図2-1）。糖の部分がリボースの場合はRNA，デオキシリボースの場合はDNAである（図2-2）。塩基は，DNA，RNA共にプリン骨格またはピリミジン骨格よりなり，それぞれ計4種類の塩基で構成される。そのうち，3種類はDNA，RNAに共通であり，異なるのはチミン（DNA）とウラシル（RNA）のみである。ヌクレオチドの一例を図2-3に示した。

*1 DNA；デオキシリボ核酸（deoxyribonucleic acid）
*2 RNA；リボ核酸（ribonucleic acid）
*3 塩基；核酸を構成する成分の1つで，窒素を含む複素環式の化合物。プリン塩基が2種，ピリミジン塩基が3種ある（図2-2）。

> **word**
> **ダッシュとプライム**
> 大阪大学の野島教授によれば，「′」を「ダッシュ」と呼ぶのは間違いで，「プライム」と呼ぶのが正しいそうである。日本語の辞書でさえ間違っており，我々も日本語化して「ダッシュ」と呼んでいる。確かに，英語の 5′-flanking region は，「ファイブプライムフランキング──」と発音し，日本語の 5′-上流領域は，「ゴダッシュジョウリュウ──」と発音しているので，英語と日本語で使い分けているかもしれない。くれぐれも海外で，「ファイブダッシュフランキング──」と発音しないように。

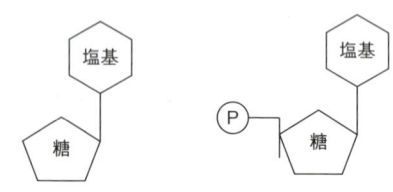

図2-1 核酸の構成成分
ヌクレオシド：塩基と糖が結合したもの
ヌクレオチド：ヌクレオシドにリン酸が結合したもの

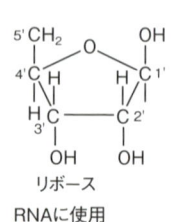

図2-2 塩基の基本骨格と5種類の塩基および2種類の糖
塩基および糖には規則に従って番号がついているが，区別のため糖の炭素原子の番号には，「3′」のように「′」をつける。塩基の骨格には，そのまま1〜9の数字がついている。

糖の基本骨格
2-デオキシリボース DNAに使用
リボース RNAに使用

塩基の基本骨格
プリン骨格
ピリミジン骨格

アデニン DNA,RNA共通
グアニン DNA,RNA共通
シトシン DNA,RNA共通
チミン DNAのみ
ウラシル RNAのみ

図 2-3　ヌクレオチドの一例；デオキシグアノシン 5′—リン酸（dGMP）の構造
グアニンの 9 位の窒素に 2-デオキシリボースが β-N-グリコシド結合し，さらに 5′ の炭素にリン酸基がエステル結合する。

(1) なぜ DNA はチミンで RNA はウラシルか

DNA は遺伝情報の根源であるが，絶えず周囲から攻撃を受けており変異，損傷の危険に曝されている。たとえば，シトシンは脱アミノ反応によりウラシルに変わる（図 2-4）。もし修復できず，誤ったまま複製された場合には，重大な変異となることもある。もし，DNA がウラシルを持っているとすると，元来のウラシルとシトシンから生じたウラシルとの見分けがつかない。進化の過程で，核酸の起源は RNA であり，DNA が後から出来たといわれているが，DNA はチミンを採用することによりこのような混乱から身を護る術を獲得したと考えることもできる。

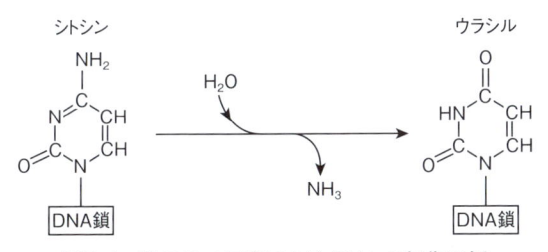

図 2-4　脱アミノ反応による DNA の損傷の例
シトシンが脱アミノ反応を受けアミノ基を失うと，ウラシルになる。

(2) 核酸は二本鎖を形成する

DNA は塩基同士が水素結合することにより二本鎖を形成する。その際，グアニンとシトシンは 3 つの水素結合により，アデニンとチミンは 2 つの水素結合により特異的な塩基対を形成する（図 2-5）。G–C の 3 つの水素結合および A–T の 2 つの水素結合では安定性に大きな差がある。DNA は RNA とも二本鎖を形成することができるが，その場合は，アデニンとウラシルが対になる。塩基対を特異的に形成するということは，複製・修復・転写など全ての面で極めて重要である。

---

word

変異と損傷
変異は突然変異の略。遺伝子は，紫外線，熱，化学物質などによる外的要因により損傷を受ける。細胞内の活性酸素などにより内的損傷を受ける場合もある。これらが修復されないで，娘の細胞に間違った情報が伝達される現象を変異という。

word

DNA 修復
遺伝子が外的または内的損傷を受けても，すぐには変異に結びつかない。細胞は高度な修復系を有しており，昼夜を問わず常に損傷を修復している。修復に関わる遺伝子には重要なものが多く，その遺伝子に疾患があると重篤な疾病に結びつく。たとえば，XP（xeroderma pigmentosum，色素性乾皮症）は，紫外線に感受性が高く皮膚がんを誘発しやすい遺伝病であるが，その原因遺伝子は遺伝子の修復系に深く関わっている。

word

DNA 複製
細胞が分裂（増殖）する際に，親となる細胞内の二本鎖の DNA それぞれを鋳型として，相補的なヌクレオチド鎖が合成され，正確な情報が娘細胞に伝達される。その際，変異があれば，その情報が娘細胞にそのまま受け継がれる。実は変異がなくても，複製時に一定の割合で複製ミス（DNA ポリメラーゼによる DNA 合成のミス）が生じる。DNA ポリメラーゼは賢い酵素で，そのミスを検知し間違った塩基を切り取るための 3′→5′ エキソヌクレアーゼを持っている。DNA 合成は常に 5′ から 3′ の方向に進むが，合成最後の塩基が 3′ 末端にありそれが間違っている場合に切り取る。このように常時間違いを校正しながら仕事をしている。それでも中には校正しきれずに間違ったままになることがあるが，その間違いを後で察知し修復するシステムも別個に有している。そのシステムも働かなかった場合には変異として残る。このように二重三重のバックアップシステムを細胞は有している。

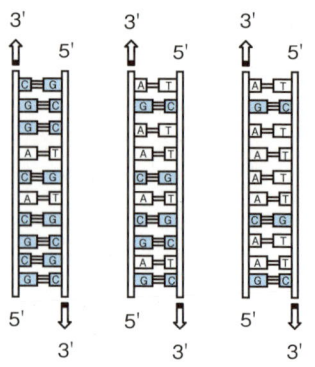

GC含量80% GC含量50% GC含量30%
非常に安定

図2-5 核酸の二本鎖形成

DNAはA-TまたはG-C水素結合し二本鎖の骨格を成す。A-Tは2つの水素結合で，G-Cは3つの水素結合で塩基対を形成するため，G-C結合の方がより安定である。左図のようにGC含量が80%にも達する場合は，非常に安定な構造をとる。GC含量は進化の過程を反映しており，系統樹作成のさいにも貴重な情報源となる。また，PCRやハイブリダイゼーションの実験を行う際には，GC含量を考慮してプライマーやプローブを設計しないと，非特異的な結合に悩まされることも多い。

2-1-2 ゲノム

ゲノムとは単一生物の遺伝情報のセット全てを指している。ゲノムサイズとは，文字通りゲノムの大きさを，塩基対の数で表したものである。その際，一倍体あたりの数で表す。ヒトの場合は，1つの細胞に23対の染色体すなわち46本の染色体が存在するが，これは二倍体であるため，一倍体分の23本分で表すと，約30億塩基対（3.2×10^9塩基対）となる。このゲノムサイズは生物によって大きく異なっており，その概

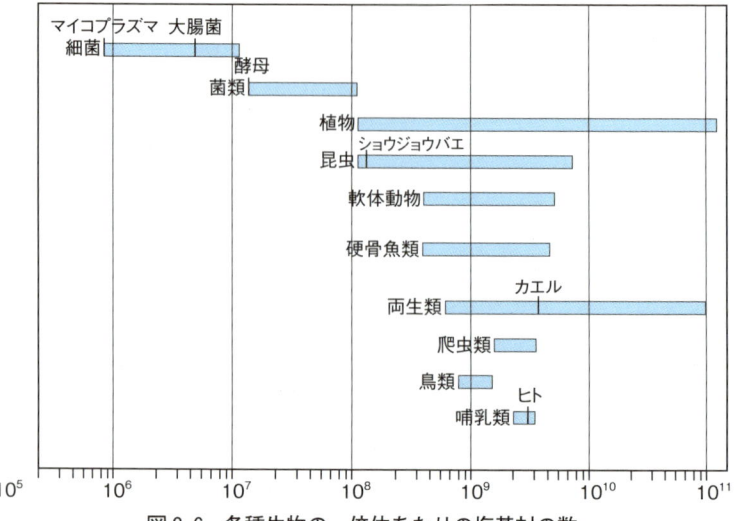

図2-6 各種生物の一倍体あたりの塩基対の数

ゲノムサイズと形態の複雑さはおおむね相関している。しかし，植物や両生類ではばらつきが非常に大きく，哺乳類よりもはるかに多くの塩基を有する生物も多くみられる。哺乳類においては生物間における塩基数のばらつきが他の生物種と比較してかなり小さい。

(B. Albertsほか（中村桂子ほか監訳）『細胞の分子生物学（第3版）』，教育社を改変)

---

word

PCR（polymerase chain reaction）
耐熱性のDNAポリメラーゼを用いて，短時間で目的のDNA断片を100万倍以上に増幅する手法である。遺伝子診断や後述するSNP解析（77頁参照）などに有用である。献血の際のウイルス感染検査や感染症が発生した時に細菌の由来が同一か否かの判定などにも利用される。操作は極めて簡単であるが，感度が高過ぎるため，実験操作の際のcontamination（汚染；隣の試験管から混ざってしまったりすること）には要注意である。以下は蛇足；contaminationを，「コンタミ」と言う場合が多い（なんでも短縮化する日本人の悪い癖である）が，ある学生が卒業論文で「混たみ」と書いていたのを見たことがある。イメージは伝わるが，とんでもない間違いである。

word

ハイブリダイゼーション
図2-5のように，安定な二重鎖を形成すること。DNA-DNAのハイブリッドだけではなく，DNA-RNAおよびRNA-RNAのハイブリッド形成もある。

word

プライマー
対象となる鎖にハイブリッドを形成できるような配列をもった短いオリゴヌクレオチド（10～20塩基程度）を指す。

word

プローブ
ハイブリダイゼーションなどにより，特定のDNAやRNAを検出するための特定のDNAまたはRNA断片。^{32}Pなどの放射性同位元素や蛍光マーカーなどを標識して検出する。

略を図 2-6 に示した。ゲノムサイズと形態の複雑さはおおむね相関しているが，生物種によってはばらつきが非常に大きく，植物や両生類には，哺乳類よりもはるかに大きなゲノムサイズを有するものも多い。

1つのゲノムの中に何個の遺伝子が存在するかという問題は，20世紀において大きな興味であると共に大きな課題であった。ゲノム全体の解析が進みつつあった大腸菌の情報などを参考にして，ヒトの遺伝子の数は約 100,000 個程度と以前は考えられていた。その後，米欧日を中心とした世界規模のゲノムプロジェクトの進展により，その数は徐々に明らかにされてきた。

(1) 官民が争ったヒトゲノムプロジェクト

ヒトゲノムプロジェクトは，米欧日を中心として官主導でスタートした。当初は 2003 年をめどにヒトゲノムの全体像を解析する予定であったが，途中で民が参入した。すなわち，米国 NIH の研究者であったベンター（Craig Venter）がベンチャーを立ち上げ，ヒトゲノムの概要をもっと早く明らかにすると宣言した。実は，両者の解析方針は同じであったわけではない。ベンターの方法は，よりラフに全体像を把握する方法であったためその解析スピードは飛躍的に早かった。一方，官の進める方法は，各国の思惑がからんで動きはにぶかったものの，より正確な情報を得られるストラテジーであったため時間を要した。民（1企業）の参画にあわてた官は方針を変えラフな解析を急ぎ，最終的には，2000 年 6 月に NIH のコリンズ博士とセレラ社のベンター代表が米国大統領と共に共同記者会見を開き，ヒトゲノムの 90% が明らかになったと大々的に発表した。その成果は，Nature 誌の 2001 年 2 月 15 日号の表紙（右図）を飾り，20 世紀の科学の集大成として注目された。この時点で，ヒト遺伝子の数は約 34,000 個と推定され，当初の推測よりか

> **word**
> **ゲノム**
> 原核生物や真核生物など単一の生物の持つ遺伝情報の総体を指し，その生物の一細胞が持つ DNA 全体をいう。ヒトゲノム，マウスゲノムのようによぶ。ウイルスは厳密には生物ではなく，細胞も持たないが，ウイルスゲノムとよんでいる。ウイルスの場合には RNA が遺伝情報の本体である場合もある。

> **word**
> **染色体**
> 多数の遺伝子を含む自己複製可能な核酸分子を指す。真核生物では直線上の二重鎖 DNA であり，多くの生物は複数の染色体を有する。ヒトでは 23 対 46 本である。通常はクロマチンとして凝集しているため見ることはできないが，細胞分裂の際に糸状の粒子になり，染色することによって見ることができるようになるのが名前の由来である。

> **word**
> **NIH**（National Institute of Health, 国立衛生研究所）
> アメリカ合衆国にある巨大な研究機関。NCI（National Cancer Institute，国立がん研究所）など多くの研究所からなる。予算規模や研究者の数など突出した規模で世界最大のライフサイエンス研究機関である。日本から留学する研究者も多く，常時 300 人以上の日本人研究者が日夜研究に励んでいる。

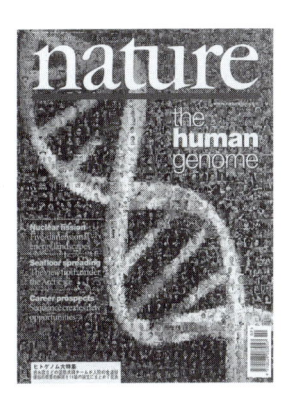

DNA の塩基配列決定法

ゲノムプロジェクトが飛躍的に早く進行したのは，DNA の塩基配列決定法に技術革新があったからである。従来は，^{32}P や ^{35}S で標識して電気泳動後フィルムに感光させ手動で配列を読み取っていた。その後蛍光標識し自動検出するようになった。しかし。これらの方法は大きなゲル板（30 cm×50 cm など）を使用するため多大な労力を要すると共に泳動時間も長いため処理能力は十分とはいえなかった。ゲル板の代わりに細いキャピラリーカラムを使用し，側面レーザー照射技術により，感度良く検出する系を開発した。この新しい技術により解析速度は従来の 10 倍以上になった。実はこの方法を開発したのは神原秀記という日本人であり，ゲノムプロジェクトの影のヒーローとして称えられている。

> **DDBJ/GenBank/EMBL**
>
> DNAやRNAの塩基配列のデータベースは世界中で一括管理されている。日本では，DDBJ (DNA Data Bank of Japan) として，静岡県三島市にある国立遺伝学研究所で運営されている。DDBJ は，米国の GenBank，ヨーロッパの EMBL と密接に連携している。データベースのオンライン検索が自由にできる。時間を見つけて下記のアドレスを覗いてみよう。
>
> http://www.ddbj.nig.ac.jp/Welcome-j.html

> **分子生物学に登場する代表的な生物**
>
> 遺伝情報は複雑で，ヒトの60兆個の細胞の中で遺伝子がどのように発現制御されお互いにシグナルを伝えあっているか，その全体像を知るのは容易ではない。ヒトの重篤な疾患の治療に結びつけるためにも，生命の基本的な事象を明らかにすることは極めて重要である。そのために，なるべく単純な生物を用いていろいろな研究がなされて来た。30年程前までは大腸菌が主に利用され，転写の機構解明などがなされた。しかし，大腸菌は原核生物であり，核を有する真核生物とは異なる面が多い。そこで，真核生物でありかつ比較的簡単（高等ではない？）な生物が汎用された。その代表例が，表2-1にある酵母，線虫，ハエである。これらに共通する遺伝情報制御の機構はヒトにも共通しており，発生分化，器官形成，がん化，老化などの研究に大きく貢献している。

なり少ない数と思われた。配列情報は公開されたが，ラフなだけあって間違いも多く，利用者は，「間違いが必ずある」ということを前提に利用した。しかし，素直に信じ込んで痛い目にあった研究者も決して少なくない。「その時点での情報はあくまでもその時点での情報であり，新たなことがわかった時点で速やかに変更すれば良い」という哲学に徹した欧米人の考えがプロジェクトを推進させて原動力かもしれない。

　その後，より細かな修正を常時行い，その結果を再び Nature 誌 2004年10月21日号に掲載した。その結果，ヒトの遺伝子の数はさらに少なく，約 22,000 個とされた。現時点での各種生物のおよその遺伝子の数を表 2-1 に示した。大腸菌は約 4,000 個，酵母は約 6,000 個であるが，土壌線虫の 19,000 個，ハエの 14,000 個と比較して，ヒトの 22,000 個をどのように考えればよいのであろうか。我々ヒトは，細胞数が 1,000 に満たない線虫と賢さは同程度であろうか。ヒトの複雑さを説明する秘密が徐々に明らかにされ，遺伝情報のセントラルドグマが大きく変わり新しい概念が定着しつつある。新しいセントラルドグマを後述するが，その前に「これまでのセントラルドグマ」を理解しよう。

表 2–1 ゲノム解析により明らかになった各種生物における遺伝子の数

生物種	遺伝子の数	ゲノムの塩基数*
大腸菌	4,000	4.7
酵母	6,000	13
線虫	19,000	100
ハエ	14,000	165
ヒト	22,000	3,200

*ゲノム塩基数は Megabases で表わした。すなわち、Megabases とは、10^6 塩基であり、ヒトの場合には、$3,200 \times 10^6 = 3.2 \times 10^9$ となり 32 億塩基対となる。

ワトソン博士が自分のゲノム情報を公開

2007年5月に流れた報道には多くの人々が驚いた。ジェームズ・ワトソン博士が、自分自身のゲノムの全遺伝情報を公開したのである。1953年に DNA の二重らせんモデルを提唱し、後にノーベル賞を受賞したあのワトソン博士である。米国のバイオ関連企業の提案により、約100万ドル（1億2,000万円）かけて解析した。個人が特定された遺伝情報が公開された最初の例になる。今後は、はるかに安価に塩基配列決定がなされるといわれている。遺伝子診断等に直結する話であり、倫理面を含めて十分な議論が早急に必要である。

ヒトのゲノム情報のデータベース化をいち早く進めていたのはアイスランドである。この国は、人口が28万人と少ない上に、移民が少なく遺伝的背景が他の国より複雑でないこと、家系図がしっかり保存されていること、などから対象としては最も適している。1998年には法整備もし、同国の民間企業が強力に推し進めたが、個人情報保護の問題が壁になり事実上計画はストップしている。わが国では、オーダーメイド医療実現化プロジェクトとして、平成15年以降 SNP を中心に疾患関連遺伝子の研究が進みつつある（77頁の word 参照）。

2–1–3　遺伝子発現制御

真核生物における遺伝情報は、核内に存在する DNA が担っている。細胞分裂の際、DNA は複製され、その遺伝情報を引継ぐ。遺伝情報発現のためには、DNA が転写され mRNA が生成し、ついで翻訳の過程を経てタンパク質ができる。このような過程は基本的には原核生物も真核生物も同じであり、遺伝情報のセントラルドグマという（図2–7の破線左側）。真核生物では、このセントラルドグマが変わりつつある。おそらくこれから数年のうちに新しいセントラルドグマが教科書に記述されると思われる。ここでは、図2–7の破線より左側の部分を「従来のセントラルドグマ」、破線の右の部分を含めた全体像を「新しいセントラルドグマ」と呼ぶ。理解をしやすくするために、まず始めに「従来のセ

> **word**
> 原核生物と真核生物
> 核膜を持つため、細胞質から明確に分かれて存在する核を有する細胞からなる生物を真核生物という。一方、核膜を持たず、DNA が裸のまま折り畳まれた状態で細胞内に存在する生物を原核生物という。線虫やハエはもちろんのこと、酵母も真核生物である。

```
                    ┌─────┐
            複製 ↻  │ DNA │ ◄━━━━━┓
                    └──┬──┘       ┃
                  転写 │    ◄──┐  ┃
                      ▼       │  ┃
                   ┌──────┐   │  ┃  ┌──────────────┐
                   │ mRNA │ ◄─┼──╂──│non-coding RNA│
                   └──┬───┘   │  ┃  └──────────────┘
                  翻訳│       │  ┃
                      ▼       │  ┃
                 ┌────────┐   │  ┃
                 │タンパク質│ ◄━┷━━┛
                 └────────┘
```

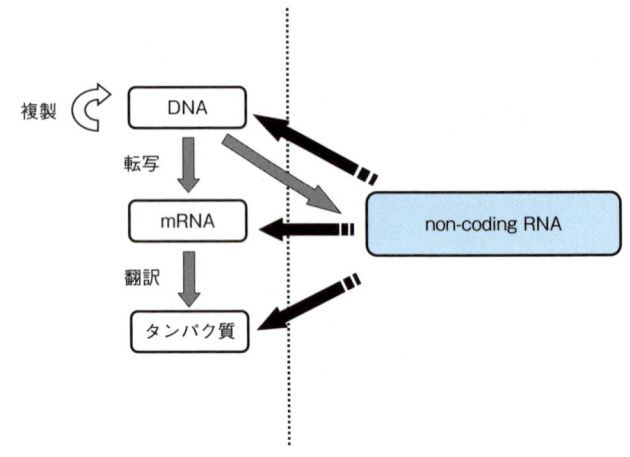

図 2-7 遺伝情報のセントラルドグマ

従来のセントラルドグマを破線の左側に示した。ncRNA の発見により，近年明らかになりつつある新しいセントラルドグマの概念を破線の右側に示した。ncRNA は，DNA，mRNA およびタンパク質の全てに対して種々の役割を担うことが明らかになりつつある。まさにこれまでの概念を打ち破るものである。

> **word**
> ncRNA（non-coding RNA）
> 翻訳されない RNA。詳細は 68 頁参照。

ントラルドグマ」を概説する。その疑問点を述べた上で，次に「新しいセントラルドグマ」を説明する。興味ある読者は，巻末の文献を含め，最新情報を勉強されたい。

（1）従来のセントラルドグマ

図 2-7 の破線左側に示したように，遺伝情報のセントラルドグマは，DNA の複製および DNA→mRNA→タンパク質の遺伝情報の流れに集約される。地球上の全ての生物は，DNA と RNA を持ち，遺伝情報の根源は DNA が有している。さらに，遺伝情報発現の流れは，一方向であり，DNA から RNA，そしてタンパク質へと情報が伝わる。ウイルスを除いて，逆の流れはない。

先に例外を紹介しておこう。自分自身のみでは生存できないため，生物とは言い難い微生物としてウイルスが知られている。ウイルスは核酸として，DNA または RNA のどちらからか一方のみを有している。したがって，RNA ウイルスの場合は RNA が遺伝情報の本体である。この RNA ウイルスの一種であるレトロウイルスは，ウイルス遺伝子内に逆転写酵素の遺伝子を持っており，これを用いて逆転写反応により，RNA から DNA を作り出し，得られた DNA が宿主に入り込み遺伝情報を伝達する。この逆転写酵素の大発見により分子生物学は飛躍的に発展した。すなわち，逆転写酵素を利用して，cDNA を作製し，遺伝子クローニングや遺伝子解析が大いに進んだ。

> **word**
> 逆転写酵素
> RNA を鋳型にして DNA を合成する酵素，すなわち RNA 依存性 DNA 合成酵素。64 頁参照。

> **word**
> cDNA（complementary DNA）
> mRNA に相補的な DNA。64 頁参照。

> **word**
> 遺伝子クローニング
> 目的とする特定の DNA 断片を単離すること。

真核生物ではこのような例外はなく，基本的には図 2-7 の破線左側の通りである。遺伝情報の発現制御の面からみると，各ステップで巧妙な制御がなされている。大別すると

- 転写時における制御
- 転写後における制御
- 翻訳時における制御
- 翻訳後における制御

である。

(2) 転写時における制御

遺伝情報の流れの最初のステップは転写であることから，転写開始時の制御は最も重要な制御の1つと考えられ，個々の遺伝子の転写制御機構解明が精力的に行われた。

1) 転写を制御する領域；プロモーター，エンハンサー，サイレンサー

自分の興味の対象となる遺伝子の転写調節機構を解明するとき，まずそのゲノム遺伝子を単離し，ついで転写開始点（cap site, +1であらわす）を決定する。さらにその周辺の配列を検討すると，転写開始部位付近の配列と，さらにその5'上流領域が転写に必要であることがわかる。5'上流領域（−であらわす）でも比較的転写開始部位に近い領域（一般的には-200塩基から-1,000塩基ぐらいまで）をプロモーターとよぶ。次いで，さらに上流（たとえば-3,000塩基）や下流のイントロンの中にも調節領域が見つかったが，これらはその存在する位置や向きに無関係に働くことよりエンハンサー（活性を上げる場合）またはサイレンサー（活性を下げる場合）とよばれ，プロモーターとは分けて考えられている（図2-8）。

> **word**
> **プロモーター**
> 遺伝子の5'上流領域で，その遺伝子の発現を制御する領域。通常は，転写開始点から上流数百塩基までを指す。プロモーターの境界は明確ではなく，活性の有無を検討し，−200塩基までを指したり，−1,000塩基までをプロモーターとよんだりまちまちである。

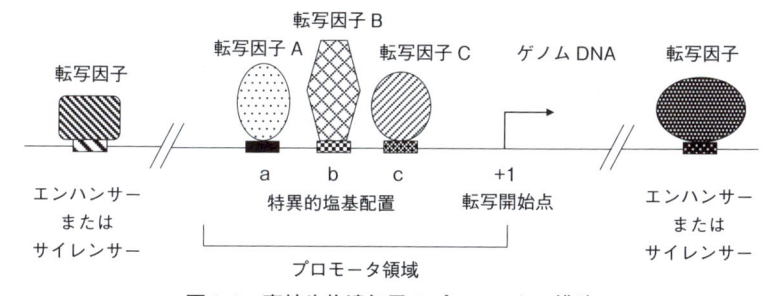

図2-8 真核生物遺伝子のプロモーター構造

転写開始点の上流にプロモーターが存在し，種々の特異的塩基配列（シスエレメント）に特異的転写因子が結合する。さらに上流または遺伝子の下流やイントロン内にはエンハンサーまたはサイレンサーが存在することが多く，そこにも特異的転写因子が結合し，遺伝子の特異的発現制御に重要な役割を果たしている。

> **word**
> **エンハンサーとサイレンサー**
> プロモーターから遠く離れた位置に存在し，その断片を切り出して別の位置に繋いだり，向きを変えてつないでも活性を有する断片を指す。活性を上げる場合はエンハンサー，逆に下げる場合はサイレンサーとよぶ。

2) シスエレメント

プロモーター，エンハンサー，サイレンサーの領域中に特に大事な塩基配列が同定された。これは，下記に述べる転写因子が結合する通常10塩基前後の塩基配列であり，コア配列と呼ばれる。このような特異的DNA配列をシスエレメント（cis-element）とよぶ。組織特異的発現等には，プロモーター上のシスエレメントに加えて，エンハンサーや

> **word**
> **転写開始点**
> 転写が始まる部位。+1で示す。転写開始点がどのように決まっているかは57頁を参照。

> **word**
> **イントロン**
> ゲノム上の非翻訳領域。スプライシングにより除かれる。60頁参照。

> **シスエレメント** (*cis*-element)
> 転写因子が結合する特異的なDNA配列。そのコアとなる中心の配列は転写因子により異なるものの、6〜10塩基程度である。

> **発がんプロモーター**
> 発がん過程は、引き金となるイニシエーションとそれに続いて起こるプロモーションがある。このプロモーションに働く物質を発がんプロモーターとよぶ。それ自身には発がん性はない。植物油であるクロトン油から単離されたフォルボールエステルは、強力なプロモーション作用を有するが、中でもTPAは最強の発がんプモーターといわれている。

> **TRE と CRE**
> responsive element の同定と、そこに結合する転写因子の同定では、responsive element の同定の方が容易であった。タンパク質の精製やクローニングには困難が伴うが、*cis*-element の同定は比較的簡単であった。そこで、先に*cis*-element を同定し、そのDNA配列を用いて、特異的に結合する転写因子をアフィニティー精製した。TREとCREの配列は1塩基長さが異なるのみであるが、そこに結合するタンパク質が同定されたのはかなり後からである。さらに遅れて、それらがファミリーを形成することが明らかになった。

> **AP1** (activator protein 1)
> エンハンサーを活性化する転写因子として、実態がわからないままAP1と名付けられたが、後になって、その本体がJun/Fosヘテロダイマーであることが明らかになった。

サイレンサー上のシスエレメントが特に重要と考えられており、個々の遺伝子上の制御領域の解析にはシスエレメントの同定が必須の作業となる。

シスエレメントの代表例として、発がんプロモーターであるフォルボールエステルTPAに応答するTRE（TPA responsive element）、cAMPに応答するCRE（cAMP responsive element）などがあげられる。ついでこれら各々のシスエレメントにはたらくタンパク質が検索され、TRE結合タンパク質としてAP1（発がん遺伝子c-Junとc-Fosのヘテロダイマー）、CRE結合タンパク質としてCREBが同定された。これら各々のシスエレメントに働くタンパク質を特異的転写因子（調節因子、*trans*-acting factor）という。Jun/Fosファミリー（ファミリーについては8）を参照）が結合するシスエレメントはTGACTCAであり、CREBの属するATFファミリーはTGACGTCAである。このように、TGAのパリンドローム配列を認識してダイマーが結合する。Jun/FosファミリーとATFファミリーの違いは、中心のCまたはCGのみである。（図2-9）。

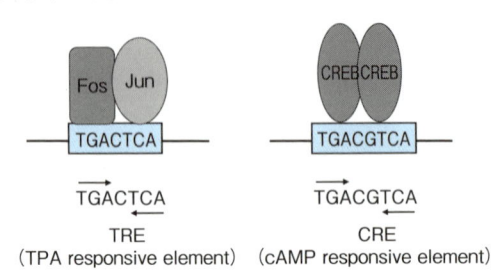

図2-9　シスエレメントの代表例
TREには、JunとFosのヘテロダイマーなどのJun/Fosファミリーが結合する。CREには、CREBホモダイマーなどのATFファミリーが結合する。共に、TGAを基本とするパリンドローム配列を認識するが、間の塩基数は1塩基長さが異なるのみである。そのためか、Junファミリーは、ATFファミリーの一部とヘテロダイマーを形成することが知られており複雑さを増している。

以上のように、それぞれの遺伝子には、固有のプロモーターが必ず存在し、場合によっては、エンハンサーやサイレンサーが存在し、これらが協調しあって遺伝子の発現を制御している。一つの遺伝子について、1個のシスエレメントで説明できることはほとんどなく、通常は少なくとも数個以上のシスエレメントが重要である。しかし、新たに遺伝子のプロモーター解析を行う場合は、まず主要なシスエレメントを1〜2個同定する必要があるのはいうまでもない。現在では、シスエレメントの配列やそれに結合する転写因子群をデータベースで検索可能であるが、実験的な検証が必要である。

3) 特異的転写因子

クローン化されたいくつかの転写因子の一次構造を比較し、さらに

種々の変異体を用いた実験の結果，転写因子は大きくわけて2つのドメインより成ることがわかった。すなわち，DNA結合ドメインと転写活性化ドメインである。DNA結合ドメインとしては，塩基性に富む領域とロイシンジッパー，Znフィンガー，ホメオドメインなどがある。いずれにしてもこれら特異的なDNA結合モチーフが特異的なDNA塩基配列を認識していると考えられている。転写活性化ドメインとしては，酸性アミノ酸に富む領域をもつもの，グルタミンに富む領域をもつもの，プロリンに富む領域をもつもの等がある。これらが，基本転写因子複合体のどこかと相互作用することによりDNAループが生じ，転写を活性化するものと考えられる（図2-10）。生活習慣病を分子生物学的に検討する場合に最も重要な特異的転写因子は，核内ホルモン受容体スーパーファミリーであるが，これらについては後述する。

> **word**
> **特異的転写因子**（*trans*-acting factor）
> シスエレメントに結合し，転写活性を調節するタンパク質。シスエレメントがDNA上にある"*cis*-"，そこに結合するタンパク質を"*trans*-"とよんでいる。

> **word**
> **DNAループ**
> DNAは直線状であるが，図2-10のように転写因子の相互作用によりDNAは曲がる。エンハンサーやサイレンサーが遠く離れた位置でも効果があるのは，DNAが曲がり，プロモーター近辺まで近づいて来ているためと考えられている。

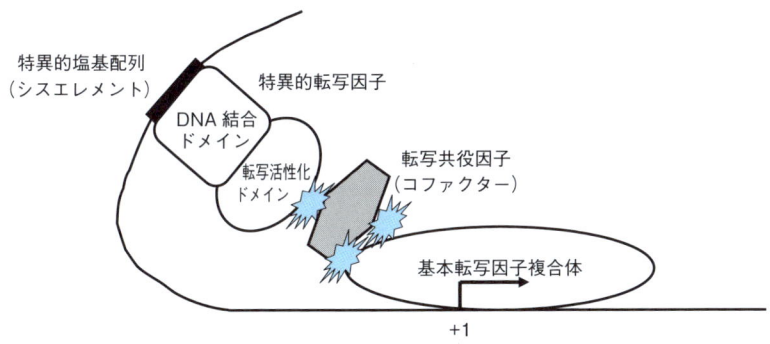

図2-10 遺伝子の転写活性化の最も簡単な模式図
遺伝子プロモーター上の特異的塩基配列（シスエレメント）に特異的転写因子が結合する。その転写活性化ドメインは，転写共役因子（コファクター；活性化因子の場合はコアクチベーター，不活性化因子の場合はコレプレッサー）をリクルートし，基本転写因子群に働きかけ転写を開始させる。

4）クラスII RNAポリメラーゼII系の基本転写因子群

遺伝子の発現には上記の特異的転写因子（調節因子）とともに，基本転写因子が不可欠である。これらの解析は特異的転写因子の場合と比べて著しく遅れていた。その最大の理由は，基本転写因子が多くの因子の複合体からなり，因子の精製が非常に困難であったからである。そのため，多くの研究者が尻込みしたというのが現状である。そのような中で，世界中で数は少ないものの，非常にレベルの高い研究室が果敢に精製を試みた結果，その全貌が明らかになってきた。

RNAは，DNAより転写されたmRNA，翻訳の工場であるrRNA，アミノ酸を運ぶtRNAの3種類に主として分けられるが，真核生物においては，これら3種類のRNAをつくる系は表2-2のように明確に分離され，各々独立して制御されている。そこでは，固有のRNAポリメラーゼに加えて，種々の基本転写因子群が必要である。RNAポリメラ

表2-2 真核生物における基本転写因子群

	転写されるRNA	転写に必要な因子
クラスI	rRNA	RNA Polymerase Iおよび TFIA, TFID など
クラスII	mRNA	RNA Polymerase IIおよび TFIIA, TFIIB, TFIID など
クラスIII	tRNA	RNA Polymerase IIIおよび TFIIIA, TFIIID など

word

CTD (C-terminal domain)
RNAポリメラーゼのC末端はCTDとよばれ，TFIIDとの結合に重要な役割を果たしている。リン酸化によりTFIIDと離れ，mRNA合成を開始する。

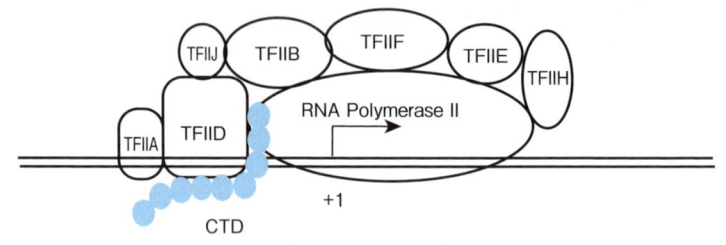

図2-11 基本転写因子複合体の模式図

転写開始点の回りに多数の基本転写因子が複合体を形成する。RNAポリメラーゼIIのC末端ドメイン（CTD）は，TFIIDにつなぎ止められているが，リン酸化により離れ，転写が開始する。

2006年のノーベル化学賞

　従来のセントラルドグマの中でも最も重要と考えられるのは転写開始の制御機構であるが，RNAポリメラーゼIIの構造解析の功績により，2006年のノーベル化学賞がロジャー・コーンバーグ博士に贈られた。RNAポリメラーゼIIは，分子量約500 kDaの巨大タンパク質複合体で，アミノ酸総数は4,000にものぼる。博士はX線解析により，DNAを鋳型にしてmRNAが転写される様子を解明した。単独受賞も生物学者の化学賞受賞も異例であり，この内容が本当に「化学」か，という議論もあるが，化学的に分子レベルで解明したまさに快挙である。後述のように，新しいセントラルドグマに深く関わるRNAiについては，同年ノーベル医学・生理学賞が贈られた。

ーゼ自体が12個のサブユニットからなり，500 kDa以上の大きな複合体からなるのに加え，基本転写因子群が複数結合するため，転写開始点近辺では，非常に大きなタンパク質複合体が形成されている。

5）クラスII　RNAポリメラーゼII系の基本転写因子群

　mRNAを生成するのに必要なのはクラスII　RNAポリメラーゼIIであるが，図2-11に示したように，TFIIDやRNAポリメラーゼIIを中心にして数種の因子の複合体が形成されると考えられている。このとき，RNAポリメラーゼIIのC末端のドメイン（CTD）はリン酸化されておらず，TFIIDと結合している。CTDキナーゼによりRNAポリメラーゼIIのCTDがリン酸化されると，TFIIDから離れ伸長反応が開始する。最近相次いでこれらの因子がクローニングされ，複合体の結合

様式がドメイン解析，構造解析によって明らかにされつつある．

6) クラスⅠ, Ⅱ, Ⅲ全ての基本転写因子群に関与するTATA結合タンパク質

TFⅡDは8個以上のサブユニットからなるが，その中で実際にDNA（TATAボックス）に結合しているのはTBP（TATA-box binding protein）である．そしてTBPを中心にして他のサブユニット，TAF（TBP associated factors）が結合しTFⅡDを形成している．したがって，TBPはクラスⅡにおける中心的な基本転写因子と考えられてきたが，最近非常に興味ある知見が得られた．それは，TBPはクラスⅡに特異的ではなくクラスⅠ，クラスⅢにも関係し，各々RNAポリメラーゼⅠおよびⅢとの複合体形成に重要な役割を果たしているというものである．そして，おそらくクラス特異的なTAFsと結合し，これらがさらに特異的転写因子と相互作用していると推察されている．なお，TBPはTATAボックスに結合するタンパク質ということでその名前がついているが，クラスⅠ，クラスⅢの遺伝子にはTATAボックスはない．さらに，クラスⅡ遺伝子にもTATAボックスのないものが多いが，そのような遺伝子でもTBPは重要と考えられている．そういう意味ではTBPは，よりオールラウンドな転写因子と思われる．

7) 転写開始点を規定するもの

転写開始点は，RNAポリメラーゼが転写を開始するポイントであるが，その部位はどのように規定されているのであろうか．実は，RNAポリメラーゼが転写開始点を捜しているわけではない．転写開始点を規定するのはTATAボックスである．TATAボックスにTFⅡD（TBP）が結合し，そこに種々の基本転写因子群が結合すると，自動的にRNAポリメラーゼの位置が決定する．そこから転写が始まるので，結果として＋1が決定する．

しかし，遺伝子プロモーターの中には，TATAボックスを持たない遺伝子も多い．特にどの細胞においても共通に発現しているといわれるハウスキーピング遺伝子はTATAボックスを持たない例が多い．その場合には，転写開始点が正確に規定されることがなく，複数の箇所で転写開始が観察される．

8) ファミリーを形成する特異的転写因子群

ヒトでは生体内で発現している遺伝子の数は，約22,000と考えるに至った．従来の100,000個と比較するとずいぶんと少ない数になったが，それでもこれらが秩序よく発現制御されるには膨大な数の転写因子が必要と考えられていた．しかし解析が進むにつれ，それほど多くの転写因子を必要としないことがわかってきた．その理由のひとつは，個々

> **word**
> **TATAボックス**
> 多くの遺伝子プロモーターにおいて，転写開始点より上流−30塩基の位置にTATAAという配列見い出されたため，TATAボックスと名付けられた．

> **word**
> **ハウスキーピング遺伝子**
> 細胞の一般的な機能維持に必要で，恒常的（構成的）に発現している遺伝子を指す．TATAボックスを持っていない例が多い．この場合，転写開始点が厳密に固定されないため，複数の位置で転写開始される．GGGCGGという配列からなるGCボックスを複数持ち，このシスエレメントにSp1（specific protein 1）が結合する．Sp1がプロモーターを常時活性化しているため遺伝子は恒常的に発現する．Sp1もAP1も1980年代後半に名付けられ，その後の転写因子研究において中心的な役割を果たしてきたが，かなりいい加減な名前と思う読者も多いであろう．ちなみにSp1のpは小文字で，AP1のPは大文字であるが，これも命名時から慣用的に使用されてきたものである．

の遺伝子が複数のシスエレメント，複数の転写因子によって制御されるため種々の組み合わせが可能なこと，さらに個々の転写因子がファミリーを形成しホモダイマーまたはヘテロダイマーを形成することにより，非常に多くの組み合わせが可能であることが判明したためである。

脂肪細胞分化に重要な転写因子であるC/EBPファミリーを例として紹介する。C/EBP (CCAAT/enhancer-binding protein)（シーイービーピーと発音し，／は読まない）は当初ラットの肝臓の核より精製された。このDNA結合タンパク質は，一見無関係と思われた2種類の配列CCAATボックスおよびエンハンサーのコアに結合したことから，C/EBPとよばれるようになった。C/EBPは，アルブミンの遺伝子発現を制御する転写因子として研究が進んだが，その後炎症に関与する因子（NF-IL6）と類似性の高い一次構造を有することが明らかとなり，転写因子C/EBPファミリーとして整理された。現在では6種類のC/EBPが知られている。C/EBPファミリーは，DNA結合ドメインとしてbZIP構造（塩基性アミノ酸に富む領域およびロイシンジッパー領域）を有する（図2-12）。

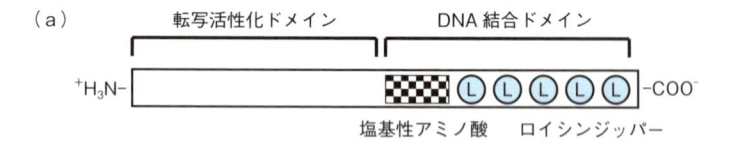

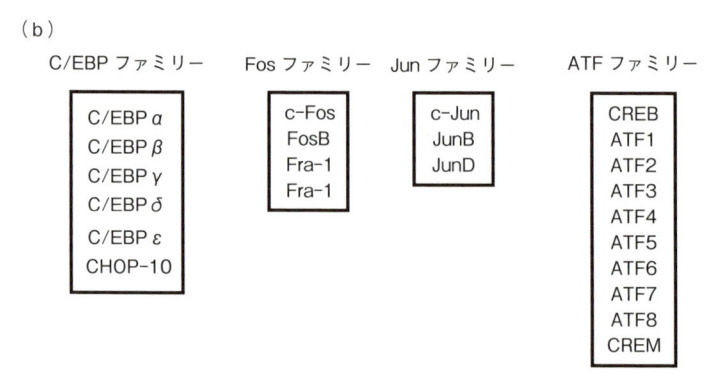

(a) 転写活性化ドメイン　DNA結合ドメイン

$^+H_3N-$ ～～～ -COO$^-$

塩基性アミノ酸　ロイシンジッパー

(b)

C/EBPファミリー	Fosファミリー	Junファミリー	ATFファミリー
C/EBPα	c-Fos	c-Jun	CREB
C/EBPβ	FosB	JunB	ATF1
C/EBPγ	Fra-1	JunD	ATF2
C/EBPδ	Fra-1		ATF3
C/EBPε			ATF4
CHOP-10			ATF5
			ATF6
			ATF7
			ATF8
			CREM

図2-12　bZIP構造の模式図（a）とbZIPを有する転写因子ファミリー（b）
DNA結合ドメインはC末端側に存在する。ロイシンは，7個目ごとに5回繰り返されている。詳細は図2-13を参照。

bZIP構造を有する転写因子ファミリーとしてJun/Fosファミリーも良く知られている。Junファミリーとして，c-Jun，Jun-B，Jun-Dが知られている。また，c-Junとヘテロダイマーを形成するc-FosもFosB，ΔFos-B，Fra-1，Fra-2とファミリーを形成する。これらはお互いにヘテロダイマーを形成するが，その組み合わせにより転写活性化

---

word

c-Junとc-Fosの「c-」
cは細胞を意味するcellularのcである。がん遺伝子は，もともとウイルスから単離されたものがほとんである。Junの場合には，トリ肉腫ウイルスから単離され，v-jun（vはviralのv）と名付けられた（第3章118頁コラム参照）。しかし，もともとは正常の細胞に存在していた遺伝子が変異してがん化能を獲得したものである。そこで，正常細胞に存在する遺伝子をc-junとよび，c-fosも同様である。このようにcellularのがん遺伝子を，原がん遺伝子（がん原遺伝子，プロトオンコジーンともいう）とよんでいる。現在では100種類以上の原がん遺伝子が知られており，生体内で機能維持に重要な役割を果たしている。ちなみに，遺伝子を指す時は*jun*と記述する。タンパク質を指す時は，JunまたはJUNと記述する。

能が異なる。興味あることにJunファミリーはホモダイマーを形成し，弱いながらもDNA結合能を有し転写を活性化するのに対して，Fosファミリーはホモダイマーを形成できず，DNA結合能もない。CREBはATFファミリーに属するが，これもbZIP構造を有する転写因子である（図2-12）。図2-13にbZIPファミリーの塩基配列の比較を示した。塩基性アミノ酸とロイシンジッパーはファミリー間でも良く保存されているが，ファミリー内ではそれ以外の配列の類似性も極めて高い。

この他にも，NFκBは，発がん遺伝子relファミリーを形成し，ホルモンレセプター（エストロゲンレセプター，アンドロゲンレセプター，ビタミンDレセプターなど）は非常に大きなスーパーファミリーを形成するなど，多くの転写因子がファミリーを形成している。

> **word**
>
> **NFκB**（nuclear factor of κB）
> エヌエフカッパービーと読む。免疫グロブリンk鎖遺伝子がB細胞特異的に発現するために重要なエンハンサー領域中のB断片に結合する核内因子として同定されたのが名前の由来である（82頁参照）。転写因子の中でも極めて重要で，免疫反応のみならず，がん形成など多彩な機能を有している。

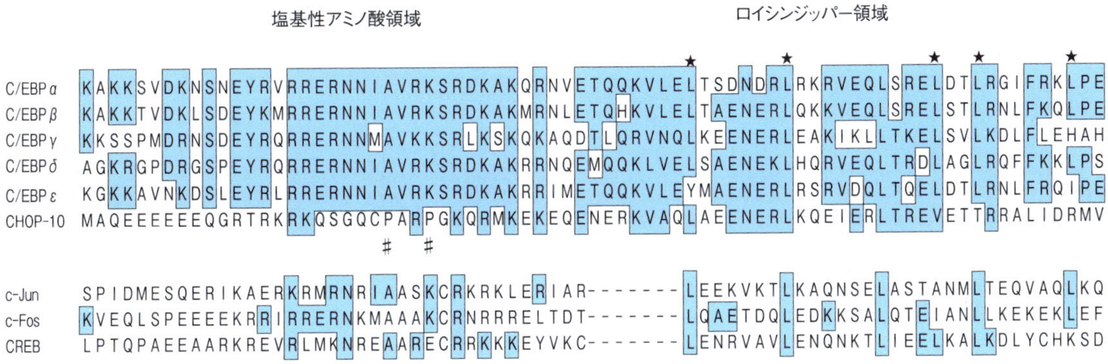

図2-13 bZIPの塩基配列

C/EBPファミリーとc-Jun，c-Fos，CREBのbZIP領域の塩基配列の比較を示した。塩基性アミノ酸であるリジン（K）とアルギニン（R）および，ジッパーを形成するロイシン（L）（★で示した）は良く保存されている。C/EBPファミリー内ではそれ以外のアミノ酸も良く保存されている。CHOP-10では，#で示した2つのアミノ酸がプロリンであるが，この置換によりCHOP-10はDNA結合能を失っていると考えられている。ただしCHOP-10は，C/EBP結合配列とは全く異なる配列に結合することも知られている。

(3) 転写後における制御

1) キャップ形成とポリA

原核生物では転写後すぐにそのまま翻訳に使用される。一方，真核生物の場合には，種々の修飾やスプラインシングなどプロセッシングという行程を経て成熟型のmRNAとなる。この一次転写産物は，成熟型mRNAと区別して，pre-mRNA（mRNA前駆体）とよばれる。実際には，転写中にすでに修飾が開始される。真核生物のmRNAに特有の修飾は，5′のキャップ形成と，3′のポリアデニル化である。pre-mRNAは，形成されるとすぐに5′側にキャップ形成という修飾を受ける。図2-14に示したように，5′に7-メチルグアノシンが5′-5′結合により付加される。一方，転写が終了すると，3′末端には複数のアデニンが付加される（ポリAという）。通常，ポリAは，200から数百塩基に達する。キャップ構造は，翻訳時にリボソームが結合する際の目印になる。また，ポリAとともにmRNAの安定性やスプライシング後の細

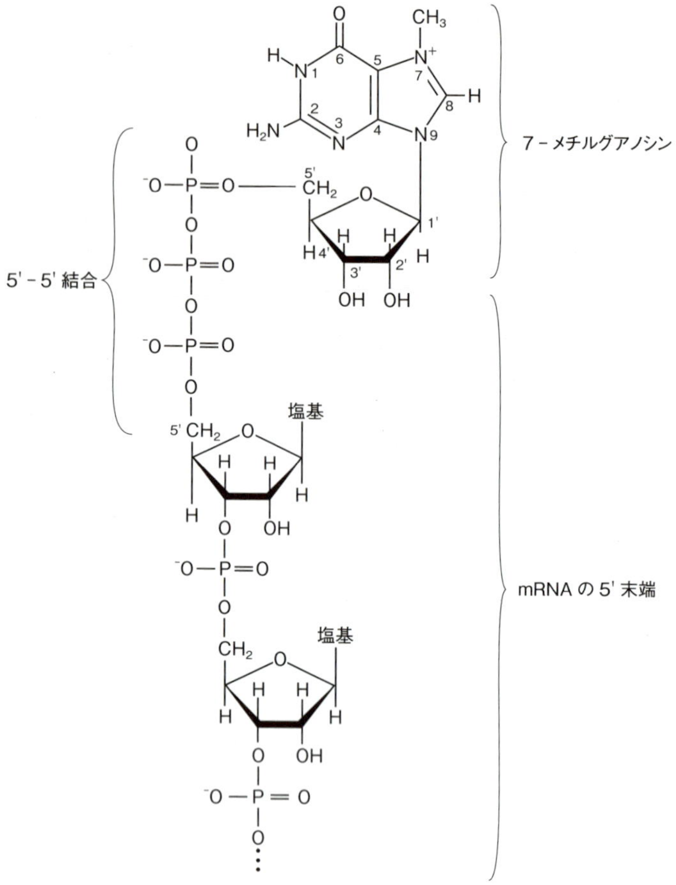

図2-14 真核生物のmRNAの5'末端に付加されるキャップ構造
mRNAの5'末端の5'部分に，7-メチルグアノシンの糖の5'部分が5'-5'結合で付加される。

胞質への輸送に係っていると考えられている。

2) エキソンとイントロン

修飾を受けたpre-mRNAは，次いでスプライシングというプロセッシングを受ける。真核生物においては，図2-15のように，翻訳される領域は，翻訳されない領域に分断されている。スプライシングとは，非翻訳領域を切り取り，翻訳領域のみをつなぎあわせる過程を指す。最終的に翻訳される部位をエキソン（エクソンと発音してもよい），非翻訳領域をイントロンという。pre-mRNAは，エキソンもイントロンも含んだ状態であり，スプライシングによって初めてエキソンのみがつながり，次の翻訳への準備ができあがる。

スプライシングは，投げ縄構造lariatと呼ばれる構造を介して起こる（図2-16）。イントロンとエキソンの境界は厳密に見極められている。ほとんどの場合，イントロンの初めはGU（DNA上ではGT），終わりはAG（DNA上もAG）である。したがって，ゲノムDNAとcDNAを比較し，エキソンとイントロンの境界を明らかにする時には，

> **word**
> **エキソンとイントロン**
> 遺伝子のゲノムDNA中で，最終的に翻訳に利用される部分をエキソン，非翻訳領域をイントロンとよぶ。イントロンは，スプライシングにより切り取られるため，mRNA中には含まれない。

図 2-15 エキソンとイントロン
真核生物においては，翻訳に使用される領域（エキソン）はイントロンによって分断されている。Pre-mRNA はイントロンを含むが，核内においてスプライシングを受けエキソンがつながった成熟型の mRNA となる。

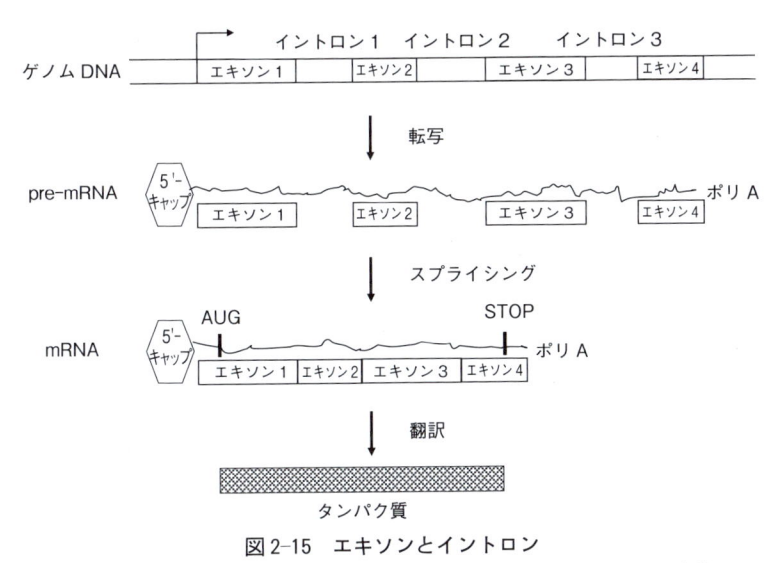

重要な判定要素となる塩基配列である。

イントロンを有しないイントロンレス遺伝子も知られている。上述した，C/EBP ファミリーや Jun ファミリーの大部分はイントロンを持たない。このように，転写因子にイントロンを持たない例が多く見られる。応答を速やかに行うためにイントロンを持たないという解釈もあるが詳細は不明である。

3）選択的スプライシング（alternative splicing）

スプライシングは，常に画一的に行われるわけではない。すなわち，スプライシングのされ方には複数あり，異なった mRNA が生成される（図 2-17）。この機構を選択的スプライシングといい，mRNA の多様性をになう重要な機構と考えられている。ヒト遺伝子の多くが選択的スプライシングを受けていると考えられているが，現時点ではまだその全容の一部が明らかになったにすぎない。

FosB はがん遺伝子 Fos ファミリーの一員としてもう 1 つのがん遺伝子 Jun とヘテロダイマーを形成し，転写を活性化することはすでに述べたが，異なったスプライシングの結果，C 末端の一部を欠いた ΔFosB も生成されることが明らかとなった。この ΔFosB は，ダイマー形成能及び DNA 結合能は有しているものの，プロリンに富む転写活性化ドメインを欠いているため，FosB とは異なり転写不活性化因子として機能している。この機構により，1 つの遺伝子から転写活性化因子と転写不活性化因子の両方が産生されるため，より巧妙な制御が可能となっている（図 2-18）。

---

word

プロテインスプライシング
選択的スプライシングは良く知られた事象であり，今後どこまで例が増えるかが焦点であるが，RNA レベルではなく，タンパク質レベルにおいてもスプライシングが起こるという報告がなされた。腎臓がんで発現している FGF-5（線維芽細胞増殖因子-5）の解析途上で偶然見つかったものであるが，いったんタンパク質ができた後，プロテアソーム（タンパク質を分解する場所；詳細は後述）において切り取られ，その後一部がくっつくというものである。まさにペプチドの切り貼りである。その機構には不明な点が多く残されているものの，その後類似例も見つかった。似た現象は単細胞生物ではみられているものの，脊椎動物では初めての例であり今後の進展が期待される。これからもこのような「予想外の事象」の発見が相次ぐであろう。

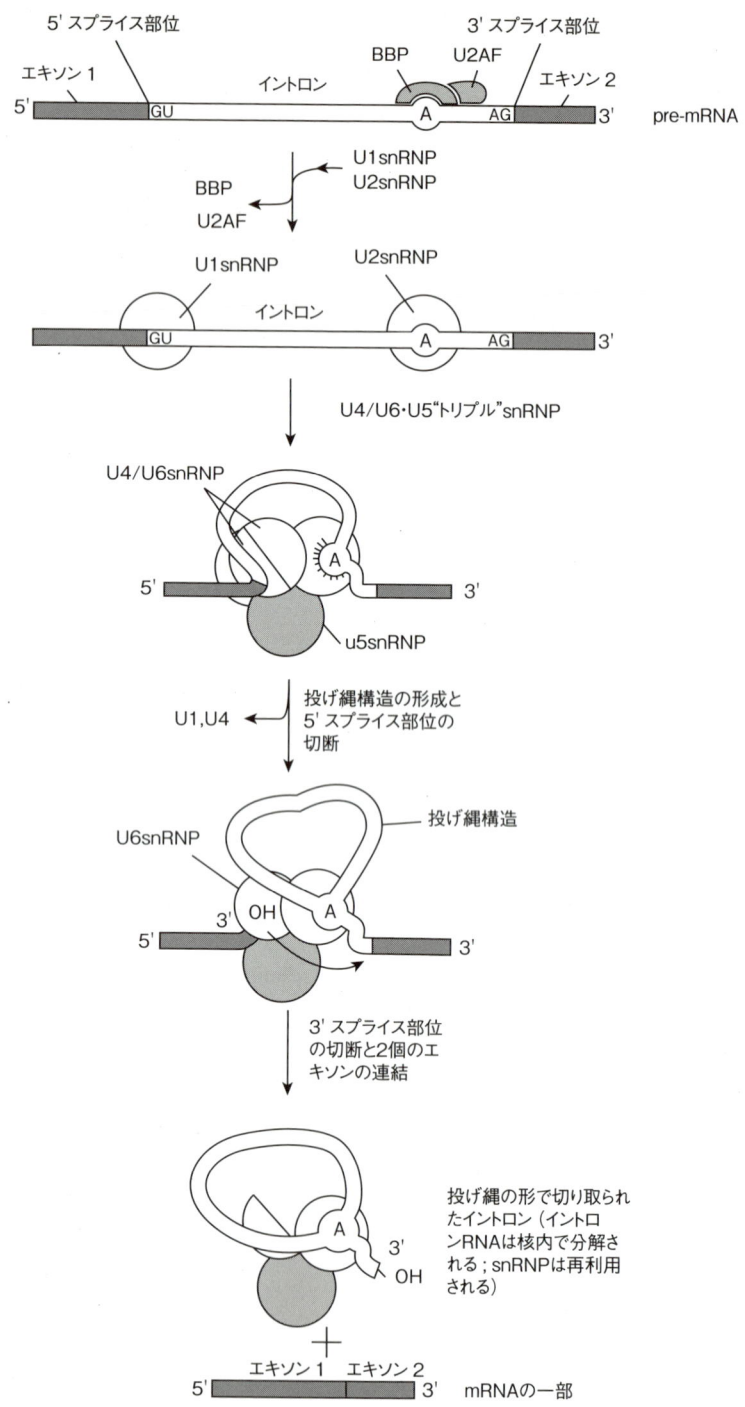

図 2-16 RNA のスプライシング機構

pre-mRNA は, snRNP (small nuclear ribonucleoprotein particle) を中心とした巨大なタンパク質／RNA 複合体よりなるスプライソソームでスプライシングを受ける。イントロンの 3′ 側にある A（アデニンヌクレオチド）がイントロンの 5′ 端を攻撃し，投げ縄構造を作る。その後，イントロンが切り取られると同時にエキソンが繋ぎ合わされる。イントロン内では，上記の A と共に，5′ 端の GU および 3′ 端の AG が重要であり，ほとんどの遺伝子のエキソン／イントロンの境界でこの配列は保存されている（GU–AG ルールという）。
(B. Alberts ほか（中村桂子，松原謙一監訳），『Essential 細胞生物学（原著第 2 版）』，南江堂（2005），を改変)

word

snRNP (small nuclear ribonucleoprotein particle, 核内低分子リボ核タンパク質粒子)
snRNA (small nuclear RNA, 核内低分子 RNA) とタンパク質の複合体

word

スプライソソーム
snRNP を中心にした巨大なタンパク質／RNA 複合体で，スプライシングを行う場所となる。スプライシング複合体ともよばれる。

図 2-17 選択的スプライシング

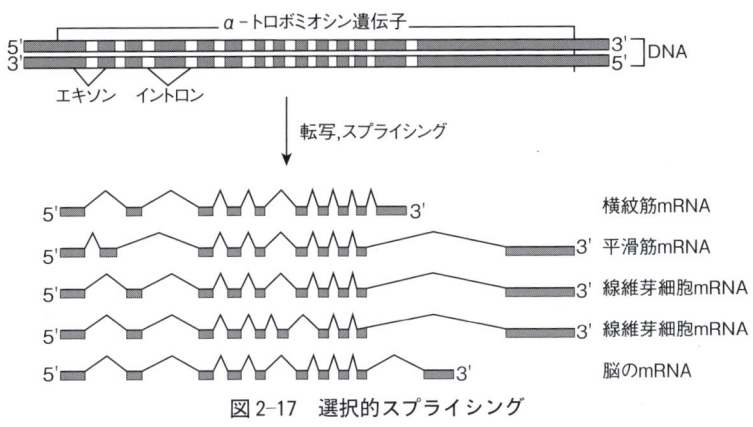

多くの遺伝子はスプライシングの違いにより複数の mRNA ができ，その結果複数のタンパク質が生成する。A-トロポミオシン遺伝子は，筋細胞の収縮を調節するタンパク質であるが，多くの種類の mRNA を選択的スプライシングにより生成する。組織および細胞特異的に生成する場合もある。
(B. Alberts ほか（中村桂子, 松原謙一監訳），『Essential 細胞生物学（原著第 2 版）』，南江堂（2005），を改変)

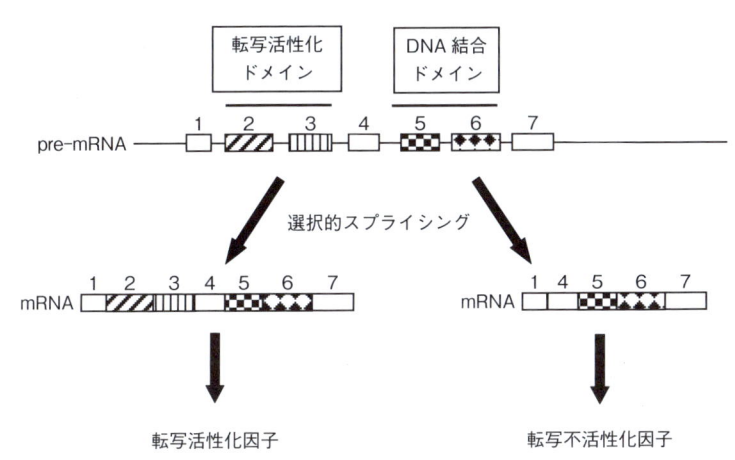

図 2-18 選択的スプライシングにより 1 つの遺伝子から転写活性化因子と転写不活性化因子ができる様子

左側のスプライシングでは，7 個のエキソンを全て使用して転写活性化因子ができる。右側のスプライシングでは，転写活性化ドメインに相当するエキソン 2 とエキソン 3 をスキップするため，DNA 結合ドメインのみを持った転写因子ができる。この場合，DNA 結合能を持っているため，左側に示した転写活性化因子と競合し，不活性化因子として機能することが多い。

4）成熟型 mRNA の核外への輸送

スプライシングを受け成熟型となった mRNA は，核から細胞質へ移行し翻訳される。この際，5′ のキャップ部位およびポリ A に特異的タンパク質が結合する。このように，成熟型の mRNA のみを識別し，核膜孔を通過して細胞質へと移動する。不完全な mRNA，すなわちスプライシングによって切り取られたイントロン部分や修飾がうまくいかなかった pre-mRNA などは核内で速やかに分解され，その構成成分は再利用される。

> **word**
> **核膜孔**
> 真核生物は，核膜により細胞質から明確に分かれて存在する核を有するが，この核膜にある直径 100 nm 程度の孔（あな）を核膜孔という。核と細胞質を行き来する物質は全てこの核膜孔を通過する。

> **DNase と RNase**
>
> 核酸分解酵素の中で，DNA を分解する酵素を DNase，RNase という。分子生物学の実験をする際には，試料である組織・細胞中のまたは実験者の手や唾液中の DNase や RNase が，DNA や RNA の取扱いを難しくしている。従って，実験室で使用する器具はすべてオートクレーブ（高圧蒸気滅菌）している。DNase は，その活性に Mg^{2+} を必要とするため，キレート剤である EDTA を入れておけばほぼ不活化できる。遺伝子工学で用いる溶液のほとんどに EDTA が添加されているのはそのためである。一方，RNase ははるかにしぶとい。たとえば素手で実験台に触れたとする。するとその場所には指紋のように RNase がくっつき，1 週間くらいはそのまま安定であるといわれている。RNA の実験をしゃべりながら行うと，唾液から RNase をばらまいているようなものである。また臓器から RNA を抽出するために臓器を摘出する場合，摘出した瞬間に RNase が働き始め，ぼやぼやしていると RNA がどんどん壊れる。細心の注意を払いながら迅速に操作しないと RNA 実験はうまくいかない。

5) mRNA の安定性

転写後における調節機構として mRNA の安定性は重要な要素である。すなわち，安定性が高ければ，その mRNA は何度も翻訳され，多くのタンパク質を作り出す。一方，不安定な mRNA はすぐに分解する。mRNA の安定性には，3′ 非翻訳領域における配列が重要と考えられている。たとえば AU に富む領域があるとポリ A が除去され，次いでエンドヌクレアーゼによって分解が進む。30 分以内で分解する mRNA がある一方，10 時間以上も安定なものもあり，遺伝子によって大きく異なる。また，同じ遺伝子でも発現する細胞やシグナルの伝達様式により異なる報告もあるがその機構の詳細は不明な点が多い。いずれにしても，遺伝子の機能を検討する際，mRNA の発現状況，タンパク質の発現状況および後述するタンパク質の各種修飾などを総合的に判断することが肝要である。

6) cDNA（complementary DNA，相補的 DNA）

真核生物においては，一時転写産物ではなくスプライシングを受けた mRNA の情報をもとに翻訳が行なわれる。遺伝子工学的な操作をするには，mRNA のような一本鎖ではなく，DNA のような二本鎖の方が便利である。そこで，生成した mRNA を鋳型にして，逆転写酵素を用いて相補的な DNA 鎖を作る。この一本鎖 DNA を，mRNA に相補的という意味で cDNA complementary DNA とよぶ。しかし，この一本

---

word

3′ 非翻訳領域

mRNA の中で，終止コドンからポリ A 付加シグナルまでを指す。図 2-20 参照。

word

エンドヌクレアーゼ

ヌクレアーゼ（核酸分解酵素）の中で，核酸の内部を分解する酵素の総称。特異性のあるものとないものがあるが，制限酵素は特異性を有するエンドヌクレアーゼである。一方，エキソヌクレアーゼは，核酸の外側（5′ 側から，または 3′ 側から）1 ヌクレオチドずつ分解する酵素の総称。47 頁で紹介した DNA ポリメラーゼは，複製に関与する酵素であるが，自らの誤りを検知し校正するために，間違った塩基を切り取るための 3′→5′ エキソヌクレアーゼを持っている。

鎖DNAはそのままでは実験に使えないため，mRNAを除いた後，DNAポリメラーゼを用いて上のDNA鎖を作り，最終的にmRNAと全く同じ情報を持った二本鎖DNAができあがる。本来cDNAという言葉は，上記の一本鎖DNAに対して用いるべきであるが，慣例的に二本鎖DNAもcDNAとよばれている。なお，cDNA配列は，ゲノム遺伝子のイントロンを取り除き，エキソンのみを繋ぎあわせたものと配列が同一であり，3′側にポリAが付加したものであることに注意されたい（図2-19）。

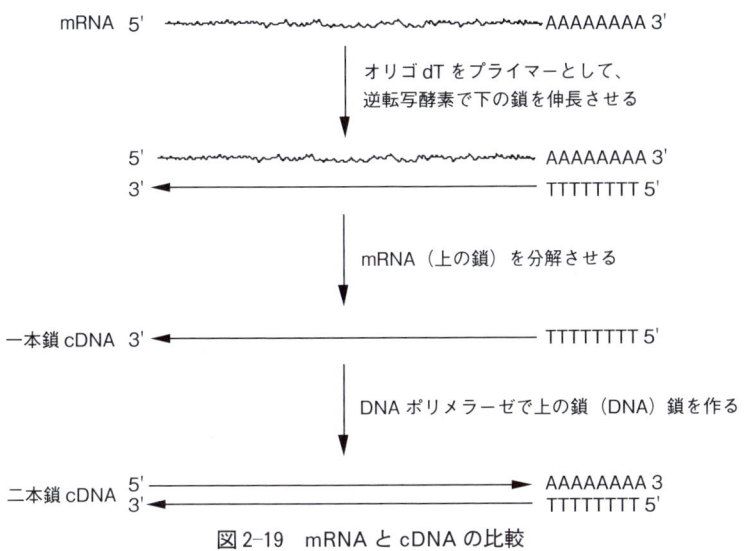

図2-19 mRNAとcDNAの比較

cDNAはmRNAを鋳型にして試験管内で人工的に作成したものであり原則として生体には存在しない。「原則として」と記した理由については，後述の偽遺伝子の項を参照。

7) full-length cDNAとORF（open reading frame）

成熟型のmRNAから完璧にcDNAを作製した時，その産物をfull-length cDNAという。すなわち，転写開始部位（+1）からポリAまで全てを含む場合である。full-length cDNAの中で，タンパク質に翻訳される部分をORFとよぶ。すなわち，開始コドンであるATGから終止コドンまでを指す。したがって，full-length cDNAは，5′非翻訳領域（5′-UTR, 5′-untranslated region），ORF，3′非翻訳領域（3′-UTR, 3′-untranslated region）の3つの部分より構成されると考えて良い（図2-20）。2 Kbを超えるサイズのfull-length cDNAを一気に作製するのはそれほど簡単ではない。mRNAの長さ，逆転写酵素の性能，塩基配列などが左右している。実際には，ランダムプライマーを利用して種々の部位のcDNAを複数作製し，後でつなぎ合わせる操作をしてfull-length cDNAを作製する場合が多い。いずれにしても，自分が解析する遺伝子についての情報が少ない場合，開始コドンを確実に把握し，全長ORFに相当するcDNAを手にすることは，遺伝子解析に

word
オリゴdT
チミジン（dT）を連続合成してプライマーとして使用すると，図2-20のように，ポリA部分にハイブリダイズする。

word
開始コドンと終止コドン
翻訳する際，1番目のアミノ酸をコードする3塩基を開始コドンとよぶ。一般にメチオニンをコードするATGが開始コドンとして知られる。一方，翻訳をストップさせる信号を有するコドンを終止コドンという。UAA, UAG, UGAの3種類が知られている。

word
ランダムプライマー
DNAを合成する際に，GATCをランダムに使用してオリゴヌクレオチドを作製するため，無数の配列を有する混合物が得られる。これを，ランダムプライマーとしてcDNA合成などに使用する。6～10塩基前後のランダムプライマーがよく用いられる。

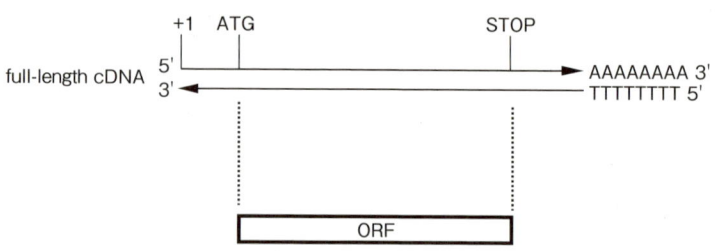

図 2-20　全長 cDNA（full-length cDNA）と ORF（open reading frame）
full-length cDNA は，転写開始部位（+1）からポリ A までを含む cDNA をいう．遺伝子クローニングでこのようなクローンを手にすることができれば完璧である．ORF はタンパク質に翻訳される領域をさす．タンパク質を精製し，N 末端よりアミノ酸配列を同定すれば必ず N 末端の配列を知ることができる（もちろん，N 末端がブロックされ解析困難な例も多いが）．一方，cDNA クローニングの結果から，ORF を推測する場合，次項のコザックのコンセンサス配列を参考にする場合が多いが絶対とはいえない．翻訳開始部位と推測した ATG の上流に終止コドンがあれば良いが見つからないことも多い．さらに 5′ 上流に未同定のエキソンがあるかもしれない．このように，ORF を完全に手に入れたか否かは簡単には結論つけられないことが多い．注意が必要である．

おいては必須である．

(4) 翻　訳

　mRNA からタンパク質への翻訳の機構自体は，原核生物と真核生物で良く似ているものの，いくつかの面で相違点がみられる．原核生物の mRNA は，キャップ構造を持っていない．そのかわり，mRNA 上には複数のリボソーム結合部位があり，そこから翻訳を開始する．その結合部位は，翻訳の開始コドンである AUG の数塩基上流にあり，シャイン・ダルガルノ配列（SD 配列）とよばれる．真核生物では，開始因子を結合したリボソームが，先述したキャップ構造を探しだし翻訳が開始する．したがって，原核生物では，通常 1 つの mRNA から複数の異なったタンパク質が生成するのに対して，真核生物の場合には，1 つの mRNA から翻訳されるのは原則として一種類のタンパク質である（注：選択的スプライシングは，1 つの pre-mRNA から複数の mRNA ができ，それぞれの mRNA に対応したタンパク質が翻訳されるので，1 つの mRNA から翻訳されるのは一種類のタンパク質である）．しかし，最近になって，異なった翻訳開始部位を利用する例が報告され，1 つの mRNA から複数のタンパク質が生成する例が報告された．

　真核生物の翻訳において，キャップ構造を認識して結合したリボソームは mRNA 上を滑り，開始コドンである AUG を見つけるとそこから翻訳を開始する．しかし，AUG という配列が必要十分ではなく，実際には周辺の配列に影響を受ける．コザック Kozak は AUG 周辺の配列が CCA/GCC AUGG であることが重要（下線は特に重要）であることを見いだした．この配列をコザックのコンセンサス配列とよぶ．コザックの配列から少し異なる場合には，リボソームが通過してしまうことが明らかになった．実際の例を示そう．LAP（liver activator protein）

---

word

シャイン・ダルガルノ配列（SD 配列）
原核生物において，翻訳をするためにリボソームが結合する部位．開始コドンの少し上流に位置しており，そこからリボソームが滑り始め，ATG を認識して翻訳をスタートする．

word

コザックのコンセンサス配列
翻訳の開始には開始コドンである ATG だけでなくその周辺の配列も重要であることを Kozak 博士が見い出した．タンパク質を精製し，その N 末端のアミノ酸配列を決定することが少なくなった昨今では，塩基配列のみに頼る傾向が強い．本当に翻訳開始コドンとして機能している ATG か否かを推測する重要なコンセンサス配列である．

は肝臓における転写活性化因子として同定されたが，この遺伝子 *lap* は翻訳開始コドンとなりうる3つの AUG を有している．1番目と2番目の AUG は近接しており，これらはともに活性化因子となりうる．一方，転写活性化ドメインより C 末端側の AUG を利用すると DNA 結合能のみを有した転写不活性化因子 LIP（liver inhibitory protein）を生ずる（図2-21）．LIP は，ホモダイマーとして転写活性化能を有しないばかりか，LAP とヘテロダイマーを形成して転写に阻害的に働く（図2-22）．このように，リボソームが滑る時の特異性を利用した機構

> **word**
> Leaky ribosome scanning mechanism
> リボソームが mRNA 上を滑る時に，ATG 近辺がコザックのコンセンサス配列にかけ離れた配列を持つ場合は，リボソームが素通りする．この機構により，図2-21のように1つの mRNA から複数のタンパク質が生成する．

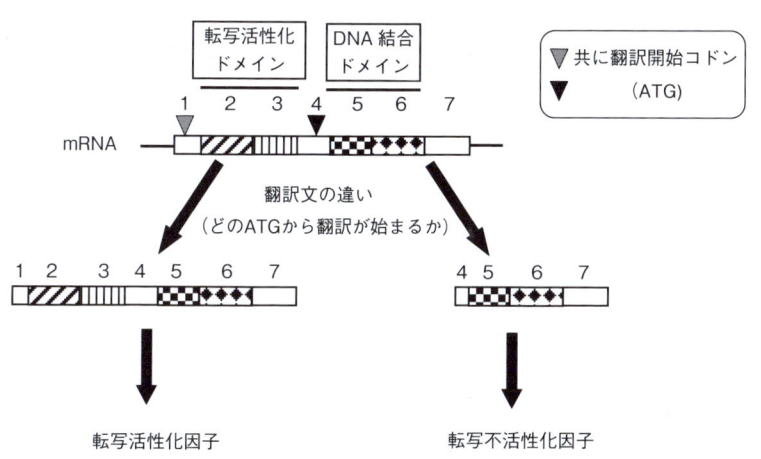

図2-21 翻訳の違いにより1つの遺伝子から転写活性化因子と転写不活性化因子ができる様子
左図では，最初の翻訳開始コドン（ATG）を利用し，転写活性化因子ができる．この ATG がコザックのコンセンサス配列からはずれている場合，リボソームが素通りすることがある．下流の ATG（この場合エキソン4中の ATG）が，コザックのコンセンサス配列を保持しているとここから翻訳が始まることが多い．この場合には，転写不活性化因子ができる．

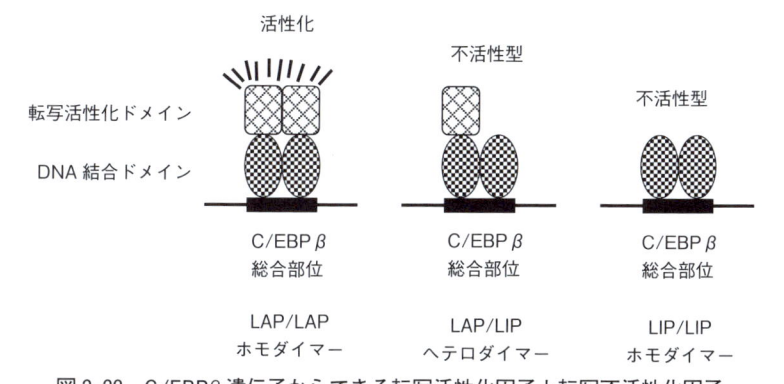

図2-22 C/EBPβ 遺伝子からできる転写活性化因子と転写不活性化因子
C/EBPβ 遺伝子から，翻訳の違いにより活性型の LAP と不活性型の LIP ができる．LAP/LAP ホモダイマー，LIP/LIP ホモダイマーは，それぞれ活性型，不活性型として働く．興味あることに LAP/LIP ヘテロダイマーは不活性型となる．活性化ドメインの機能が半分に低下するため，結果的に機能できないか，コファクターとの相互作用が不十分になるなどの理由が考えられる．このように，生体内では個々のタンパク質の発現量が大きく影響することになるが，図2-21で示したような翻訳の違いがどのように制御されているかについては不明な点が多い．

による転写活性化および不活性化の例はまだそれほど多くないが，限られた数の転写因子を用いて，より効率的に制御する非常にエレガントな機構である．ちなみに，lap 遺伝子は，C/EBPβ 遺伝子と同一である．興味あることに同じファミリーに属する C/EBPα も同様の機構を有し，転写活性化因子および転写不活性化因子として翻訳されることも明らかになった．

(5) 新しいセントラルドグマ・RNA 新大陸

ヒトゲノム解析の結果，現時点ではヒト遺伝子の数は 22,000 個程度と以前と比較してかなり少ない数と考えられている．ゲノム全体に占めるエキソン部分の割合は 1% 程度にすぎない．イントロンが非常に長い場合や遺伝子の 5′ 上流および 3′ 下流の発現調節領域が非常に長い場合もあるが，これらを多めに見積もっても 25% 程度である．それでは残りの部分は何をしているのであろうか．ヒトゲノムの約半分はトランスポゾンを始めとする反復配列よりなっている．また 4 分の 1 は遺伝子間のわけのわからない配列と考えれらていた．エキソンおよびプロモーターなど発現調節領域以外は機能を持たないと言われていたので，以前はゴミ（junk DNA）であるともいわれていた．しかし，最近になって教科書を書き換える重大な発見がなされた．その中心は RNA である．図 2-7 の破線より右側の部分が新たに加わったセントラルドグマである．新たな発見の結果，これまで機能が全く不明であった領域において RNA が生成され，従来のセントラルドグマの各ステップに重要な働きをしていることが明らかとなった．

1) 翻訳されない RNA（non-coding RNA, ncRNA）

遺伝情報は，DNA→mRNA→タンパク質 と転写・翻訳され，生成したタンパク質が種々の機能を発揮する．しかし，最近の研究によって，翻訳されない RNA の存在が明らかになった．これらをまとめて ncRNA（non-coding RNA）という．スプライシングにより除去された RNA は分解されると前述した．しかし，分解され再利用されるものばかりでなく，ncRNA として機能するものも見い出されつつある．ncRNA の種類は多彩で，かつ制御範囲も広い．新しいセントラルドグマの中で，すべての行程に関与していると考えられるようになった．たとえば，DNA に対してクロマチン形成の制御に，mRNA に対してはその分解に，また翻訳を阻害することもわかってきた．今後も新たな機能が次々と見い出されると思われる（図 2-7）．ncRNA の多くはサイズの小さい small RNA であり，その代表格は，miRNA と siRNA である．他に塩基数の多い長鎖 ncRNA の存在も知られている．

miRNA（microRNA）：miRNA は ncRNA の中でも急速に解析が進

> **word**
> small RNA
> 翻訳されない RNA（ncRNA）の中で small RNA が極めて重要である．miRNA や siRNA に加えて，piRNA（piwi-interacting RNA），rasiRNA など新しいものが次々と見つかっている．small RNA の全体像が明らかになることが，「新しいセントラルドグマ」（図 2-7）の全容解明につながると思われる．

んでいる。miRNA は，60～80 塩基長で発現後，ステムループを形成する。その後 Dicer により切断され，約 22 塩基からなる二本鎖 RNA となり，最終的には一本鎖として働く（図 2-23）。ヒト，マウス，ラット，イヌのゲノムを比較し，3′-UTR に存在する共通モチーフを解析した最近の研究によれば，転写後の調節に関わると思われるモチーフが多数見つかった。これらの多くは，miRNA に関連しており，多数の新たな miRNA も見つかった。おそらくヒトゲノムの少なくとも 20% は miRNA によって制御されていると考えられている。

> **word**
> ステムループ
> 一本鎖の RNA や DNA が二本鎖を形成する際，ハイブリッドを形成した二本鎖部分をステム (stem)，ハイブリッドを形成できずに一本鎖のまま，丸く残っている部分をループ (loop) という。

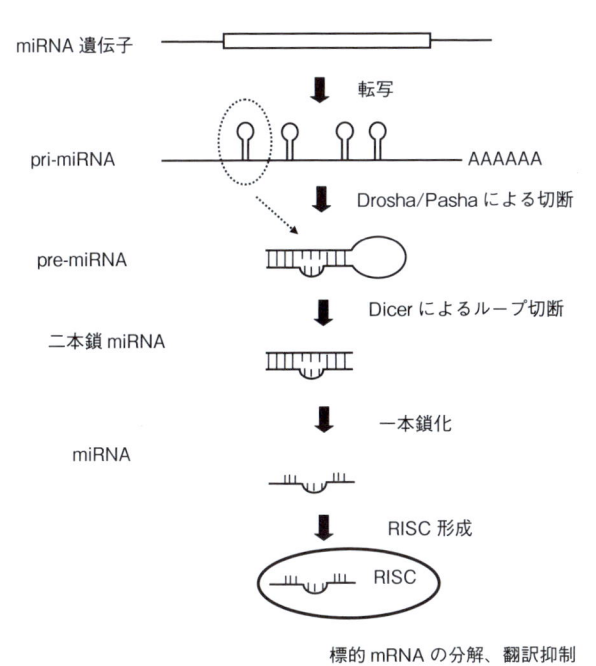

図 2-23 miRNA の生成と機能発現

miRNA 遺伝子から転写され primary miRNA（Pri-miRNA）ができる。長いものは 1,000 塩基以上に達する。5′ キャップの付加や 3′ にポリ A の付加があるため，RNA ポリメラーゼ II により転写されると思われる。その後，リボヌクレアーゼ複合体である Drosha/Pasha により 60-100 塩基の pre-miRNA になる。Dicer によりループ切断後一本鎖化され，RISC（RNA-induced silencing complex）に取り込まれ，標的 mRNA の分解や翻訳抑制などの機能を発揮する。

siRNA（small interfering RNA）：siRNA は，トランスポゾンやウイルスにより生じた二本鎖 RNA から Dicer によって切り出される場合が多い。最近では外部より遺伝子を導入し siRNA を形成させることにより，遺伝子発現を抑制する RNAi（RNA interference）法が繁用されている。この他，内在性の siRNA も知られているが，全容はまだ明らかになっていない。

> **word**
> トランスポゾン
> 特定の DNA 断片で，DNA 内のいろいろな部位に自分自身を挿入する転移性遺伝因子。

2) **偽遺伝子**（pseudogene，シュードジーンと読む）

遺伝子のような構造をしながら機能を有しない偽遺伝子の存在が知られている。1 つは，進化の過程で遺伝子の重複が生じた際に，機能を失

ENCODE 計画

encyclopedia of DNA elements の頭文字をとった ENCODE 計画（ヒト DNA エレメントの百科事典計画）が 2007 年 6 月 14 日号の Nature 誌に発表された。ヒトゲノムの 1% の機能エレメントの解析をパイロット的に終え，タンパク質をコードしない転写産物等，DNA の中でいままで良くわかっていなかった部分が明らかにされつつある。今後の展開が楽しみである。詳細は，http://genome.ucsc.edu/ENCODE/ または http://www.genome.gov/10005107 を参照されたい。

code の意味は，暗号，信号の名詞および動詞であり，genetic code は遺伝情報の意である。Coding strand とは，二本鎖 DNA のうち，mRNA に転写される情報を有する鎖（mRNA とは相補的な配列を有する鎖）を指す。英語としては，encode（暗号に書き直す），decode（暗号を解く）という単語もある。上記の ENCODE 計画は正にこれらの単語を意識したネーミングであるが。我が国で遺伝情報解明を目指す研究者達は，転写因子やクロマチン制御因子の働きをダイナミックに捉え，生命現象を明らかにしようとする DECODE システムという言葉を提唱している。Nuclear system to decipher operation code をもじったものであり，いろいろな造語が誕生している。cipher と decipher は辞書に載っているので各自で調べて欲しい。

ってしまった重複偽遺伝子である。一方，既知遺伝子とほとんど同じ配列であるが，イントロンをもたない遺伝子の存在が知られている。これらは逆転写挿入タイプ偽遺伝子と呼ばれ，ポリ A が付加したものも観察される。サザンブロット法でハイブリダイゼーションの条件を少し弱くして目的遺伝子を検出してみると，想像以上に多くのバンドが検出され，びっくりすることがあるが，これも偽遺伝子のしわざである。これらは，プロモーターを有しないため機能を持たない（あるいは機能不明）といわれていたが，一部転写される偽遺伝子の存在が明らかになった。タンパク質に翻訳はされないが，本来の遺伝子の mRNA の分解のおとりとなり，結果として本来の遺伝子の安定性に寄与していると推察されている。mRNA の安定性に関わる新しい機構として注目される。真の遺伝子の数（現時点では 22,000 個）を上回るという予想もある。そのうち，実際に何個の偽遺伝子が機能しているか詳細は不明であるが，junk DNA 解析の重要性を示すものである。

2-1-4 転写因子・核内受容体の分子生物学

(1) 転写因子としての核内受容体スーパーファミリー

転写因子は遺伝子発現を制御する重要なタンパク質であるが，脂溶性

---

word

サザンブロット法
電気泳動後，フィルターに DNA を移し，^{32}P などの放射性同位元素などで標識したプローブとハイブリダイゼーションし DNA を検出する方法。開発者の名前に由来する。ちなみに，RNA を検出する場合は，ノザンブロット法，タンパク質を検出する場合はウエスタンブロット法という。DNA 結合タンパク質を単離するために，タンパク質を標識 DNA で検出する方法をサウスウエスタンブロット法，相互作用するタンパク質をするために，タンパク質を標識タンパク質で検出する方法をウエストウエスタンブロット法という。イースタンブロット法は現在のところ存在しない。誰か考えて欲しい。

RNAi に 2006 年ノーベル医学・生理学賞

　分子生物学的な研究を行う人々にとって，現在ではRNAi法は必須の手法である。FireとMelloは，一本鎖RNAよりも二本鎖RNAの方が，高い効率で目的の遺伝子のmRNAの分解を引き起こし，発現をノックダウンすることを見い出した。その現象を，RNAi（RNA interference）とよぶ。それまでは遺伝子の発現を抑制するのに，アンチセンス核酸などが使用されていたが，必ずしも十分な効果は得られなかったが，RNAi法は極めて能率よく発現を抑制した。さらにRNAi法と同様の機構によりmiRNAが生体内で重要な役割を果たすことが明らかになり，まさに「新しいセントラルドグマ」の引きがねになった。1998年に論文が発表されたが，その影響の強さもあり，発表後わずか8年後の2006年にノーベル賞を受賞した。

次から次へと広がる世界

　ヒトには60兆個の細胞があり，個々の細胞には30億塩基対のDNAがあり，そこには10万個もの遺伝子があると信じられていたのはたった20年程前のことである。その後，ゲノムプロジェクトの進展に伴い，22,000個まで数は減ってきた。今後この数はどのように変わっていくだろうか。一方，土壌線虫やショウジョウバエとほぼ同数の遺伝子数でどのように我々ヒトの複雑さが説明できるであろうか，という疑問に解決の糸口を与える新たな知見が次々と得られつつある。しかし，1つわかると新たな疑問が2つはわいてくるのも事実である。遺伝子に限った話しでもこのように複雑である。60兆個の細胞が整然と機能する様子を客観的に理解する日はいつか訪れるであろうか。このように書くと夢とロマンの世界であるが，疾病の治療・予防を考えると，些細なことでも1つ1つの事象を丹念に明らかにしていくことが求められる地道な世界でもある。

ホルモンや一部の脂溶性ビタミンの受容体は核内で機能する転写因子である。これらはいずれもカギ（ホルモンやビタミン；リガンドという）とカギ穴（対応する受容体）の関係にあり，リガンド依存的に機能する転写因子である。さらに，リガンド未知のオーファン受容体も多く存在することが明らかにされ，核内受容体スーパーファミリーとよばれている。生活習慣病に関わる因子が多く，転写因子研究や各種疾患研究など様々な方面から研究が進んでいる。当初は，ショウジョウバエを用いた研究を参考にして，150種類以上の受容体が存在すると考えられていたが，ゲノムプロジェクトの結果，現在では48種類のヒト核内受容体スーパーファミリーが同定されている。

---

word

リガンドとその受容体

カギとカギ穴に対応する。細胞質膜に存在する受容体や核内受容体は，リガンドが結合することにより構造が変化し，シグナルを伝達する。少しカギの形が変わっていてもカギが開く（受容体に結合する）こともある。この場合は異常信号が伝わることになる。75頁の内分泌撹乱物質もその例である。一方，リガンドとその受容体には，生体内において重要な役割を担っている場合が多い。従って，新たな類似カギを創製すれば，新たな医薬品につながる可能性も高い。

word

オーファン受容体

既知の受容体と類似構造を有するため，受容体として機能していると思われるものの，リガンドが同定されていないものをオーファン受容体（みなしご受容体）という。その後の研究により，リガンドが同定され，オーファンという名を捨てる場合も多く見られる。

1）核内受容体スーパーファミリーの基本構造

これらの基本構造の特徴から，大きく A/B，C，D，E/F の 4 つの領域に分けられる（図 2-24）。C 領域は，DNA 結合ドメイン（DBD, DNA binding domain）を形成している。核内受容体スーパーファミリーの DBD は 2 つの Zn フィンガーを有している。システイン 4 つで 1 つのフィンガー（C4 タイプの Zn フィンガー）を形成し，$Cys-X_2-Cys-X_{13}-Cys-X_2-Cys$ が基本構造である。ちなみに，Zn フィンガーには，Sp1 など C_2H_2 タイプの Zn フィンガーも良く知られており，こちらは $Cys-X_{2\sim4}-Cys-X_{12}-His-X_{3\sim5}-His$ が基本構造である。E/F はリガンド結合領域（LBD, ligand binding domain）で，D 領域はヒンジ部分である。LBD は転写活性化ドメインとしても機能しており，LBD にリガンドが結合すると，立体構造が変化しコファクターをリクルートすることにより転写を活性化する。この領域は AF-2（activation function 2）とよばれ，リガンド依存的に機能する。一方，A/B 領域は AF-1（activation function 1）とよばれ，恒常的に転写活性化能を有している。すなわち，リガンド非依存的である。しかし，リガンドが結合していない通常状態では AF-1 活性は別の因子により抑制されている。

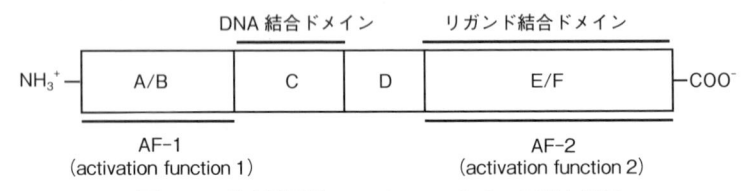

図 2-24 核内受容体スーパーファミリーの基本構造
ほとんどの核内受容体は 6 つのドメインよりなり，機能的には 4 つの領域に分けられる。

48 種類の核内受容体は，DNA への結合様式，ダイマー結合様式などにより 4 つのクラスに分類されていた。ゲノム解析の結果その進化の系統樹より新たに遺伝子名がつけられ，7 つのグループに再分類された。機能的な面では，従来法の方が理解しやすいのでここでは従来の分類に従い，新しい遺伝子名と共に表 2-3 に示した。クラス I は，ホモダイマーを形成して，パリンドローム（回文状）配列に結合する。クラス II は，RXR とヘテロダイマーを形成し，ダイレクトリピート（直列状）配列に結合する。クラス III は，ホモダイマーを形成し，ダイレクトリピート（直列状）配列に結合する。クラス IV はモノマーとして DNA に結合する。クラス IV の中には，E ドメインしか持たず，DNA 結合性を有しないものもある（新遺伝子名の 0B1，0B2）。また，クラス III と IV にはオーファン受容体も含まれている。したがって，この分類は絶対的なものではなく，特にクラス III と IV は今後の知見により変動が見られる可能性がある。

表2-3　ヒト核内受容体スーパーファミリー

クラスI（ホモダイマーがパリンドローム配列に結合する）
　ERα（Estrogen receptor α, NR3A1）
　ERβ（NR3A2）
　GR（Glucocorticoid receptor, NR3C1）
　MR（Mineralocorticoid receptor, NR3C2）
　PR（Progesterone receptor, NR3C3）
　AR（Androgen receptor, NR3C4）

クラスII（RXRとのヘテロダイマーがダイレクトリピートに結合する）
　TRα（Thyroid hormone receptor α, NR1A1）
　TRβ（NR1A2）
　RARα（Retinoic acid receptor α, NR1B1）
　RARβ（NR1B2）
　RARγ（NR1B3）
　PPARα（Peroxisome proliferator-activated receptor α, NR1C1）
　PPARδ（NR1C2）
　PPARγ（NR1C3）
　LXRα（Liver X receptor α, NR1H2）
　LXRβ（NR1H3）
　FXR（Farnesoid X receptor, NR1H4）
　VDR（Vitamin D receptor, NR1I1）
　PXR（Pregnane X receptor, NR1I2）
　CAR1（Constitutive androstane receptor, NR1I3）

クラスIII（ホモダイマーがダイレクトリピートに結合する。他の因子とヘテロダイマーを形成するものも含まれる）
　HNF4α（Hepatocyte nuclear factor α, NR2A1）
　HNF4γ（NR2A2）
　RXRα（Retinoid X receptor α, NR2B1）
　RXRβ（NR2B2）
　RXRγ（NR2B3）
　TR2（Thyroid hormone receptor 2, NR2C1）
　TR4（NR2C2）
　COUP-TFI（Chicken ovalbumin upstream promoter transcription factor I, NR2F1）
　COUP-TFII（NR2F2）
　ERA2（V-erbA related protein, NR2F6）
　GCNF1（Germ cell nuclear factor, NR6A1）

クラスIV（モノマーが結合する）
　REV-erbα（Reverse-erb α, NR1D1）
　REV-erbβ（NR1D2）
　RORα（Retinoid orphan receptor α, NR1F1）
　RORβ（NR1F2）
　RORγ（NR1F3）
　TLX（Tailless homolog, NR2E1）
　PNR（Photoreceptor-specific, NR2E3）
　ERRα（Estrogen related receptor α, NR3B1）
　ERRβ（NR3B2）
　ERRγ（NR3B3）
　NGFI-B（Nerve growth factor inducible gene B, NR4A1）
　NURR1（NR4A2）
　NOR1（NR4A3）
　SF1（Steroidogenic factor-1, NR5A1）
　LRH-1（Liver receptor homologue-1, NR5A2）
　DAX（Dosage-sensitive sex reversal, adrenal hypoplasia congenica, critical region on the X chromosome, gene-1, NR0B1）
　SHP（Small heterodimer partner, NR0B2）

ヒトゲノム解析により明らかになった48種類の因子を4つのファミリーに分類して示した。解析の進んでいるクラスI，IIと比較して，クラスIII，IVにはオーファン受容体も多く，機能が不明なものも多い。また，ダイマー形成能などの新たな知見により分類が変わる可能性も高い。遺伝子の系統樹に従い新たに命名された遺伝子名も合わせて記した。たとえば，ERα（NR3A1）は，NR（nuclear receptor）の3番目のサブファミリーのAグループに属する遺伝子1番である。なお，最後の2つ（サブファミリー0番）はDNA結合ドメインを有していない。

2) 核内受容体スーパーファミリーの DNA 結合配列

クラス I に属する受容体は，ホモダイマーを形成して DNA に結合する。たとえばエストロゲン受容体（ER）は，エストロゲン応答配列（ERE, estrogen responsive element）に結合する。ERE は，任意の 3 塩基をスペースとした AGGTCA のパリンドローム配列が基本配列である。アンドロゲン受容体（AR）は同様に，AGAACA 配列を認識する。興味あることに，グルココルチコイド受容体，ミネラルコルチコイド受容体，プロゲステロン受容体も AR と同様の配列に結合する（図 2-25）。

(A) ステロイドホルモン受容体

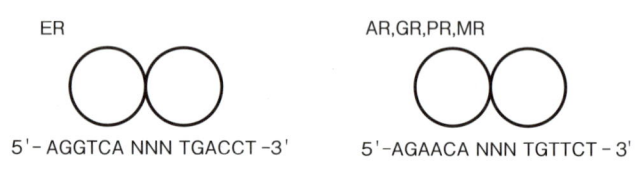

ER
5'- AGGTCA NNN TGACCT -3'

AR, GR, PR, MR
5'-AGAACA NNN TGTTCT -3'

(B) 非ステロイドホルモン受容体

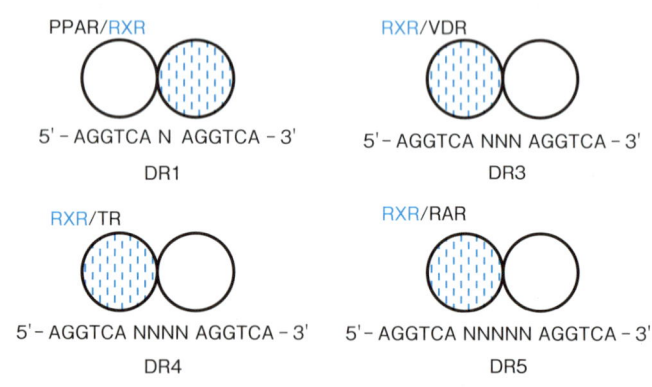

PPAR/RXR
5'- AGGTCA N AGGTCA - 3'
DR1

RXR/VDR
5'- AGGTCA NNN AGGTCA - 3'
DR3

RXR/TR
5'- AGGTCA NNNN AGGTCA - 3'
DR4

RXR/RAR
5'- AGGTCA NNNNN AGGTCA - 3'
DR5

図 2-25 核内受容体スーパーファミリーの DNA 結合配列
ステロイドホルモン受容体はパリンドローム配列に結合する。非ステロイドホルモン受容体はダイレクトリピート（DR）配列に結合する。DR 配列の場合，塩基配列は同じでスペースの数のみが異なっている。

クラス II に属する受容体は，レチノイド X 受容体（RXR）とヘテロダイマーを形成してそれぞれの特異的応答配列に結合する。通常，RXR が 5′ 側に位置しているが，PPAR の場合のみ，PPAR が 5′ 側に位置すると考えられている。結合配列はいずれも AGGTCA（この配列は ER と全く同じ）が 2 つタンデム（直列）に並んだダイレクトリピート（DR）配列に結合する。ただし，スペースが異なっている。PPAR の場合は 1 塩基，VDR，TR，RAR はそれぞれ 3，4，5 塩基であり，DR1，DR3，DR4，DR5 とよんでいる（図 2-25）。PPAR や RAR にはそれぞれサブファミリーが存在するが，それらは DR 周辺の配列の違いによる認識特異性や発現臓器特異性などにより，機能の違いを発揮して

いると考えられている。以下，生活習慣病に深く関わる核内受容体についていくつか概説する。

3）PPARα

PPAR（peroxisome proliferator-activated receptor，ペルオキシソーム増殖剤応答性受容体）は，その名の通り，ペルオキシソーム増殖剤である抗高脂血症薬クロフィブレートに応答して活性化される。PPARα，PPARδ（PPARβ と同一であるが，通常 δ が使用されている）および PPARγ の 3 つのサブタイプよりなるファミリーを構成している。臓器における発現はそれぞれかなり異なっている。また，いずれも脂肪酸をリガンドとすると考えられているものの，LBD の配列の類似性も 70% 程度であり，リガンド特異性も異なっている。

PPARα は，肝臓，腎臓，心臓などで高発現し，脂肪酸 β 酸化系酵素の発現を誘導することから，脂質代謝において重要な役割を果たしている。

4）ER

エストロゲンやアンドロゲンは，古くから性ホルモンとして知られていたが，これらの受容体は核内で作用するステロイド受容体の一員として核内受容体スーパーファミリーに属する。ERα は，女性生殖器，脳，骨などに存在し，性機能や骨代謝に重要な役割を果たしている。また，男性においても機能している。近年内分泌攪乱物質（いわゆる環境ホルモン；ノニルフェノールやビスフェノール A など）が大きな話題となったが，これらは，エストロゲン（カギ）と類似した構造を取り，擬似カギとして ER に結合するため，ホルモン系を攪乱することに起因する。内分泌攪乱作用が疑われる物質には，比較的水溶性の高い物質が多く，生体内で分解されやすいなど，通常の脂溶性リガンドと同じ挙動をとるか，同じ影響を及ぼすかなどについては検討の余地がある。

一方，閉経を迎えた女性はエストロゲン（卵胞ホルモン），プロゲステロン（黄体ホルモン）の分泌が減少し，ホルモンバランスが崩れ，骨粗鬆症，動脈硬化，アルツハイマー病などを引き起こしたり，自律神経の乱れにより，めまい，不眠などの更年期障害の原因となる。治療法として，エストロゲン単独投与や，エストロゲンとプロゲステロンの併用投与などのホルモン補充療法（HRT, hormone replacement therapy）が注目されている（図 2-26）。一方，これらの治療により脳卒中，乳がんのリスクが高まることが米国で指摘され大きな話題となっている。厚生労働省は国内で調査を行い，乳がんのリスクが逆に低いことが平成 18 年末に報告された。使用期間，使用時期により日米で異なる結果が生じたと考えられているが，生体内におけるホルモンのシグナル伝達機構および作用機作の解明の重要性を示す一例といえる。

> **word**
> ペルオキシソーム増殖剤
> ゲッ歯類の肝臓において，ペルオキシソームを増やす薬物。107 頁参照。

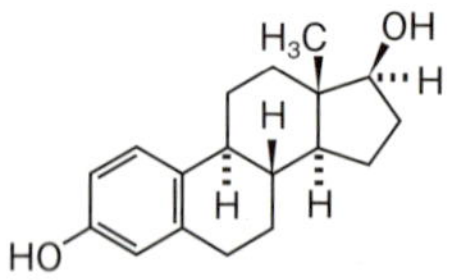

エストラジオール 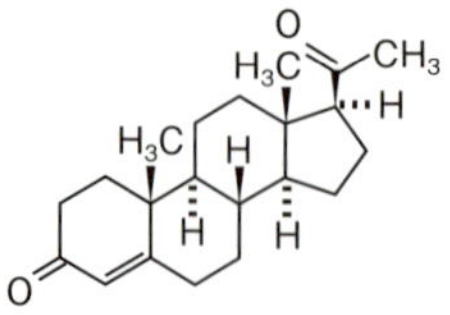　　　プロゲステロン

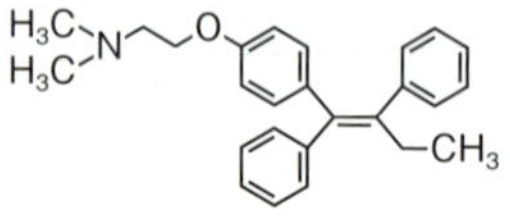

タモキシフェン

図 2-26　ステロイド受容体のリガンド
エストラジオールは，エストロゲン（卵胞ホルモン）の代表格で，ER のリガンドとなる。プロゲステロンは，黄体ホルモンであり PR のリガンドである。両ホルモンは，単独または併用でホルモン補充療法に使用される。タモキシフェンは，エストロゲンのアンタゴニストとして作用する抗エストロゲン薬である。

エストロゲンは乳がん細胞の増殖促進作用を有している。したがって，乳がん患者にはエストロゲン作用を抑える抗エストロゲン製剤が使用される。タモキシフェンはその代表であり，エストロゲンのアンタゴニストとして作用する（図 2-29）。タモキシフェンはエストロゲン作用を抑えるため，結果として更年期症状という副作用の可能性を高める。

(2) 生活習慣病に重要な役割を果たすその他の転写因子

生活習慣病の発症には種々の遺伝子が関与している。その中でも核内受容体スーパーファミリーが，脂質代謝や脂肪細胞分化に重要な役割を果たしていることは上述の通りである。その他にもいくつかの転写因子群が横綱級の機能を発揮している。

2-1-5　クロマチンを介した転写制御

転写因子に関する研究は，ゲルシフト法やフットプリント法を用いた DNA 結合性実験とレポーターアッセイなどを用いた転写活性の測定が主に行われてきた。また，基本転写因子群など核タンパク質を抽出して精製後クローニングした例も多い。しかし，核内では DNA はクロマチンとして存在している。すなわち，DNA はヒストンタンパク質に固く巻き付き，安定したヌクレオソーム構造をとっている。転写が活性化されるためには，このヌクレオソームが弛緩することが必須であり，その機構は長い間不明であった。

1996 年以降，ヒストンアセチル化酵素（HAT），ヒストン脱アセチル化酵素（HDAC）がクローニングされたことにより，ヌクレオソームの弛緩に関する研究が飛躍的に進み，その全容が明らかになった。そ

> **word**
> **ゲルシフト法**
> 転写因子と DNA の結合性を調べる方法。特定の配列を有する標識 DNA（15〜20 塩基対の長さ，結合のコア配列周辺のみ）を調べたいタンパク質と混ぜた後に電気泳動法により分離すると，DNA-タンパク質複合体は移動度が遅くなる。電気泳動法による移動度の違いで検出するため，Electrophoretic mobility shift assay（EMSA），Gel shift assay, Gel retardation assay などいろいろな呼び方がある。特異的 DNA 断片による競合の有無や抗体を用いた特異性の確認などが必須である。時として，非特異的な結合の結果に惑わされることもあり，ゲルシフト法をもじってゲルシット法（Gel shit assay）とよばれたりする。意味のわからない人は辞書で確認。

> **word**
> **フットプリント法**
> ゲルシフト法と同様に転写因子と DNA の結合性を調べる方法。特定の配列を有する標識 DNA（200〜500 塩基対の長さ）を調べたいタンパク質と混ぜた後に DNase I で消化後電気泳動法により分離する。1 塩基ごとのラダーが得られるが，タンパク質が結合した部分のみ DNase I がアタックできないため消化されずラダーが得られない。ちょうどその部分が足跡のように見えるのが名前の由来。

の成果は生化学や分子生物学の教科書の書き換えるに十分なインパクトを与えた。図2-10は転写活性化のモデルとしては最も単純なものであるが，実際はDNAに結合した特異的転写因子が，直接基本転写因子複合体に結合しているわけではない。その間を橋渡しするような因子，すなわちコファクターが存在する。それらが，HAT活性やHDAC活性を持っていることが最近の研究で次々と明らかにされつつある。

コファクターには活性化因子と不活性化因子，すなわちコアクチベーターとコレプレッサーの2種類がある。そして，コアクチベーターはHAT活性を有し，クロマチンを弛緩させ転写活性化に働き，逆にコレプレッサーはHDAC活性を持ち，クロマチンを固く巻き付け不活性な状態に保つため転写は不活性化されると考えられている（図2-27）。現在，新たなHAT，HDAC活性を有するコファクターが次々と報告されており，個々の遺伝子の特異的な活性化・不活性化の機構が明らかになりつつある。

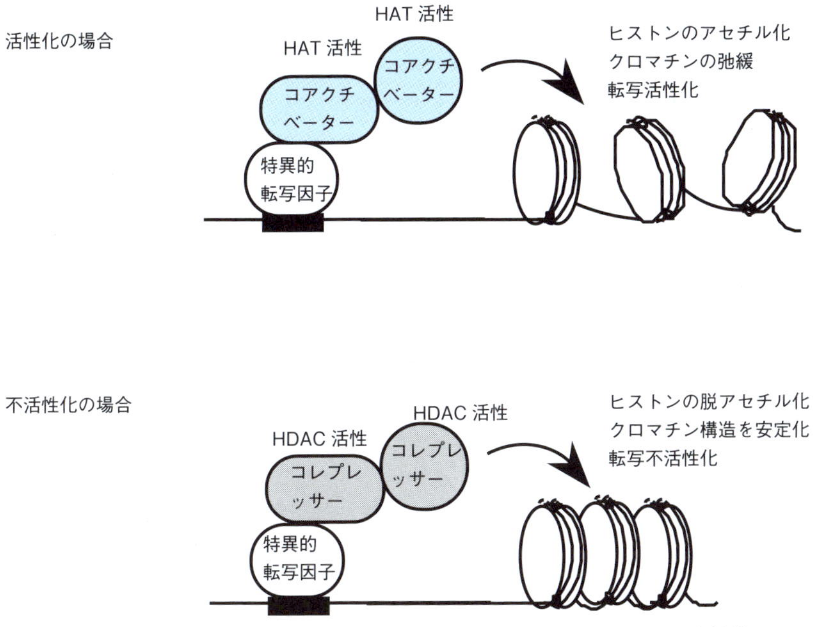

図2-27 ヒストンのアセチル化および脱アセチル化を介した転写制御機構
ヒストンがアセチル化されるとクロマチンが弛緩し転写は活性化される。逆に脱アセチル化はクロマチンを安定化するため転写は不活性化される。

2-1-6 SNP（single nucleotide polymorphism）

生活習慣病を分子生物学的に考える場合，遺伝子が重要であることはいうまでもない。ゲノム解析の進展と併行して，ヒトの遺伝子には個人差が多数存在することが明らかとなって来た。塩基が1個異なることを，SNP（一塩基多型，スニップ）といい，ヒトのゲノムには平均すると1,000塩基に1個の割合でSNPが存在すると考えられている。計

---

word

レポーターアッセイ
遺伝子のプロモーター，エンハンサー，サイレンサーなどの機能を調べる方法。たとえば，調べたいプロモーター部分をレポーター遺伝子に繋いだプラスミドを構築する。細胞に遺伝子導入し，レポーター遺伝子の発現の程度によりプロモーター活性の有無，強弱を判定する。一部変異を導入したプラスミドと比較することにより重要な塩基の同定も可能である。レポーター遺伝子としては，古くはクロラムフェニコールアセチルトランスフェラーゼが主に使われ，CATアッセイとよばれた。ホタル由来の発光遺伝子であるルシフェラーゼが開発され，操作が簡便であることから最近ではほとんどこの方法が用いられている（ルシフェラーゼアッセイ）。

word

ヌクレオソーム
4種類のヒストンタンパク質（H2A, H2B, H3, H4）が各2個計8量体からなるヒストンにDNAが固く巻き付き，さらにヒストンH1がしっかりと巻き付きを固定する構造をとる。従って，通常の状態ではひも（DNA）の部分はまったく弛みのない状態と考えてよい。

word

HATとHDAC
DNAと相互作用している，各ヒストンタンパク質のN末端付近に存在するリシンのε-アミノ基をアセチル化する酵素と脱アセチル化する酵素。クロマチンの弛緩に重要な役割を果たしている。

word

SNP
ゲノムプロジェクトがほぼ終了し，次は個人個人の遺伝子の違いの解析が重要となっている。我が国もそのプロジェクトを強力に押し進めており，その成果はホームページに公開されている。http://snp.ims.u-tokyo.ac.jp/index_ja.html

算上では，300万個のSNPsが存在し，ORF上や遺伝子の調節領域上で重要な働きをするSNPsが30万個あると推測されている。

わかりやすい例を紹介しよう。酒に弱い国民として，日本人や中国人があげられる。しかし，これらの国民も酒に弱いのは約半数であり，残りの半数は酒に強い。一方，欧米人はほぼ全ての人が酒に強い。酒（エチルアルコール）は体内でアセトアルデヒドに代謝され，次いで酢酸に代謝後分解する。我々ヒトはアルコール脱水素酵素を2種類有しているが，その一方にSNPの存在が知られている。1塩基違うのみであるが，その活性には大きな差が生じ，代謝能力の低いヒトはアルコールに弱くなるわけである。薬物を代謝する酵素群にもSNPsが多数存在することが明らかになりつつある。SNPsの組合わせによっては，薬物の代謝速度に大きな差が生じる。したがってこれらSNPsをすべて解析し，個人個人にあった薬の量の決定を行う，テーラーメイド医療（オーダーメイド医療ともいわれる）が21世紀の医療の中心になる可能性が期待されている。もちろん，これらの推進にあたっては倫理的な配慮が必要なのは言うまでもない。

生活習慣病に関与するSNPsも多数明らかにされつつある。PPARγは倹約遺伝子であり，飽食の時代に生きるわが国では不利に働くことが想定されている。このPPARγにもSNPがあり，その率は日本人とアメリカ人で大きく異なる（表2-4）。また，脂肪の分解に関わる遺伝子として，β3-アドレナリン受容体があるがこのSNPも異なっている。PPARγに変異がなく（日本人96%），β3-アドレナリン受容体に変異がある人（日本人40%）は極めて不利となる。体型的に日本人とアメリカ人を比べた場合，見た目では日本人の方がスリムに見えるが，日本人の方が糖尿病になりやすい体質の人が多いといえる。ゲノム解析が終了し，21世紀はポストゲノム時代といわれている。タンパク質の修飾などについて，分子生物学的・構造生物学的検討が今後重要な課題であるが，実は，ゲノム自体の解析にもSNPsの解析や選択的スプライシングの全容解明を始めとして未解決課題は多数残されている。

表2-4 生活習慣病に関与するSNPs

PPARγ → 変異のない人は糖尿病になりやすい

　　日本人　　　変異なし（96%）
　　アメリカ人　変異なし（80%）

β3-アドレナリン受容体 → 脂肪の分解に関わる受容体
　　　　　　　　　　　　変異のある人は脂肪を分解しにくい

　　日本人　　　変異あり（40%）
　　アメリカ人　変異あり（ 8%）

2–2 タンパク質レベルにおける調節機構

翻訳されたタンパク質は，リン酸化を始めとして種々の修飾を受ける。本項では，タンパク質の修飾による活性調節，タンパク質の輸送，タンパク質の分解などの調節機構について学ぶ

2–2–1 リン酸化による調節

本項では，転写に関する因子のリン酸化による機能調節，肥満とも関係の深い脂肪細胞内脂肪滴局在タンパク質のリン酸化による機能調節などについて述べていく。

(1) 絶食時の代謝調節とタンパク質リン酸化

リン酸化による調節が代謝調節と最も密接に結びついている現象は，絶食時に起こる。生物は生命の誕生から今日まで，常に飢餓と戦って進化を遂げてきた。したがって，摂食時には獲得したエネルギーを最大限，トリグリセリドとして脂肪組織に蓄える巧妙なメカニズムを保持している。一方，絶食時には，血糖値を維持し，生命活動に支障をきたさない術を得ている。

ヒトは食事を摂取すると血糖値が上昇し，これに伴いインスリンが膵臓のβ細胞から分泌され，一連の代謝応答が起こる（図2–28）。インスリン応答の下流には，脂肪酸合成に関与する遺伝子の発現を制御する転写因子 SREBP（sterol regulatory element-binding protein，「3–3 脂質異常症」参照）が位置している。2種類存在する SREBP ファミリーメンバーの1つである SREBP–1c がインスリン刺激に呼応して上昇し，次々と脂肪酸合成関連遺伝子発現を亢進させ，トリグリセリド合成が上昇する。こうして，摂食時には効率よく，エネルギーがトリグリセリドとして蓄えられる。

一方，絶食時には，膵臓のα細胞からインスリンと同様のペプチドホルモンであるグルカゴンが分泌される（図2–29）。グルカゴンは肝細胞などの表面にあるグルカゴン受容体に結合し，細胞内にシグナルを伝達する。このシグナルが細胞内の cAMP であり，cAMP 濃度の上昇に伴い，タンパク質キナーゼA（PKA）が活性化される。細胞内 cAMP 濃度の上昇に伴い種々の遺伝子の発現が亢進することが知られていた。そこでこれら遺伝子の転写制御領域が詳しく調べられ，共通塩基配列 CRE（cAMP response element，cAMP 応答エレメント，TGACGTCA 配列）が見いだされた。この配列を特異的に認識する転写因子が

> **word**
> **グルカゴン**
> 29個のアミノ酸残基からなるポリペプチドホルモン。グリコーゲン分解を促進し，血糖値上昇に寄与する。ヒト，ブタ，ウシ，ネズミ，ウサギなどのほ乳類では一次構造が保存されている。

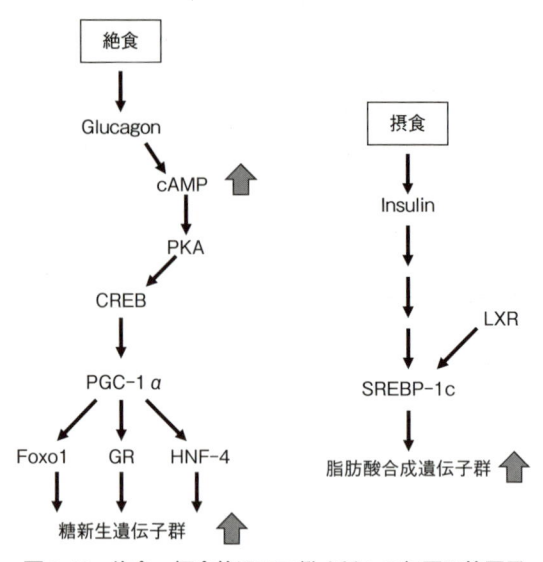

図 2-28 絶食・摂食状況下で働く種々の転写調節因子

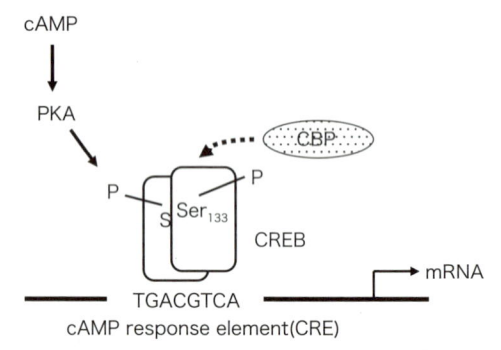

図 2-29 cAMP 上昇に伴い CREB が応答遺伝子発現を増加させる機構

CREB（CRE-binding protein）である。CREB は C 末端側に塩基性アミノ酸連続配列とロイシンジッパー領域からなる bZip（basic leucine zipper）構造を有し，ホモ二量体を形成する。PKA の活性化により CREB の 133 番目のセリン残基がリン酸化される。CREB が転写因子として転写を促進するには，ヒストンアセチル化酵素である CBP（CREB-binding protein）を結合する必要がある。リン酸化はこの結合を促進し，結果的に応答遺伝子発現を亢進する（図 2-29）。

絶食状況下，リン酸化 CREB による遺伝子発現亢進を最も顕著に受ける遺伝子として PGC-1α（peroxisome proliferator-activated receptor-γ coactivator 1α）がある。PGC-1α は種々の転写因子，核内受容体と結合活性を持ち，それ自身はヒストンアセチル化酵素活性を持たないものの，CBP 等のヒストンアセチル化酵素を結合して，転写を促進する作用を持つ。絶食状況下，生体は血糖値を維持することが最大の任務であり，糖新生が上昇する。糖新生に関わる酵素である PEPCK（「1-

> **word**
>
> **ロイシンジッパー**
> アミノ酸配列上 7 残基ごとにロイシン残基が繰り返す。α-ヘリックスの片側にロイシンが位置し，ジッパーのように互い違いにかみ合い，二量体を形成する。転写因子に見られる特徴的構造。

1 糖質の代謝」参照) は,転写因子 Foxo1 (3-4 糖尿病参照),核内受容体 HNF-4,グルココルチコイド受容体（GR）によって遺伝子発現が制御されている。これら3種の転写調節因子はいずれもPGC-1αと結合し,その転写活性が亢進する。つまり,絶食状況下では,グルカゴン刺激の下流にcAMP,CREB,PGC-1αが位置し,糖新生亢進のためにPEPCK発現を上昇させている。

(2) 脂肪細胞脂肪滴表面タンパク質ペリリピンのリン酸化による機能制御

脂肪細胞は細胞質にトリグリセリドを含む脂肪滴を大量に抱え込む。脂肪細胞は脂肪を貯留することを目的として機能する細胞であり,エネルギー必要時には貯留したトリグリセリドを効率よく分解して,脂肪酸を供出する機構を備えている。体を構成するすべての細胞は過剰の脂質を脂肪滴として細胞質に一時的に保留することができ,いずれも脂肪滴は脂質一重層によって覆われている。脂肪細胞においては脂肪滴表面にペリリピンというタンパク質が局在している（図2-30）。脂肪組織を構成する脂肪細胞は,脂肪滴を持たない前駆脂肪細胞から脂肪滴を豊富に蓄える成熟脂肪細胞へと分化している。この過程で,脂肪滴出現と時を同じくして,ペリリピンの発現が見られる。脂肪細胞内でトリグリセリド合成が高まると,これをペリリピンが包むようにして脂肪滴が形成される。ペリリピンは脂肪滴形成を促すと同時に,脂肪滴を覆い,内包するトリグリセリドの分解を阻害する働きをする。

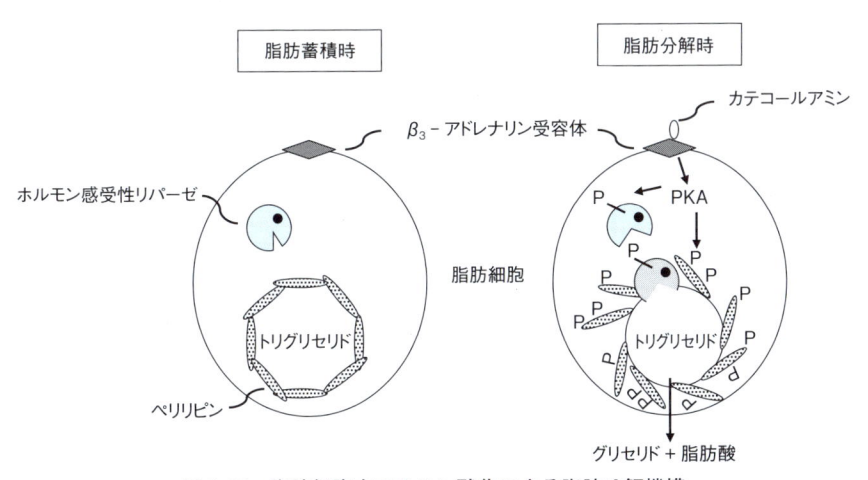

図2-30 脂肪細胞内でのリン酸化による脂肪分解機構

一方,エネルギー必要時には血中カテコールアミン濃度が上昇し,脂肪細胞表面のβアドレナリン受容体に結合し,シグナルを伝達する。このシグナルは細胞質内のcAMPであり,細胞内でPKAが活性化される。PKAはペリリピン分子の複数の箇所をリン酸化し,ペリリピン

> **word**
>
> **ホルモン感受性リパーゼ**
> 脂肪組織においてトリグリセリド分解に関与するリパーゼと考えられてきた。しかし，ノックアウトマウスは肥満することなく，脂肪組織においてもリパーゼ活性が検出される。トリグリセリド分解の主要な酵素は ATGL (adipocyte triglyceride lipase) と呼ばれるリパーゼであり，ホルモン感受性リパーゼはジグリセリド以降の分解に関与していると考えられている。

の構造を変化させ，脂肪滴に内包されたトリグリセリドの分解を促す役割を演じさせる。同時に細胞質のホルモン感受性リパーゼも PKA によるリン酸化により活性化され，トリグリセリド→ジグリセリド→→グリセリド＋脂肪酸の分解を促す。このように高度にリン酸化されることにより，ペリリピンは脂肪滴を保護する働きから，分解を促進する働きへと役割を変えていく。

(3) リン酸化による核への調節

核への移行における調節でよく知られているものに，IκB による NFκB の調節がある。NFκB は免疫グロブリン κ 鎖の発現に関与する細胞特異的転写因子として同定されたが，現在では B リンパ球だけでなく種々の細胞においていろいろな刺激に応答する，最もポピュラーかつ重要な転写因子の1つと考えられている。NFκB は p50 および p65（分子量が 50 kD および 65 kD よりなるタンパク質）2つのサブユニットで構成されているが，通常はこれにさらに IκB とよばれる阻害タンパク質が結合し，三量体を形成し細胞質に存在している。細胞がフォルボールエステルなどにより刺激されると，IκB がリン酸化され不活性型となり p50 および p65 のヘテロダイマー（NFκB）から離れる。その結果，NFκB は，核内へと移行し，特異塩基配列に結合し転写を活性化すると考えられている（図 2-31）。フォルボールエステルはプロテインキナーゼ C（PKC）経路を活性化するが，実際に in vitro で PKC が IκB をリン酸化し不活性化することが知られている。NFκB はフォルボールエス

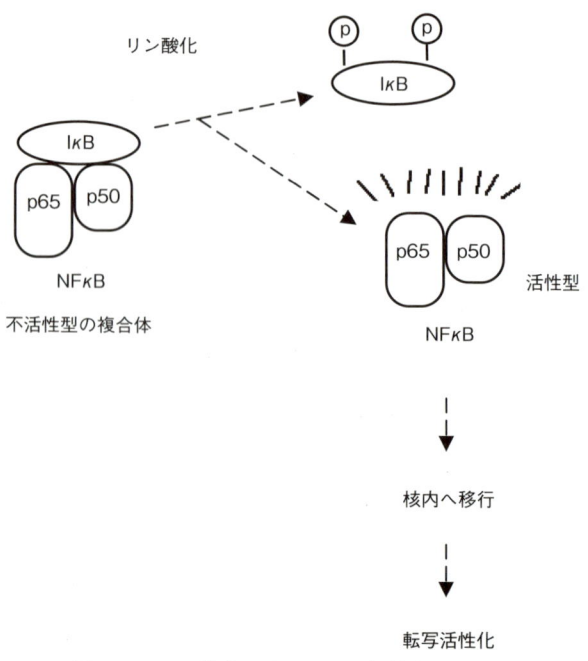

図 2-31 リン酸化による NFκB の核内への移行

テル以外にもインターロイキン1や二本鎖RNAによっても活性化されるが，この場合には別のキナーゼが関与しており，複数のシグナル伝達系に対応している。

(4) リン酸化による転写因子のDNA結合の調節

発がん遺伝子であるc-Junは，同じく発がん遺伝子であるc-Fosとヘテロダイマーを形成し種々の遺伝子の発現（たとえばフォルボールエステル応答性）に関わっている。c-Junはリン酸化されうる部位を複数有しているが，そのうち，DNA結合ドメインがリン酸化されるとDNA結合活性を失う。これにはカゼインキナーゼⅡが関係している。フォルボールエステルなどにより刺激を受けると，プロテインキナーゼC経路を経てDNA結合ドメインが脱リン酸化されDNA結合能を獲得する。しかし，これだけでは転写活性化能はない。そのためには，転写活性化ドメインがMAPキナーゼによってリン酸化される必要がある。（図2-32）。このように，2つの機能ドメインがリン酸化によって調節されている転写因子は非常に多い。この場合，リン酸化によってDNA結合能を獲得するものと失うもの，リン酸化によって転写活性化能を獲得するものと失うものがあり，またこれらに関与するリン酸化酵素も個々の転写因子によって異なる。

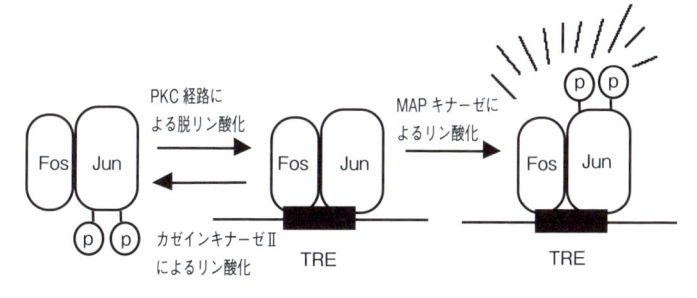

> **word**
> **MAPキナーゼ**
> mitogen activated protein の略で，細胞外からのシグナルにより数段階のリン酸化カスケードを介して活性化される。3つのグループに分けられ（ERK1/2, JNK, p38），いずれもセリン／トレオニンをリン酸化する。

図2-32 リン酸化によるJun/FosヘテロダイマーのDNA結合性および転写活性化の制御

2-2-2 タンパク質の修飾と分解

タンパク質のリン酸化は，遺伝子産物であるタンパク質の機能，活性を調節する主要なシステムと言える。しかし，生体内では種々の方法でタンパク質を修飾し，新たな機能を発揮させている。特にヒトを考えた場合，予想に反して少なかった2万数千という遺伝子を駆使して高度な生命活動を維持するためには，個々のタンパク質に様々な修飾により多様性を持たせることが必要となる。タンパク質の修飾は，アセチル化，

メチル化，プレニル化，脂質付加，糖鎖付加など様々ある。紙面の関係ですべてを述べることはできない。本項では，ユビキチンタンパク質による修飾とそれに伴う分解を中心に学ぶ。

ユビキチンは76残基からなる酵母からヒトまで高度に保存されたタンパク質で，C末端アミノ酸のカルボキシル基が基質タンパク質のリシン残基ε-アミノ基とATP依存的にイソペプチド結合する。この過程には3種類の酵素が必要とされ，それぞれユビキチン活性化酵素（E1），ユビキチン結合酵素（E2），ユビキチンリガーゼ（E3）と呼ばれる。はじめに活性化酵素によりATP依存的にユビキチンが活性化される。この後，ユビキチンは結合酵素に転移され，このE2-ユビキチンがリガーゼ（E3）に結合する。E3は分子内の別の部位に基質を結合し，基質へユビキチンを連結させる。さらに基質に結合したユビキチン自身のリシン残基にもこの反応が繰り返されることにより，ポリユビキチン鎖が形成される（図2-33）。ポリユビキチン化された基質の多くは速やかにプロテアソームで分解される。

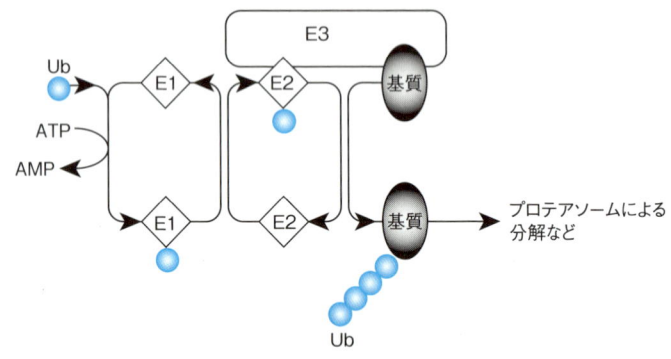

図2-33　基質ユビキチン化様式

ユビキチン化によるタンパク質修飾機構を複雑なものとしている，いくつかの要素がある。1つは，複数のユビキチンが連結するポリユビキチン化と1分子のみが結合するモノユビキチン化の2通りの修飾形態がある。モノユビキチン化は，エンドサイトーシス，転写制御，DNA修復に関連したタンパク質に起こる。E3と基質との解離が早い速度で行われると，ポリユビキチン化される前にユビキチン化反応は終了してしまう結果，モノユビキチン状態でとどまることが考えられる。もう1つは，ポリユビキチン化にも複数の形態があり，ユビキチン分子の48番目のリシン残基を介したポリユビキチン鎖，63（もしくは29）番目のリシン残基結合型のポリユビキチン鎖などがある。48番目リシン残基を介したポリユビキチン化は上述したプロテアソームでの分解へと基質を誘う。一方，リシン63番目型は，DNA修復，エンドサイトーシス，ミトコンドリアのDNA分配，IκB活性化などの幅広い生命現象に関与

しており，基質をタンパク質分解へと導かない。

ヒトにおいてユビキチン活性化酵素（E1）は1種類，ユビキチン結合酵素（E2）は30種類程度存在する。これに対し，ユビキチンリガーゼ（E3）は1000種類を超えるという推定もされるほど，多様性を持っている（図2-34）。したがって，ユビキチン化を受ける基質はそれぞれ特有のE3による修飾を受け，個々のE3は限られた数の基質しか認識しないシステムが存在する。E3はその活性中心の形から，HECT型，Uボックス型，RINGフィンガー型に分類される。HECT型E3は，約350アミノ酸残基からなるHECTドメインを共有している。RINGフィンガーは，RING1タンパク質のZn^{2+}を結合するジンクフィンガーモチーフから名付けられた。E3の中ではRINGフィンガー型が最も多数存在する。特にCulllinタンパク質を含む複合体型E3は基質認識サブユニットを多数用意して，種々の基質に対する特異性を維持している。さらにUボックス型E3は，RINGフィンガーモチーフと類似した構造を持つUボックスモチーフを共有している。

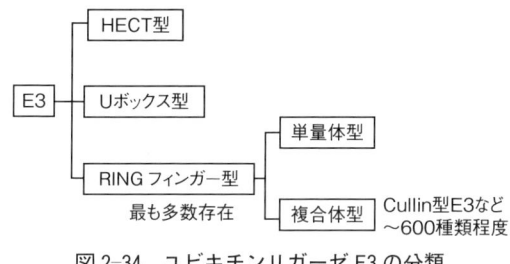

図2-34　ユビキチンリガーゼE3の分類

ポリユビキチン化を受けた基質の多くはプロテアソームでの分解へと導かれる。したがって，ポリユビキチン鎖を認識するレセプターの存在が必須であり，シャトル因子が認識して移送する機構，プロテアソームを構成するサブユニットが認識する機構などが知られている。プロテアソームで分解されるタンパク質の中にはオルニチン脱炭酸酵素のようにユビキチン化を受けないものもあり，これらは別の機構でプロテアソームに認識され分解へと導かれる。26Sプロテアソーム（超遠心操作により精製する際に沈降係数26Sとして得られた画分）は，ATP依存的なタンパク質分解酵素複合体であり，触媒活性のある20Sプロテアソームとその両端に19S調節ユニットが会合した，総サブユニット数約70，分子量2,500 kDaの巨大複合体である（図2-35）。20Sプロテアソームは，7種類のサブユニットからなるαリングとβリングが$\alpha\beta\beta\alpha$の順で4層に重なった構造をしている。このリングの内腔側にタンパク質分解活性中心は向いており，この空間に引き込まれたタンパク質が分解を受ける。しかし20Sプロテアソーム単独では活性を持たないことが知ら

れている。活性化には 20S プロテアソームを挟む形で両端に位置する調節ユニットが必要であり，このユニットは約 20 個のサブユニットから成る。調節ユニットは直接 20S プロテアソームと接触する基底部と蓋部（lid）と呼ばれるサブ複合体に分けることができる。Lid にはユビキチンレセプターとして働くサブユニット，脱ユビキチン活性（ユビキチンを外す）を持つサブユニットが存在し，ユビキチン化基質の取り込み，引き続いてのユビキチン鎖の除去に関与していると考えられる。基底部には ATPase サブユニットが存在し，ATP 依存的なタンパク質分解に寄与している。

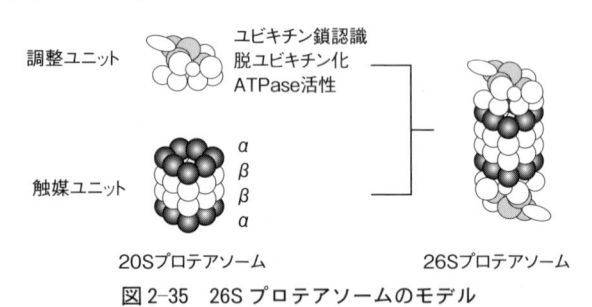

調整ユニット ユビキチン鎖認識
脱ユビキチン化
ATPase活性

触媒ユニット
α
β
β
α

20Sプロテアソーム　　　26Sプロテアソーム

図 2-35　26S プロテアソームのモデル

　上述したユビキチン化，それを認識したプロテアソームによる分解系は，細胞内で不要になったタンパク質，あるいは異常タンパク質の排除機構と考えられてきたが，生命現象の根幹の部分で機能する正常タンパク質も含めた多くのタンパク質に対してこの分解系が作動して初めて，複雑な代謝制御が成立することが多くの研究結果から証明されている。

3

生活習慣病の分子基盤

　現在の日本では，65歳以上の高齢者が全人口の20%を超え，今後いっそうの少子高齢社会となる．このような状況の中，高齢者の増加に伴い生活習慣病患者数の増加も確実視されており，社会全体，あるいは個人レベルで生活習慣病予防への意識は高まっている．本章では，生活習慣病のなかでも脂質異常症（高脂血症），肥満，糖尿病，高血圧，がんに焦点を絞って，これら疾病の発症と関連の深い生体内の代謝制御を分子生物学的に解説する．

3-1　生活習慣病
3-2　脂質異常症（高脂血症）
3-3　肥　　満
3-4　糖 尿 病
3-5　高 血 圧 症
3-6　肥満・脂質代謝とがん

3-1 生活習慣病

3-1-1 生活習慣病とは

　生活習慣病とは，食習慣，運動習慣，喫煙，飲酒などの生活習慣が，その発症に関与する疾患群と定義される。本章では脂質異常症（高脂血症），肥満，糖尿病，高血圧，がんについて学ぶが，生活習慣病には慢性気管支炎，アルコール性肝疾患，骨粗鬆症，歯周病なども含まれる。脂質異常症，肥満，糖尿病，高血圧はいずれも心血管疾患と結びつきが強く，心血管疾患の死亡率は日本人死亡率第1位のがんと並ぶほどになっている（平成20年総務省統計局）。4種類の疾病は独立したものであり，それぞれ個別の成因はあるものの，それらを重複して持ち合わせることも少なくない。実際，冠動脈疾患においては，いずれの疾病も持ち合わせない場合と比較して，これら4種類のうち3種類以上合併すると，その発症危険度は36倍に跳ね上がると計算されている。この様に，動脈硬化性疾患のリスクファクターとして脂質異常症，肥満，糖尿病，高血圧は考えられており，マルチプルリスクファクター症候群の新たな概念がメタボリックシンドロームと呼ばれる症候群を誕生させるに至った。

3-1-2 メタボリックシンドローム

　上述したように脂質異常症，肥満，糖尿病，高血圧は最終的に動脈硬化症を引き起こすリスクファクターとして考えることができる。これまで動脈硬化の単一のリスクファクターとして高コレステロール血症があげられてきたが，一個体に耐糖能異常，高グリセリド血症，高血圧，肥満などが集積する病態の方が時に動脈硬化にとってハイリスクであるという概念が打ち出されるようになった。このような概念は「シンドローム X」あるいは「死の四重奏」などという名称で提言された。さらに日本における肥満研究から，肥満の程度より脂肪の蓄積部位が病態の発症に意味を持つことが明らかにされ，特に腹腔内内臓脂肪が動脈硬化発症を強く誘引することが示された。以上のような経緯から，メタボリックシンドロームという概念が導入されるに至った。

　日本人は欧米人に比べ肥満の程度は軽いものの，糖尿病などの疾病頻度はあまり低くないことが知られている。したがって，欧米で用いられる診断基準をそのまま日本人にあてはめることは意味がないことから，日本独自のメタボリックシンドローム診断基準が2005年に策定された。

表3-1にその内容を示す。腹部肥満，内臓脂肪蓄積を必須項目としており，ウエスト周囲径は男女ともにCTスキャンでの測定で脂肪蓄積部位100 cm^{2}以上に相当する。本来であればCTスキャンで正確に内臓脂肪蓄積を測定する必要があるが，便宜的にウエスト長で基準を設けている。脂肪細胞から分泌されるアディポサイトカインに様々な機能を持つことが明らかにされ，特に内臓脂肪からは肥満に伴い血栓形成促進因子であるPAI-1が過分泌され，一方，エネルギー消費を高めてインスリン抵抗性を改善するアディポネクチンが分泌低下することがメタボリックシンドローム発症の重要な引き金となっている。

表3-1 メタボリックシンドローム診断基準

(1) 腹部肥満	ウエスト周囲径	男性 85 cm 以上
		女性 90 cm 以上
(2) 血清トリグリセリド値		150 mg/dL 以上
かつ/またはHDL-コレステロール値		40 mg/dL 未満
(3) 高血圧	収縮期血圧	130 mmHg 以上
かつ/または拡張期血圧		85 mmHg 以上
(4) 空腹時血糖値		110 mg/dL 以上
判定基準(1)に加え(2)〜(4)のうち2項目以上		

メタボリックシンドロームは，内臓脂肪蓄積と同時に高血糖，高血圧，脂質異常を伴うことにより，最終的に高頻度で動脈硬化を引き起こすことを念頭に置いた概念と言える（図3-1）。高血糖，高血圧，脂質異常に関する診断基準は個々の疾病の診断基準より数値は低いものの，これらと内臓脂肪蓄積を併なうことにリスク判断の意義を置いている。

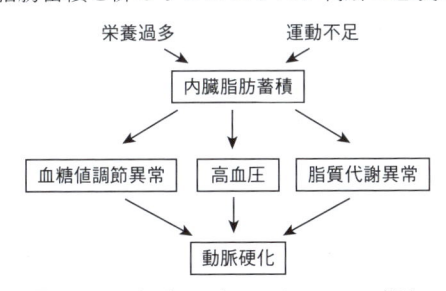

図3-1 メタボリックシンドロームの概念

さらに生活習慣病予防は子供の頃からという考えに基づき，小児を対象にしたメタボリックシンドローム診断基準も策定されており，これも列挙する（表3-2）。

表3-2 小児メタボリックシンドロームの診断基準

(1) 腹部肥満	ウエスト	80 cm 以上
(2) 血清トリグリセリド値		120 mg/dL 以上
かつ/またはHDL-コレステロール値		40 mg/dL 未満
(3) 高血圧	収縮期血圧	125 mmHg 以上
かつ/または拡張期血圧		70 mmHg 以上
(4) 空腹時血糖値		100 mg/dL 以上
判定基準(1)に加え(2)〜(4)のうち2項目以上		
6〜15歳を対象		

3-2 脂質異常症（高脂血症）

　高脂血症とは血液中の脂質のうち，総コレステロール，LDL コレステロール，トリグリセリドのいずれかが高値を示す疾患である（日本動脈硬化学会編，高脂血症治療ガイドによる）。実際の診断基準値は表 3-1 に示した通りである。動脈硬化を惹起する脂質異常として低 HDL コレステロール血症も知られており，高脂血症の診断基準ではないが，表 3-3 には低 HDL コレステロール血症の診断基準も併記してある。

表 3-3　これまでの高脂血症診断基準

高コレステロール血症	総コレステロール	220 mg/dL 以上
高 LDL コレステロール血症	LDL コレステロール	140 mg/dL 以上
高トリグリセリド血症	トリグリセリド	150 mg/dL 以上
低 HDL コレステロール血症	HDL コレステロール	40 mg/dL 未満

　これまで，上記のような診断基準で馴染みのあった高脂血症という疾病名が 2007 年 4 月より，脂質異常症（表 3-4）という名称に変更された（日本動脈硬化学会）。内容的な変更点は総コレステロール濃度を基準から外し，HDL コレステロール 40 mg/dL 未満を正式に診断基準に入れた点にある。HDL コレステロールが低値であることを問題にすることから，高脂血症より脂質異常症の方が適当であると考えることができる。

表 3-4　脂質異常症診断基準

高 LDL コレステロール血症	LDL コレステロール	140 mg/dL 以上
高トリグリセリド血症	トリグリセリド	150 mg/dL 以上
低 HDL コレステロール血症	HDL コレステロール	40 mg/dL 未満

　本項では，直接，間接的に脂質異常症に関連するタンパク質の機能，発現制御について分子細胞生物学的に論じ，その発症機構，予防の標的などを示していく。

3-2-1　血清脂質レベルの決定因子
（1）吸収に関与する因子
1）MGAT

　2 章で述べたように，小腸において食事中の脂質の大半を占めるトリグリセリドは，モノグリセリドと脂肪酸にまで分解された後に，吸収される。それぞれを小腸上皮細胞で吸収する輸送体の実体は明らかでない。小腸上皮細胞でモノグリセリドはただちに 1 分子の脂肪酸を受け取

りジグリセリドに，さらにそこにもう1分子の脂肪酸が取り込まれトリグリセリドが再構成される．キロミクロン中のトリグリセリドの脂肪酸組成は，食事由来のトリグリセリドの脂肪酸組成に近いことが知られており，いったん分解されて吸収され，その後その構成比で再構成されると考えることができる．モノグリセリドに脂肪酸CoAを転送するアシルトランスフェラーゼ活性を持つ酵素はMGAT（monoacylglycerol acyltransferase）と呼ばれ，ほ乳類では3種類見つかっている．いずれも小腸，肝臓などに多く発現している．互いに50％程度のアミノ酸相同性を有し，複数の膜貫通領域を持つことが予想されている．

DGAT 次のステップを触媒するDGAT（diacylglycerol acyltransferase）はモノグリセリドに脂肪酸CoAを転送する．DGAT-1はコレステロールに脂肪酸を転送するACAT（acyl CoA: cholesterol acyltransferase）に相同性のある遺伝子として同定された．複数の膜貫通領域を持つ膜タンパク質として合成される．脂肪組織，小腸での発現が高く，各種細胞において発現が認められる．トリグリセリド合成には2つの経路が存在し，小腸上皮細胞で起こる経路はモノグリセリド経路と呼ばれ，その他の組織ではジグリセリドはモノグリセリドからではなく，主にグリセロ3-リン酸から供給される（グリセロ3-リン酸経路）（図3-2）．いずれの経路を介しても最終段階は1つであり，ジグ

> **word**
> **ACAT**
> 小胞体膜タンパク質で，遊離コレステロールに脂肪酸をエステル結合させる酵素．小胞体膜中の遊離コレステロール量の増加に伴い，アロステリックに酵素活性が高まる．ACAT-1と-2の2種類のサブタイプが協調的に機能分担することが推察されている．

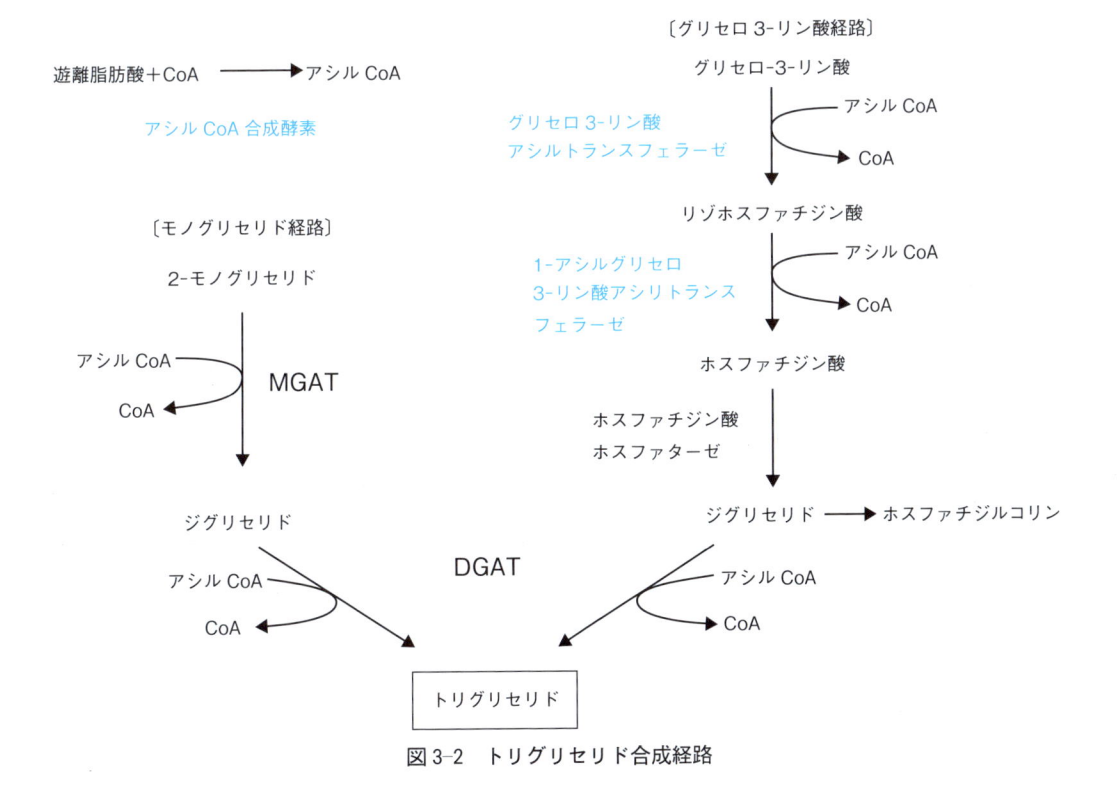

図3-2 トリグリセリド合成経路

リセリドからトリグリセリドへの触媒活性を有する遺伝子は1つと推定されていたことから，ノックアウトマウスが正常な表現型を示したことは驚きであった．さらに，このノックアウトマウスは高脂肪食でも太りにくい特色を持っている．熱産生が亢進しており，基礎代謝量が増加していた．また小腸におけるトリグリセリド吸収にも大きな差はなく，DGAT-2 が補填するものと考えられる．こうした事実から，DGAT-2 が同定されたが，DGAT-1 とはほとんど相同性がなかった．肝臓，脂肪組織等で発現が高く，体の各組織では DGAT-1/-2 両者がトリグリセリド合成を担っている．

2) NPC1L1

小腸上皮細胞におけるコレステロール吸収輸送体の実体は長い間不明であった．ヒトの遺伝病であるニーマンピック病C型の原因遺伝子 NPC1（Niemann-Pick type C1）に相同性の高い新規遺伝子 NPC1L1（NPC like 1）が小腸に発現し，コレステロール，植物ステロール吸収に輸送体として働くことが明らかにされている．NPC1L1 タンパク質は 13 回の膜貫通領域を持つ膜タンパク質であると推定されている（図3-3）．これまで多くの変異が見つかっており，その多くはコレステロール吸収を低下させる．中には，吸収効率を上昇させる変異も見つかっている（図3-3，青で示した5個所）．また NPC1L1 阻害剤の ezetimibe は小腸からのステロール吸収を抑制する．輸送様式などの分子レベルでの解明はまだ十分にはなされていない．

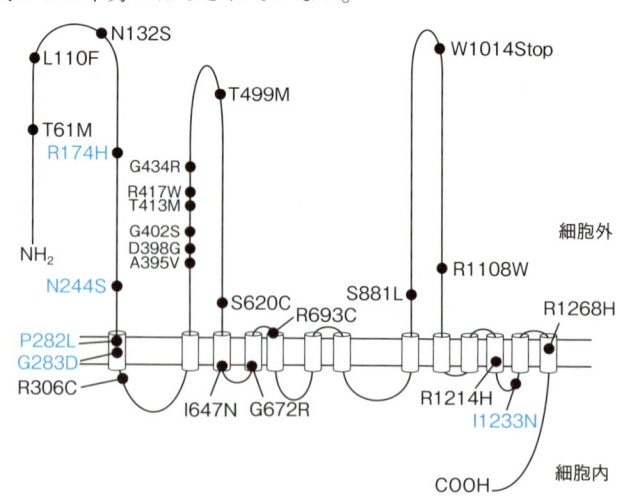

図3-3 NPC1L1 の想定される構造

各部位の変異（例えば T61M は 61 番目の Thr が Met に変異したことを意味する）はおおむね吸収を低下させる．青で示した5個所は，コレステロール吸収を上昇させる変異である．

3) ABCG5/ABCG8

通常ヒトは数百 mg のコレステロール，植物ステロールを含む食事

を摂取するが、コレステロールの吸収率は50％近いのに対して、植物ステロールのそれは数％を下回り、血液中に植物ステロールは極めて低値しか検出されない。NPC1L1によるステロール吸収はコレステロール、植物ステロールを峻別するものではなく、植物ステロールは吸収後に再排泄されることにより、吸収率が低いという考えを指示する結果が提示されている（図3-4）。β-シトステロール血症という遺伝病では、血中植物ステロール（特に多く含まれるシトステロール）濃度が高く、早発性動脈硬化症を起こす。この病気の原因遺伝子はABCトランスポーターメンバーのABCG5とABCG8であり、両者が形成するヘテロダイマートランスポーターの機能不全により植物ステロール排出が低下した結果、吸収率が上昇することが示されている。HDL産生に関与するABCA1が12回膜貫通領域を持ちモノマーで機能するのに対し、ABCG5とABCG8はいずれも6回膜貫通領域を有し、ヘテロダイマーを形成して初めて機能する。G5/G8は小腸、肝臓に発現しており、小腸ではいったん取り込まれた植物ステロールの腸管腔への排出、肝臓では総胆管への植物ステロールの排出を担っていると考えられている。従って、ステロールは輸送体による取り込みと、排出トランスポーターによる排出の差によって吸収率が厳密に規定されていると考えることができる。植物ステロールを添加したマーガリン、食用油が開発され、コレステロール吸収を低下させる効果が示されている。

β-シトステロール

カンペステロール

スチグマステロール

植物ステロールの構造

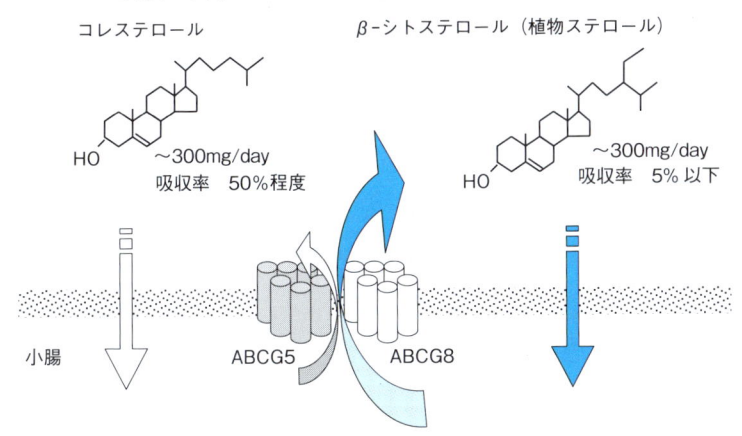

図3-4 小腸におけるコレステロール・植物ステロール吸収とABCG5/G8

4）MTP

食事中のトリグリセリドは小腸において消化、吸収された後、上皮細胞内において上述した通り再びトリグリセリドになる。この過程は細胞内オルガネラの小胞体膜上で行われる。同様に吸収されたコレステロールも小胞体膜上でACATの作用によりコレステロールエステルに変換され、キロミクロンの中央部に位置する脂質となる。小胞体内腔におい

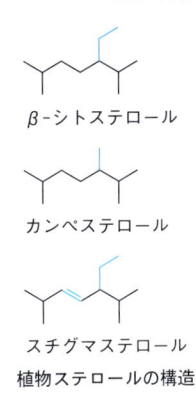

て, 合成された直後のアポリポタンパク質B48はMTP（2章参照）の作用により脂質とアセンブリーして, キロミクロンを形成する。こうして小腸で吸収された脂質のほとんどすべてはキロミクロンとしてリンパへと分泌される。MTPは875アミノ酸からなるタンパク質で, PDI (protein disulfide isomerase) という酵素と2量体を形成し, 名前の通り小胞体内腔に局在している。MTP阻害剤は実験動物を用いた解析から, 血清リポタンパク質を軽減させる効果を有している。MTP活性が抑制されると脂質とアセンブリーできなくなったアポリポタンパク質B48は, 短時間のうちにプロテアソームにより分解される。

5) ABCA1

一方, 小腸上皮細胞の基底膜側に局在するABCA1トランスポーターの働きでコレステロールの一部はHDLとして血中に直接分泌される。ABCA1は2261アミノ酸からなり, 12回の膜貫通領域を持ち, 細胞質側には2個所のATP結合領域を有している。ATP分解により得たエネルギーを用いて, コレステロール, リン脂質を排出する。この際に, 脂溶性ビタミンであるビタミンEも同様にしてHDLとして基底膜側から分泌される。実際, ABCA1ノックアウトマウスでは血中のビタミンE濃度は激減している。

(2) 血清脂質の取り込みに関与する因子

1) LDL受容体

家族性高コレステロール血症は, 虚血性心疾患を高頻度に発症する常染色体優性遺伝子疾患である。その原因は, 血中のLDLを取り込むLDL受容体の変異にあり, 取り込み能が著しく低下したためによる, 血清コレステロール値の上昇, 動脈硬化発症を伴う。ヘテロ接合体（遺伝子の片方にだけ変異が認められる）は500人に1人と, もっとも高い頻度の遺伝性疾患である。世界中で300種類を超えるLDL受容体遺伝子変異が見いだされている。

体を構成するほとんどすべての細胞ではLDL受容体を介して, LDLを細胞内に取り込み, そこに含まれるコレステロールを利用している。細胞表面に局在するLDL受容体は839アミノ酸からなる1回膜貫通型膜タンパク質である。N末端を細胞外に突きだし, N末端にはシステイン残基を多く含む7回の繰り返し構造を持ち, この部位でLDL粒子上のアポリポタンパク質B100またはEを結合する。したがって, この領域に変異を持つ人はLDL結合活性が低下もしくは欠如し, 家族性高コレステロール血症になる。

LDL受容体の変異に依存しない家系から見つかった新たな高コレステロール血症の原因遺伝子としてPCSK9 (proprotein convertase

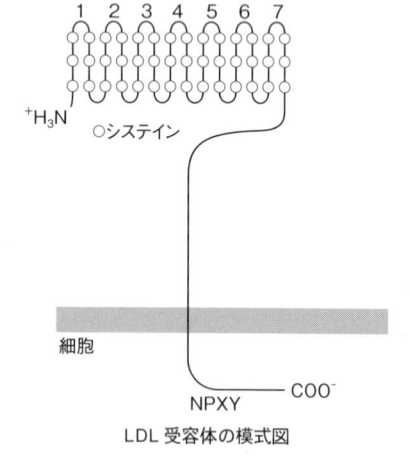

LDL受容体の模式図

> **LDL 受容体とノーベル賞**
>
> LDL 受容体による LDL 取り込み機構，その遺伝子の解析などの業績から，1985 年のノーベル医学・生理学賞はアメリカの若き研究者，Goldstein 博士と Brown 博士に贈られた（44 歳と 45 歳）。両博士は駆け出しの臨床研修医の頃，ボストンで出会い意気投合し，それ以来現在まで 35 年間，共同研究を続けている（2007 年現在）。コレステロールは脂溶性であることから細胞膜を容易に透過できると信じられた時代に，LDL 粒子上のアポタンパク質 B をリガンドとして認識する LDL 受容体による取り込み機構を明らかにした点は，細胞生物学の世界からも評価は高い。同時に，遺伝子解析を駆使し，家族性高コレステロール血症の原因が LDL 受容体の変異に起因することを見事に明らかにした。著者の一人（佐藤）は両博士の元で 4 年間の研究生活を送ったが，科学に対するひたむきさ，執拗さはただただ驚くばかりで，土，日にも研究室に顔を出される勤勉さにも頭が下がる思いであった（ノーベル賞受賞後であったが）。70 歳を超した現在でも興味深い論文を頻繁に発表し（必ず二人で），分子細胞生物学研究のトップランナーとして君臨している巨人である。

subtilisin-like kexin type 9）がある。切断酵素活性を持つ分泌タンパク質であるこの分子は，変異があり活性が上昇すると，細胞表面で LDL 受容体と結合し，細胞内に取り込まれた後に，LDL 受容体を分解することにより，細胞表面の LDL 受容体数を減少させてしまう。一方，酵素活性が低下する変異も見いだされており，この場合には LDL 受容体数は増加して，血中コレステロールは低下する。PCSK 9 の細胞内での分子機能の詳細はまだ不明な点が多く残っている。しかしながら，血中コレステロール値をコントロールする新たな標的として注目を浴びている。

LDL 受容体の C 末端は細胞質側にのびており，ここにはアスパラギン−プロリン−X−チロシン（NPXY）の 4 アミノ酸残基からなる配列が存在する。このような配列は EGF 受容体，インスリン受容体，神経成長因子受容体などの細胞質領域に存在し，受容体の細胞内取り込みに必須であることが示されている。常染色体劣性高コレステロール血症の原因遺伝子として見いだされた ARH（autosomal recessive hypercholesterolemia）は，肝臓において LDL 受容体の NPXY モチーフに結合し，LDL 受容体の細胞内取り込みに関与している。ARH の機能欠損のために高コレステロール血症が引き起こされる。

2) SR-BI

HDL 受容体と想定されている SR-B1 は，509 アミノ酸からなる 2 回膜貫通型タンパク質で，N 末端，C 末端の双方を細胞質側に向き，間の大きなドメインを細胞外に突き出す構造をしている（図 3-5）。HDL 粒子表面に存在するアポリポタンパク質 A-I，A-II，E 等と直接結合する。LDL 受容体は LDL 粒子を結合した後に，受容体-リガンド複合体が細胞内に取り込まれるのに対し，SR-BI は HDL を細胞表面で結合し，HDL 粒子内の脂質を選択的に細胞内に輸送する。SR-BI 遺伝子をノックアウトしたマウスでは，HDL コレステロールの増加が認められる。細胞表面における SR-BI を介した脂質選択輸送の分子機構の詳細は不明な点が多い。

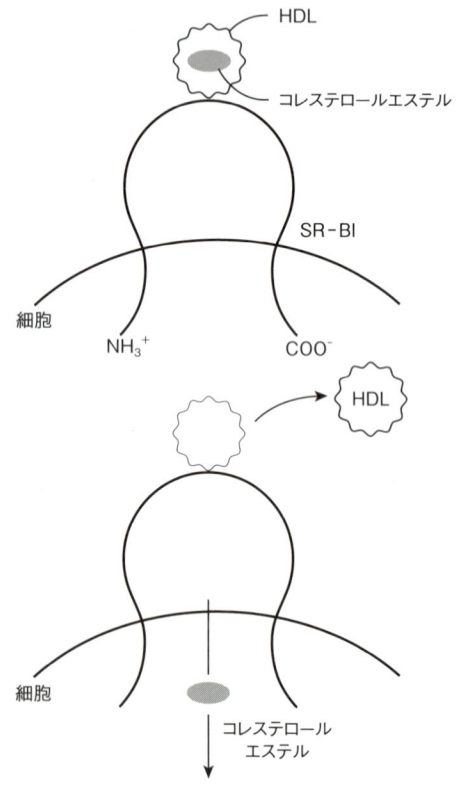

図 3-5　SR-BI を介した HDL コレステロールエステルの取り込み

3-2-2　細胞内コレステロール量の恒常性

細胞膜の構成成分であるコレステロールは，その存在量が厳密に制御されている。我々の体を構成するすべての細胞において，細胞膜には種々の受容体，輸送体，チャンネルが存在し，細胞外と情報伝達，物質輸送を行っている。したがって，細胞膜のコレステロール量が著しく変動して膜の流動性等が変化することは，これら膜タンパク質の正常な機

---

word

小胞体膜コレステロール

細胞を構成する膜の中で，小胞体膜はコレステロール含量が低いことが知られている。従って，細胞内の遊離コレステロール量が増加すると，小胞体膜中コレステロールは急激な増加をして，これを感知するシステムが作動しやすいことが考えられる。HMG CoA 還元酵素，SCAP，ACAT などコレステロールを感知する膜タンパク質の多くは小胞体膜上に局在している。

能を損なわせ，細胞機能の維持にとって危険な状況をもたらす。すべての細胞は自ら30段階近い酵素反応を介してコレステロールを生合成すると同時に，細胞表面のLDL受容体の働きによりLDLを細胞内に取り込み，そこに含まれるコレステロールを活用している。細胞内のコレステロール恒常性を維持するためには，合成経路と取り込み経路の双方を調節することが必要となる。

(1) 転写レベルでの調節

コレステロール合成に関与するほとんどすべての酵素は，細胞内のコレステロール量が低いときには活性が高く，高いときには活性が低い。最終産物コレステロールによる負のフィードバック（ネガティブフィードバックともいう）機構が存在する。酵素活性の変動は，酵素タンパク質量の変動に依存し，さらにそれはmRNA量の変動と連動していた。すなわち，細胞内コレステロール量が多いときには各種酵素遺伝子のmRNA量を低下させるシステムが存在する。

(2) 転写因子SREBPの発見

細胞内のコレステロール量の増減に呼応して，LDL受容体mRNA，コレステロール合成の初期を触媒するHMG CoA合成酵素，HMG CoA還元酵素mRNAが変動することが以前より知られていた。そこでこれらヒト遺伝子の5′上流領域に転写を制御するエレメントが存在することが予想され，解析が進められ，いずれの遺伝子上流域にも5′-ATCACCCCAC-3′様の配列が存在し，このエレメントを介してコレステロール量の変化に応じて転写が制御されることより，SRE（sterol regulatory element）と名付けられた。この配列に変異を入れると遺伝子発現は激減することから，この配列を特異的に認識して転写をスイッチオンする因子の存在が想定された。培養細胞の核抽出物より，この配列に特異的に結合するタンパク質が精製され，SREBP（SRE-binding protein）と命名された。

(3) SREBPの構造と細胞内局在

SREBPはおよそ1140アミノ酸からなり，互いに47％のアミノ酸相同性を示すSREBP-1と-2が存在する。さらにSREBP-1には，5′端あるいは3′端側で起こるスプライシングの違いにより，1a，1b，1cが存在する。後述するが，SREBPは合成後，N末端側が切断され，これが活性型として転写因子として働くことから，核内で転写因子として存在するのは，1a，1cの2種類のアイソフォームである。その違いは，1aのN末端側24アミノ酸が1cには存在しない点である。図3-6にSREBP-1aとSREBP-2のタンパク質構造とその相同性について示した。いずれもN末端に酸性アミノ酸に富む転写活性化領域を有する。

---

word

転写活性化領域

転写因子はDNA結合領域の他に，分子中に転写活性化領域を有している。SREBPの場合は，酸性アミノ酸のクラスター配列であり，その他の転写因子にはグルタミンに富む領域，プロリンに富む領域，セリン／トレオニンに富む領域などがある。この領域を介してコアクチベーターあるいは基本転写因子などと結合して，転写を活性化している。

SREBP-1c は, この活性化領域が短いために, 1a に比べて転写活性が低い. その後方に, 転写因子に見られる bHLH-Zip (basic helix-loop-helix leucine zipper) 領域を持ち, さらにその後方に 2 箇所の疎水性アミノ酸に富んだ膜貫通領域を持つ. 細胞内での局在を調べた実験から, SREBP はその N 末端側と C 末端側を細胞質に突き出す形で小胞体膜, 核膜上に膜タンパク質として存在することが明らかになった.

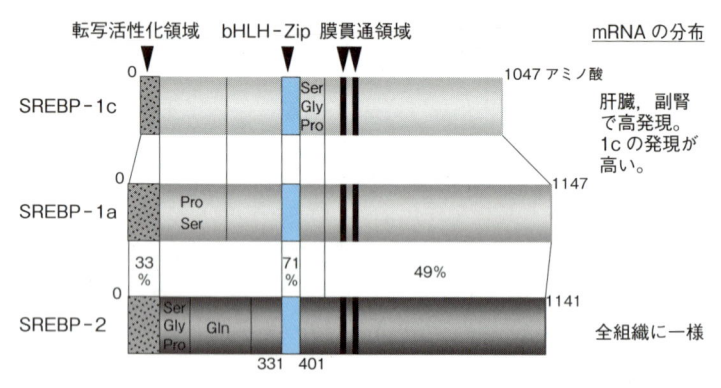

図 3-6 SREBP アイソフォームの構造

(4) プロセシングによる SREBP の活性化

　小胞体膜, 核膜上に存在する SREBP はこのままの形では核内で転写因子として機能する事はできないが, 細胞内のコレステロール量が減少すると小胞体からゴルジへと輸送され, ゴルジ内腔側に突き出たヘアピンループ部位で第 1 段階の切断が行われ, 続いて第 2 段階のプロセッシングが起こり, bHLH-Zip 領域を含む N 末端側が細胞質へと遊離され, これが核へと移行し, 転写因子として LDL 受容体遺伝子等の転写を促進する (図 3-7). 細胞内コレステロールが過剰になると第 1 切断は起こらず, この切断が行われない限り第 2 切断は進行しない結果, N 末端側が切り出されることはなく, 結果的に核内の活性型 SREBP 量は減少し, LDL 受容体遺伝子等の転写は抑制される. また, 第 2 切断は膜貫通領域で起こり, このような切断様式はアルツハイマー病で見られる β-アミロイドペプチド, 分化に関わる転写因子 Notch においても見られるが, これらが同一のシステムで切断を受けるのに対し, SREBP のプロセシングはそれらとは独立したものである. 小胞体膜上において SREBP は別の膜タンパク質と複合体を形成していることが明らかになり, このタンパク質は SCAP (SREBP cleavage-activating protein) と命名された. SCAP は 8 回の膜貫通領域を持ち 1276 アミノ酸からなり, SREBP 同様, 小胞体膜, 核膜上に局在し, SREBP の C 末端側と SCAP の C 末端側に存在する WD Repeat 領域 (GH-X[23-41]-WD からなるおよそ 40 アミノ酸からなる配列の繰り返し. 細胞内でのタン

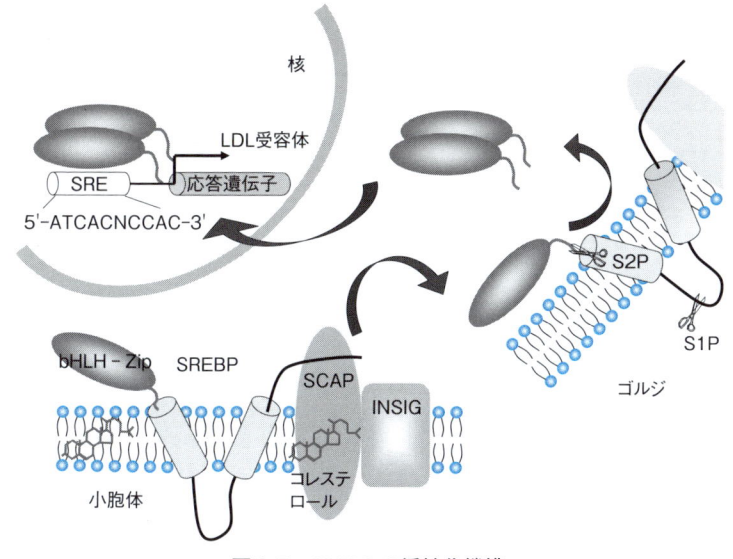

図3-7 SREBPの活性化機構

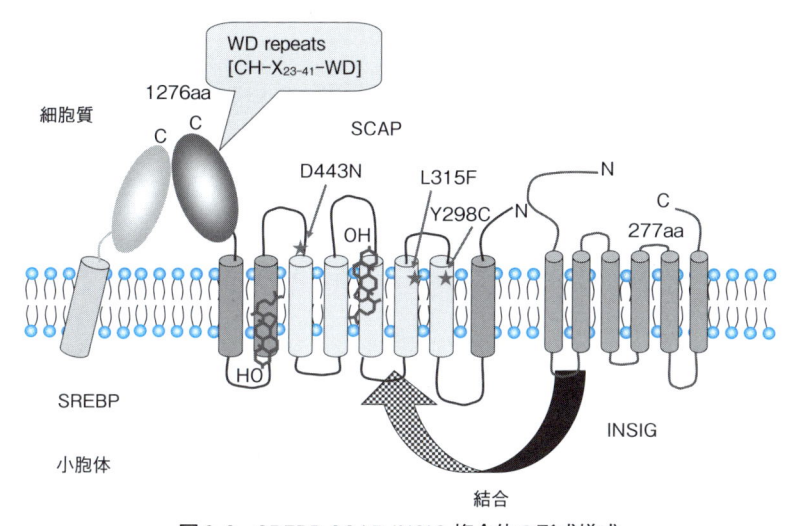

図3-8 SREBP-SCAP-INSIG複合体の形成様式

パク質-タンパク質結合の多くに関与していると考えられている）が直接結合する（図3-8）．SCAPの膜貫通領域は同じく小胞体膜上に存在し，コレステロール合成の律速酵素であるHMG CoA還元酵素のそれと相同性が高い．HMG CoA還元酵素は細胞内のコレステロール量が増加すると速やかに分解され，その結果コレステロール合成のフィードバック調節が行われる．この分解には膜貫通領域が必須で，膜貫通領域にコレステロール量をセンサーする機構が存在すると推察されていた．同様の膜貫通領域を有する複数の膜タンパク質が報告されており，この領域をステロールセンシング領域と呼ぶ．小胞体膜コレステロール量が上昇すると，SCAPはステロールセンシング領域にコレステロールを

結合し，構造を変化させ，第3の小胞体膜タンパク質INSIG (insulin inducing gene) と結合するようになる。これまでにSCAPがコレステロールによる構造変化を受けない変異が見つかっており（図3-8），それら変異はいずれも細胞質側に見られることから（D443N, L315F, Y298C），SCAPは小胞体膜の細胞質側に局在するコレステロールと結合することが予想される。

最初に見つかったINSIGをINSIG-1と呼び，277アミノ酸からなり，6回の膜貫通領域を有することが推定されている。59%の相同性を有したINSIG-2も見いだされており，同様の機能を有するものと考えられている。細胞内のコレステロール量が豊富で，細胞外からLDLを取り込んだり，自らコレステロール合成を必要としないときには，小胞体膜上でSREBP-SCAP-INSIG三量体が形成され，SREBPは活性化されることはない。いったん，細胞内コレステロール量が減少すると，SREBP-SCAP複合体はINSIGと離れ，ゴルジへと輸送され，そこでプロセシングを受け，活性型となる。

SREBPはゴルジにおいて切断を受け，第1切断酵素は1個所の膜貫通領域を持つ膜タンパク質でセリンプロテアーゼ，第2切断酵素は4〜5ヶ所の膜貫通領域を持つ亜鉛メタロプロテアーゼに属する酵素である。両酵素は発見当初，SREBP切断に特異的な酵素と思われていたが，その後の解析から小胞体ストレスで活性化される膜結合型転写因子ATF6の活性化も担う事が明らかにされている。特に第2切断酵素は，膜貫通領域のアミノ酸配列を切断する特徴を持ち，このような膜貫通領域での切断をRIP (regulated intramembrane proteolysis) と呼び，同様の酵素が複数個明らかにされている。

(5) ステロールセンシング領域

SCAPの第2から第6膜貫通領域とコレステロール合成律速酵素HMG CoA還元酵素の同じく第2から第6膜貫通領域は相同性が高く，この領域をステロールセンシング領域と呼ぶ（図3-9）。HMG CoA還元酵素は，小胞体膜のコレステロール量が多いときに速やかに分解される。この際には，ステロールセンシング領域の構造変化を介して，HMG CoA還元酵素がINSIG-1/-2と結合する。INSIG-1/-2はHMG CoA還元酵素と結合した際には，同じく小胞体膜タンパク質であるGp78と呼ばれるユビキチンリガーゼと三量体を形成する。Gp78の作用でHMG CoA還元酵素はユビキチン化され，速やかにプロテアソームにより分解される。細胞内コレステロール量の上昇に対しては，上述した転写レベルでの応答が存在するが，タンパク質分解を介した翻訳後調節は最も迅速にコレステロール合成を低下させる事が可能であり，合成の

---

word

ATF6

小胞体膜を一回貫通する膜タンパク質。小胞体内にミスフォールディングタンパク質が増加したような，いわゆる小胞体ストレスが生じると，ATF6はS1P, S2Pによる切断を受け，活性型が核へ輸送され，ストレス応答遺伝子の発現を亢進させる。糖尿病モデルマウスや肥満マウスで小胞体ストレスが高まっていることが示され，インスリン抵抗性との相関が明らかにされている。

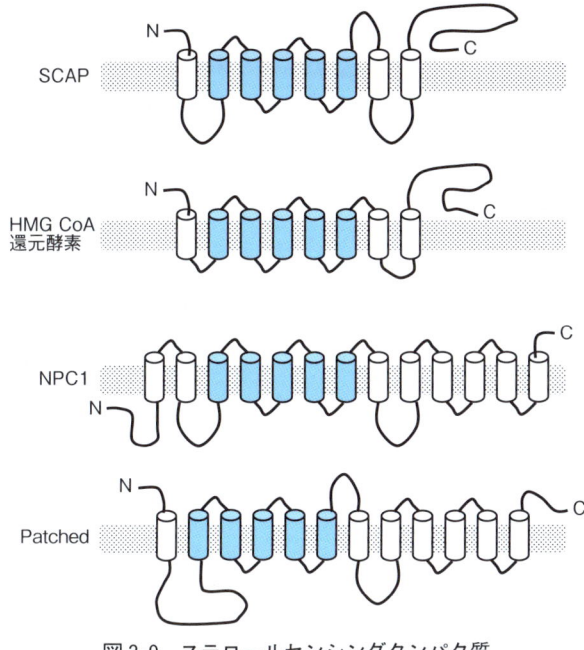

図3-9 ステロールセンシングタンパク質

律速酵素である HMG CoA 還元酵素のみがこのような調節を受ける。

NPC1 はニーマンピック病 C 型の原因遺伝子として発見された。この病気は LDL を細胞内に取り込んだ後に，遊離のコレステロールを細胞内で輸送できず細胞内小胞に蓄積してしまい，利用できない特徴を持つ。小脳失調などの中枢神経症状などを起こし，幼少期に亡くなることが多い。詳細な分子機能の解析が十分に解明されていないが，ステロールセンシング領域が細胞内コレステロール分配にとって重要な役割を演じていることが想像される。Patched はヘッジホッグの受容体である。ヘッジホッグ（脂質の代謝（p. 15）参照）は分泌の過程で C 末端がコレステロール修飾される珍しいタンパク質で，その受容体がステロールセンシング領域を持つことは興味深い。しかし，この領域がどのような機能を発揮しているかについて詳細は明らかにされていない。

(6) SREBP-1, -2 の生理的役割

上述したように SREBP-1, -2 は LDL 受容体遺伝子の SRE 配列に結合する転写因子として発見され，その後いくつかのコレステロール代謝関連遺伝子の転写をも制御する事がわかってきた。それに加えて，脂肪酸合成に関わる酵素，さらに不飽和脂肪酸合成に関与するステアロイル CoA デサチュラーゼ（SCD）も SREBP による転写制御を受けることが明らかになってきた。また，脂肪細胞分化過程で SREBP-1 の転写が亢進し，分化誘導に関与することも明らかにされた。その中で，SREBP-1 は主として脂肪酸代謝に関連する遺伝子群を，SREBP-2 は

---

word

SCD
ステアリン酸の 9-10 位に二重結合を挿入することから，Δ9 不飽和化酵素とも呼ばれる。SCD-1 と -2 が存在し，ステアリン酸からオレイン酸を合成する。ヒトは Δ6，Δ5，Δ4 不飽和化酵素を有している。いずれも脂肪酸の COOH 基から数えて 6，5，4 位に二重結合を挿入する酵素で，9-10 位より上方には二重結合を挿入することはできない。これにより，ある種の不飽和脂肪酸は必須脂肪酸として食事から摂取する必要が出てくる。

コレステロール代謝関連遺伝子群を転写制御する（図3-10）。SREBP-1には2種類のアイソフォームが存在し，体の各組織では主にSREBP-1cを発現している。SREBP-1cは，絶食時には発現が低く，摂食時に発現が亢進する。これはインスリンもしくは血中グルコース濃度上昇が刺激となり，転写を調節していることによる。特に肝臓では，摂食後にSREBP-1c発現は上昇し，それに伴い，種々の脂肪蓄積酵素の発現が亢進する。すなわちエネルギー摂取に伴い，これを効率よくトリグリセリドとして体内に蓄積する方向へと代謝が傾く。SREBP-2の発現はコレステロール量の増減に応答して，自らがその転写を制御する機構により調節されている。

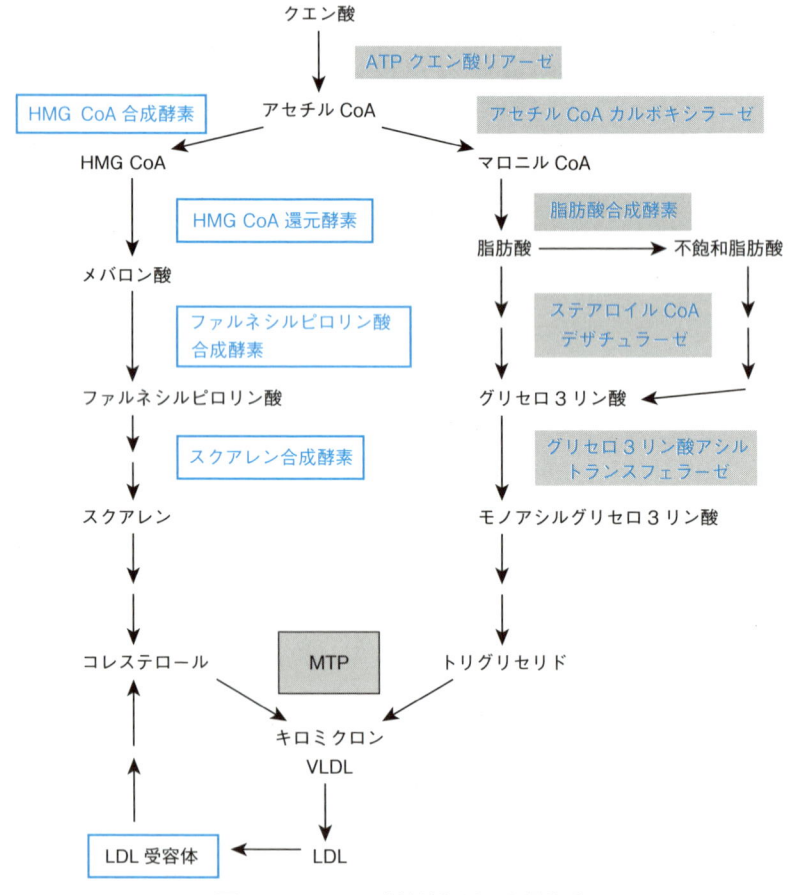

図 3-10 SREBP 応答遺伝子と脂質代謝
SREBP-1 に調節される遺伝子は □，SREBP-2 により調節される遺伝子は □ で示した。MTP は SREBP-1/-2 により負に調節される（□）。

3-2-3 脂質代謝関連遺伝子を制御する因子

肝臓，小腸は脂質代謝の最も活発な臓器であり，それら組織での脂質代謝異常が脂質異常症の発症へとつながることが考えられる。脂質代謝

の主要酵素，受容体の多くは SREBP の制御を受けるが，それ以外にも種々の核内受容体が関与している．肝臓内での SREBP，各種核内受容体の機能相関を図 3-11 にまとめた．

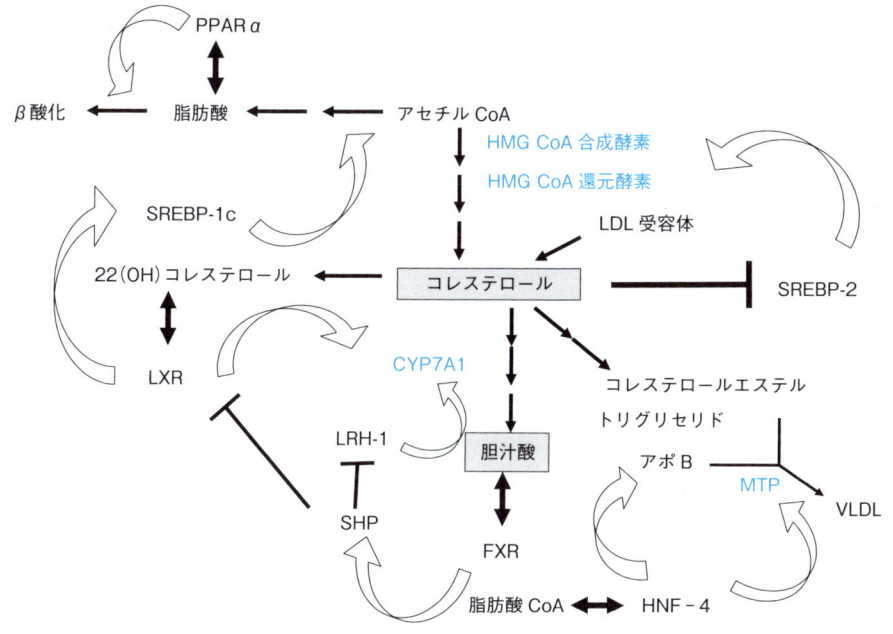

図 3-11 肝臓における SREBP・核内受容体による脂質代謝制御

(1) LXR（liver x receptor）

447 アミノ酸からなるタンパク質で，C 末端領域に酸化コレステロールを結合し，活性化される（図 3-11）．核内では，RXR（retinoid x receptor）とヘテロ二量体を形成し，5′-AGGTCAnnnnAGGTCA-3′ 様の DR-4（direct repeat-4）配列に結合し，応答遺伝子の転写を促進する．肝臓，小腸，脂肪組織に多く発現し，細胞内のコレステロールが上昇すると産生される酸化コレステロールをセンシングして，脂質代謝の調節を行う．構造の酷似した α と β が各組織に発現しており，互いに他を補完する働きをするものと考えられている．応答遺伝子としては，各種 ABC トランスポーターの発現を亢進させ，細胞内からコレステロール排出を促進する．肝臓においては，コレステロール過剰に応じて，胆汁酸異化の律速酵素 CYP7A1 遺伝子の発現を亢進し，胆汁酸合成を高める．しかし，ヒト CYP7A1 遺伝子には LXR 応答配列が見当たらず，異なる機構で胆汁酸合成を促進しているものと考えられている．このように LXR は余剰のコレステロールを感知して，これをクリアランスする方向へと働きかける作用を持つ．同時に，LXR は SREBP-1c 発現を著しく促進し，脂肪酸合成活性を上昇させる．コレステロール過剰に対して，細胞は脂肪酸を用意し，遊離コレステロール

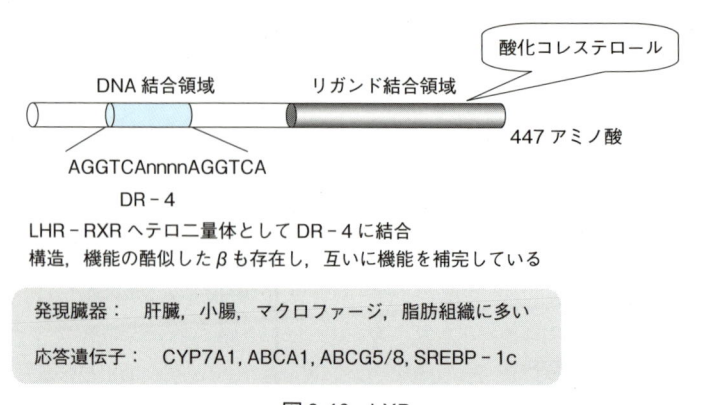

```
                    酸化コレステロール
        DNA結合領域   リガンド結合領域
     ┌──┬──┬──────┬─────┐
     │  │  │      │     │ 447アミノ酸
     └──┴──┴──────┴─────┘
        AGGTCAnnnnAGGTCA
             DR-4
     LHR-RXRヘテロ二量体としてDR-4に結合
     構造,機能の酷似したβも存在し,互いに機能を補完している
```

> 発現臓器： 肝臓,小腸,マクロファージ,脂肪組織に多い
> 応答遺伝子： CYP7A1, ABCA1, ABCG5/8, SREBP-1c

図3-12　LXR

に脂肪酸を付加し,エステル態へと変化させ細胞質内に蓄積させる。遊離コレステロールを細胞膜に大量に留めることは,膜の恒常性維持の観点からも避けなくてはならない。

(2) LRH-1 (liver receptor homolog-1)

559アミノ酸からなり,リン脂質をリガンドとして活性化される(図3-13)。細胞内にはリン脂質は豊富に存在する事から,他の核内受容体とは異なり,リガンドの多少により活性変動しないことが予想される。LRH-1はモノマー(他の核内受容体と複合体を作らない)で機能し,5′-TCAAGGTCA-3′様配列に結合して転写を促進する。LRH-1の応答遺伝子には,CYP7A1,アポリポタンパク質(アポ)A-I,SHP (small heterodimer partner) などがあり,脂質代謝に関連が深い。

word
アポA-I
肝臓などで合成・分泌され,アミノ酸243残基からなるタンパク質。HDLの主要アポリポタンパク質である。細胞表面でABCA1タンパク質と結合し,細胞内から排出されるコレステロール,リン脂質と新生HDLを形成するのに必須。

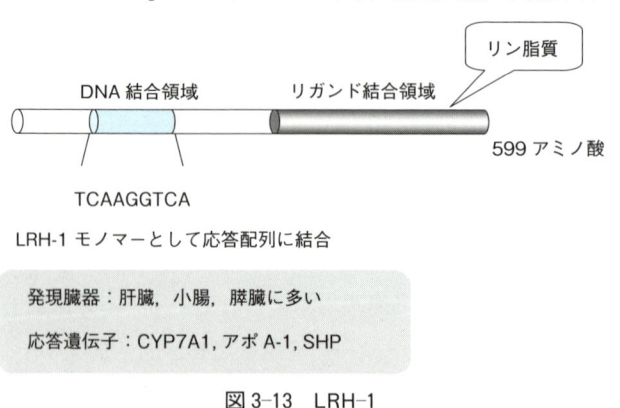

```
                           リン脂質
        DNA結合領域   リガンド結合領域
     ┌──┬──┬──────┬─────┐
     │  │  │      │     │ 599アミノ酸
     └──┴──┴──────┴─────┘
          TCAAGGTCA
     LRH-1 モノマーとして応答配列に結合
```

> 発現臓器：肝臓,小腸,膵臓に多い
> 応答遺伝子：CYP7A1,アポA-1,SHP

図3-13　LRH-1

(3) FXR (farnesoid x receptor)

469アミノ酸からなり,発見当初はコレステロール合成の中間産物であるファルネソイドがリガンドと考えられこのような名前がついた(図3-14)。その後の研究から,胆汁酸がリガンドとして結合し,活性化される事が明らかになった。核内ではRXRとヘテロ二量体で機能し,5′-AGGTCAnTCACCT-3′様のIR-1 (inverted repeat-1) 配列に結合

し，転写を促進する．胆汁酸は肝臓で合成され，胆汁として小腸上部に分泌され，小腸管腔内において食事由来の脂質とミセルを形成し，脂質の消化，吸収を助けている．胆汁酸はグリシンまたはタウリンとの抱合型で合成，分泌され，小腸下部・回腸にはこの抱合型胆汁酸を特異的にとり込む輸送体 IBAT（ileum bile acid transporter）が存在し，分泌された 95％ 近くは吸収され，肝臓へと戻る．このような腸肝循環において，回腸上皮細胞，肝細胞内には FXR が待ち受けており，それぞれの組織で応答遺伝子の発現制御を行う．一方，胆汁酸は低濃度ながら循環血液中にも存在し，他の臓器（例えば脂肪組織）においても存在する FXR のリガンドとして機能する事も考えられるが，主な機能臓器は小腸，肝臓と言える．小腸においては，細胞質の胆汁酸結合タンパク質の発現を亢進させ，胆汁酸の上皮細胞内への輸送に対応している．また，肝臓においては胆管への胆汁酸排出を担う輸送体 BSEP（bile salt export pump）の発現を上昇させる．同時に，同じ核内受容体メンバーの SHP 発現を亢進させ，種々の核内受容体活性を調節する．胆汁酸合成が盛んになり，十分量の胆汁酸が肝臓へと戻ってくると，SHP 発現が上昇し，SHP タンパク質が LRH-1 に結合して LRH-1 転写活性を負に制御し，結果的に CYP7A1 発現が抑制され，ここに胆汁酸による胆汁酸合成経路のネガティブフィードバック機構が成立する（図 3-11 参照）．

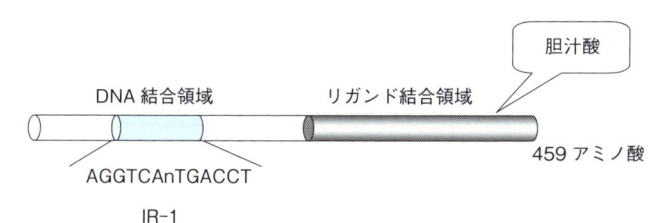

word
IBAT
回腸にのみ発現する，7 回もしくは 9 回膜貫通領域を持つ輸送体．抱合型胆汁酸を認識し，回腸上皮細胞内へと輸送する．

IR-1
FXR-RXR ヘテロ二量体として IR-1 に競合
胆汁酸のケノデオキシコール酸は強力なリガンドであるが，その構造異性体ウルソデオキシコール酸はリガンドとして結合しない．

発現臓器： 肝臓，小腸に多い
応答遺伝子： 回腸胆汁酸結合タンパク質，SHP，BSEP

図 3-14　FXR

FXR の合成リガンドが開発され，ある一定の脂質代謝改善効果を示す事が明らかにされている．また，天然樹脂由来のグーグルステロンにも同様の効果が認められている．

小腸における FXR 応答遺伝子として見いだされた遺伝子の中で，FGF（fibroblast growth factor）19 は特筆すべき機能を有している．FGF は線維芽細胞成長因子として見いだされた 150〜300 アミノ酸から

word
Guggulsterone
紀元前 600 年頃から，民間療法で用いられてきた guggle tree の樹脂成分．FXR リガンド活性を有する．

なる因子で，22のファミリーメンバーからなる（ヒト）。その中で，FGF19（げっ歯類では15），FGF21，FGF23は他とは異なるサブファミリーを形成しており，それぞれホルモン様活性を持つことが知られている。FXRの活性化に伴い遺伝子発現が上昇したFGF19は，血中へと分泌され，肝細胞上のFGF受容体4とβKlothoからなるヘテロ2量体受容体に認識され，細胞内へとシグナルを伝達する。その結果として，胆汁酸合成の律速酵素CYP7A1の遺伝子発現を負に制御する。したがって，胆汁酸による胆汁酸合成のネガティブフィードバック制御は，FXR機能を介して複数の作用点で執り行われていることになる。開発されたFGF15ノックアウトマウスは生後7日までに多くが死んでしまうが，生き残ったマウスの肝臓CYP7A1レベルは高く，糞中胆汁酸排泄量も高い。同様の表現型はFGF受容体4のノックアウトマウスでも認められる。

(4) SHP (small heterodimer partner)

FXRの応答遺伝子として，胆汁酸刺激により発現が亢進する（図3-15）。同時にLRH-1による発現制御も受けている。SHPは48種類存在する核内受容体メンバー中，DNA結合領域を持たない2種類の受容体の一つである。従って，それ自身がDNAの応答配列に結合して，転写を増減させる事はない。通常核内受容体はリガンドを結合して活性化されると，コアクチベーターをリクルートして，転写活性化が生じる。コアクチベータータンパク質は分子内にLXXLL（ロイシンLとそれ以外のアミノ酸x）様配列を持ち，受容体のC末端側と結合する。SHPは分子内に2カ所のLxxLL様配列を持ち，コアクチベーターの代わりに核内受容体と結合し，その転写活性化を抑制する。SHPが転写活性を抑制する受容体として，LXR，LRH-1，HNF-4，RXR，ERなどが挙げられる。したがって，FXRはSHPを介して，他の複数の核内受容体活性を制御する事ができる。また，SHPは発現が亢進する

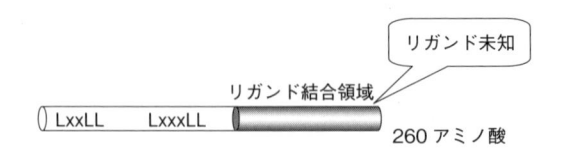

DNA結合の領域を持たず，他の核内受容体に結合して活性を制御する。
2個所のLxxLL様配列を介して，各種核内受容体活性を抑制する

発現臓器： 肝臓，小腸，脾臓に多い
結合核内受容体： LXR，LRH-1，HNF-4，RXR，ER（エストロゲン受容体）など

図3-15 SHP

と，LRH-1 に結合してその活性を抑制し，自らの LRH-1 による発現亢進を負に制御する。したがって，比較的短時間で mRNA 量が増加，減少のパターンを描く，自己制御機構を有している。

(5) HNF-4 (hepatocyte nuclear factor-4)

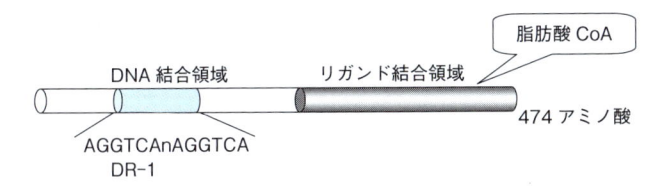

肝臓が発生，分化の過程で形成されるときに，その中心的役割を演じる事から，命名された。2 分子でホモ二量体を形成し，DR-1 配列に結合する（図 3-16）。474 アミノ酸からなり，内因性のリガンドは脂肪酸 CoA と考えられており，細胞内には十分量存在する事から，リガンド量の変動で活性に変化が生じる事は考えにくい。成人の肝臓にも発現しており，肝臓における糖代謝，脂質代謝の制御に関与している。絶食時に糖新生が亢進するが，その主要な酵素である PEPCK，G6Pase はいずれも HNF-4 による発現制御を受ける。脂質代謝に関与する応答遺伝子としては，MTP，アポリポタンパク質 B，C-III，A-IV があげられ，肝臓からのリポタンパク質分泌を包括的に制御している。HNF-4 は SHP による抑制を受ける事から，FXR → SHP → HNF-4 の順で胆汁酸による制御機構が存在する。肝臓のみならず，小腸，膵臓，腎臓においても発現しており，機能している。

図 3-16 HNF-4

HNF-4-HNF-4 ホモ二量体として DR-1 に結合
肝臓の発生，分化に深く関わり，成人体内においては，糖代謝，脂質代謝の制御をする。
発現臓器：肝臓，小腸，膵臓，腎臓に多い
応答遺伝子：MTP，アポ C-III，アポ A-IV，PIPCK，G6Pase など

> **word**
> **アポ C-III**
> 79 アミノ酸からなる，糖タンパク質。肝臓で合成され，VLDL 成分として VLDL 粒子の熟成に関与すると考えられている。血清アポ C-III 濃度は血清トリグリセリド濃度とよく相関する。実際，アポ C-III トランスジェニックマウスでは高トリグリセリド血症をきたす。

> **word**
> **アポ A-IV**
> 376 アミノ酸からなる糖タンパク質。小腸，肝臓で合成されるが，特に小腸での発現が高い。血中では，HDL 成分として，あるいは遊離の形で存在する。顕著な機能が見いだされていない。

(6) PPARα (peroxisome proliferator-activated receptor-α)

げっ歯類に投与すると肝臓のペルオキシソームが増える薬物，ペルオキシソーム増殖剤によって活性化を受ける受容体として発見された。フィブレート剤もその 1 つであり，脂肪酸代謝を高め，脂質異常症治療薬として多用されている。468 アミノ酸からなり，同様の構造をした δ，γ とファミリーを形成している（図 3-17）。核内では RXR とヘテロ二量体を形成し，DR-1 配列に結合する。肝臓，腎臓，小腸，副腎などで発現が高い。内因性のリガンドは厳密には同定されていないが，長鎖脂肪酸，多価不飽和脂肪酸の誘導体，あるいはロイコトリエン B4 などがリ

ガンド活性を持つものと考えられている。肝臓は脂肪酸代謝の主要な臓器であり，脂肪酸をミトコンドリア，ペルオキシソームでβ酸化してエネルギーへと変換する。ペルオキシソームのβ酸化酵素であるAOX (acyl CoA oxidase)，ミトコンドリアのβ酸化酵素であるアシルCoAデヒドロゲナーゼ，アシルCoAアシルトランスフェラーゼなどがPPARαの応答遺伝子である。またミトコンドリア内膜をアシルCoAは透過できないことから，CPT-1（1-2参照）によりアシルカルニチンとして透過する。CPT-1もPPARαの応答遺伝子である。したがってPPARα活性化に伴ってβ酸化システムがフル稼働すると，脂肪酸分解が亢進し，血中トリグリセリド濃度の低下をもたらす。

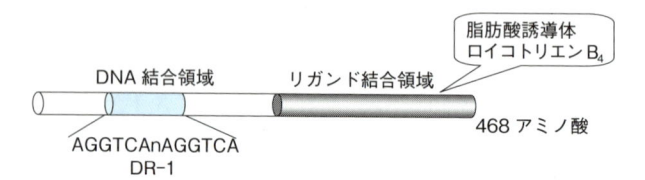

> **word**
> **PPARδ**
> PPARαとはDNA結合領域で88％，リガンド結合領域で73％の相同性を有している。主に骨格筋に発現しており，骨格筋におけるエネルギー代謝に深く関与している。

> **word**
> **PPARγ**
> 脂肪組織に発現し，脂肪細胞分化のマスターレギュレーターである。合成リガンドのチアゾリジン誘導体は，抗糖尿病薬として用いられている。

脂肪酸誘導体 ロイコトリエンB_4
DNA結合領域　リガンド結合領域
AGGTCAnAGGTCA
DR-1
468アミノ酸

PPARα-RXRヘテロ二量体としてDR-1に結合
肝臓において脂肪酸β酸化に関与する遺伝子群の発現を亢進させ，血清トリグリセリド濃度を減少させる働きを持つ。

発現臓器：肝臓，小腸，腎臓，副腎に多い
応答遺伝子：CPT-1，ACO，アシルCoAデヒドロゲナーゼなど

図3-17　PPARα

FXRの応答遺伝子であるFGF19と同じサブファミリーに属するFGF21は，肝臓において核内受容体PPARα（後述）の応答遺伝子の1つである。絶食時，白色脂肪組織から分泌された多量の遊離脂肪酸が肝臓へと運ばれ，PPARαのリガンドとして機能し，多くのPPARα応答遺伝子群の発現が上昇する。FGF21も絶食時に発現が高く，摂食時に低下する。FGF21は血流を介して白色脂肪細胞上のFGF受容体1とβKlothoのヘテロ二量体受容体に結合し，脂肪細胞でのグルコース取り込みを上昇させる。開発されたFGF21トランスジェニックマウスは痩せの表現型を示し，白色脂肪組織で脂肪分解が亢進している。肝臓においてもトリグリセリド量は激減している。一方，FGF21ノックアウトマウスは，脂肪細胞肥大が認められ，脂肪組織での脂肪分解も減少している。それに伴い，血中遊離脂肪酸濃度も低値を示す。

(7) AMPK（AMP-activated protein kinase）

細胞内でATPが消費されAMP濃度が上昇すると活性化されるキナーゼとして本酵素は命名された。つまりエネルギーセンサーとして働き，エネルギー枯渇時にエネルギー産生を導く作用を持つ。細胞内ではα（α1と2），β（β1と2），γ（γ1〜3）サブユニットからなる3量体を

形成し，キナーゼ活性部位を持つαサブユニットの172番目のトレオニン残基がリン酸化されると，キナーゼ活性が促進される（図3-18）。γサブユニットにAMPが結合すると，立体構造の変化が生じ，αサブユニットのリン酸基が脱リン酸化作用を受けにくくなり，活性が維持される。同時に，αサブユニット172番目をリン酸化する，上流に位置するAMPKキナーゼが種々の生理作用，刺激により活性化され，AMPKの活性化は亢進される。

AMPKのリン酸化基質として最も早期に同定された分子が，脂肪酸合成の律速酵素のACC（acetyl CoA carboxylase）である。脂肪酸合成の初発段階は，アセチルCoAからマロニルCoA生成であり，この反応を触媒するACCには互いに約85％のアミノ酸相同性のある，分子量約265 kDaのACC1と約280 kDaのACC2の2種類のアイソザイムが存在する。ACC1は白色脂肪細胞や乳腺など脂質合成が盛んな細胞に多く存在し，ACC2は心筋細胞，骨格筋細胞に多く存在する。また，肝臓には両方のアイソザイムが存在している。ACC2のN末端には114アミノ酸残基からなる疎水性に富んだ配列が付加されており，このドメインがミトコンドリア移行シグナルとして働く（図3-19）。それぞれの生理的役割分担は，ACC1は細胞質においてマロニルCoAを合成し，その後さらに脂肪酸合成酵素の作用で，長鎖脂肪酸合成を促す役割を演じる。一方，ミトコンドリア膜上でACC2はマロニルCoAを生成し，このマロニルCoAは同じくミトコンドリア膜上に局在するCPT1（carnitine palmitoyl transferase 1）に結合し，CPT1による長鎖脂肪

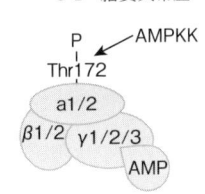

図3-18 三量体形成をするAMPK
AMPKはα，β，γサブユニットからなる三量体を形成する。αサブユニットの172番目のThrがAMPKKによりリン酸化を受けると活性型となる。γサブユニットにAMPが結合すると，リン酸化部位の脱リン酸化が抑制され，活性型が維持されることにより，酵素活性上昇がもたらされる。

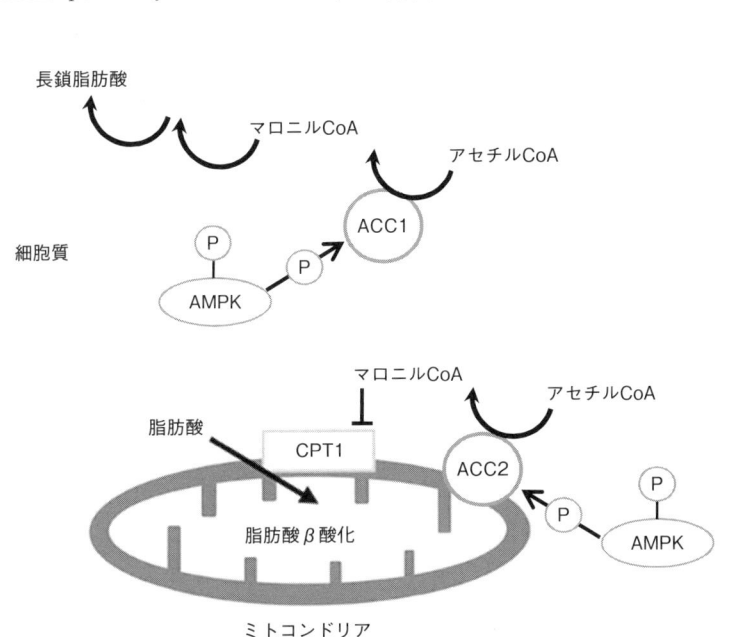

図3-19 AMPKによるACCリン酸化によるβ酸化亢進機構

CoA のミトコンドリア内への輸送を強力に阻害する（図 1-21 参照）。AMPK が活性化されると，ACC1 分子の Ser79，ACC2 分子の Ser221 がそれぞれリン酸化され，カルボキシラーゼ活性は阻害される。ATP が消費され AMP 濃度が上昇するような生理的条件下では，ACC1 活性を介した脂肪酸合成を抑制し，同時に ACC2 活性阻害を介してミトコンドリアにおける長鎖脂肪酸 CoA 取り込みを上昇させ，β 酸化を亢進させる。

AMPK のもう 1 つの基質は，コレステロール合成の律速酵素である HMG CoA 還元酵素である。本酵素は AMPK によりリン酸化され，活性が低下する。HMG CoA 還元酵素は 8 回膜貫通領域の後方に細胞質に C 末端側を突き出す形で小胞体膜上に局在しており，この C 末端側の酵素活性領域のセリン残基が AMPK によりリン酸化されると，酵素活性が低下する。

これらの脂質合成律速酵素の酵素活性を抑制することにより，AMPK は脂肪酸・コレステロール合成を低下，脂肪酸酸化を促進する。

3-2-4　粥状動脈硬化

脂質異常症の結果として，動脈壁に大量の脂肪蓄積を伴う粥状動脈硬化が起こると，心筋梗塞症などの発症原因となる。血中の LDL-コレステロール濃度が上昇すると動脈硬化を引き起こしやすくなる事は疫学的にも確かめられているが，コレステロール濃度は動脈硬化発症の主要なリスクファクターであって，絶対的な決定因子ではない。実験動物でもコレステロール濃度が異常に高くても動脈硬化を発症しにくかったり，一方比較的低い濃度で発症する例も見られる。つまり，粥状動脈硬化は血管を構成する細胞群の相互作用による表現型であり，多くの分子が介在する生理応答の結果ととらえる事ができる。

（1）動脈硬化巣の成因

血管は収縮性に富んでいる必要があり，中膜平滑筋細胞がこれを担っている（図 3-20）。その上部には内皮細胞が一層に敷き詰められており，血管の血液との接触面は内皮細胞により覆われている。体内の全ての血管腔を一層に覆う内皮細胞は，ペプチドホルモン様のエンドセリン等を分泌する巨大な内分泌器官ととらえることができる。内皮細胞表面に血球細胞である単球が結合することから，粥状動脈硬化の進展は始まる。ケモカインの 1 種である MCP-1 (monocyte chemoattractant protein-1) の濃度勾配に従い，単球は内皮細胞間隙から内皮細胞下へと浸潤する。単球はその後，種々の刺激に応答してマクロファージへと分化する。動脈硬化発症には，LDL が活性酸素などで脂質過酸化を受

日本で開発された脂質異常症治療薬スタチン

現在，医薬事業はグローバルに展開されているが，以前は薬価に保護された国内産業的な色彩が強かった。従って，日本では世界に先駆けた医薬品開発は数えるほどであった。そのなかで，脂質異常症治療のスタチンは日本発の治療薬として評価が高い。青カビ抽出物から発見されたコンパクチンは，第 2 のペニシリンとも呼ばれ，その誘導体はスタチンと称され，現在世界で毎日 3000 万人が服用している。ここ数年，世界の医薬品売り上げ高トップに位置し，トップテンの上位を数種のスタチンが占めている。スタチンはコレステロール合成経路の律速酵素 HMG CoA 還元酵素阻害剤である。脂質代謝の盛んな肝臓でこの阻害剤が機能すると，肝臓内のコレステロールが減少し，これに応じて LDL 受容体の発現が亢進し，血液中の LDL が効率よく取り込まれ，脂質異常症の改善に効果を来すと考えられている。

スタチン発見者である遠藤章博士は，自著『新薬スタチンの発見』（岩波科学ライブラリー）の中で，発見，開発の苦労の過程を克明に語っている。開発した薬がラットに投与しても効き目が見られず開発が頓挫したり（あとでニワトリ，犬では劇的な効果が認められる），毒性の疑いがかけられたり（著しい高濃度投与が原因であった），海外大手製薬会社の横やりが入ったりと，新薬開発はいばらの道である。博士の業績に対する評価は，海外で高く（国内でも），数々の名だたる国際賞を手にされている。斬新なアイデアに基づき，はじめに何かを発見した人に正当な評価を下すのは，田中耕一博士のノーベル賞受賞で記憶に新しいが，グローバルスタンダードと言える。

---

word

エンドセリン
血管内皮細胞が分泌する，血管収縮性を有する生理活性ペプチド。21 アミノ酸からなり，血管収縮性以外にも多彩な生理作用を持つ。

けた酸化 LDL が深く関与している。LDL に含まれるリノール酸が過酸化を受け，9-HODE (hydroxyoctadecadienoic acid)，13-HODE が生成され，これらが核内受容体 PPARγ のリガンドとして単球からマクロファージへの分化を促進し，さらにはマクロファージ上に酸化 LDL 取り込みに関与する種々の受容体発現を亢進させ，動脈硬化巣形成を促進すると考えられている。

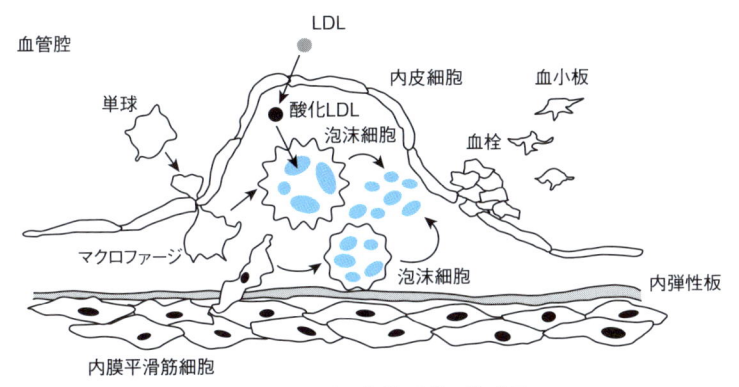

図 3-20 動脈硬化巣形成の模式図

マクロファージ上に発現する酸化 LDL 取り込みに関与する受容体として，SR-AI (scavenger receptor AI)，CD36，LOX-1 などが見いだされ，それぞれが総合的に種々の酸化 LDL 取り込みに関与する。こうして内皮下に酸化 LDL を猛然と取り込むマクロファージが集中して，細胞内に脂肪を蓄積する。このような細胞を泡沫細胞と呼ぶ。大量の脂質を溜め込んだマクロファージは脂質を処理しきれなくなり，一部は細胞破壊を起こし，内容物である脂質を細胞間隙へとまき散らす。さらに，内弾性板の下方に整然と並んでいた収縮型の中膜平滑筋細胞も様々な刺激により，内弾性板上方へと遊走し，増殖型に姿を変え，マクロファージ同様に酸化 LDL を取り込み，泡沫細胞へと変化する。こうした，マクロファージ起源，平滑筋細胞起源の泡沫細胞，それらの間隙に大量の脂質が蓄積し，こぶ状になったものが動脈硬化巣である。このこぶ状のものが肥厚し，血液が流れる空間を著しく狭窄する。さらにこぶ状の一部が破裂し，そこに血小板が付着する血栓形成が血流遮断の大きな原因となり，心筋梗塞を引き起こす。

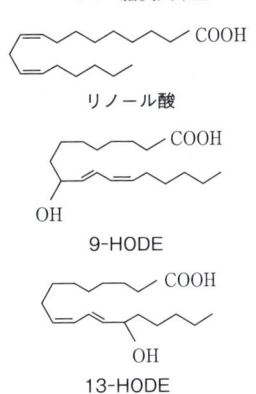

狭心症と心筋梗塞

心臓に血液，栄養を送る冠動脈に動脈硬化が生じ，血液の流れが悪くなり，一時的に心筋が酸欠状態を起こすのを狭心症と呼ぶ。さらに冠動脈に血栓が生じ，閉塞部以降に血液が行かなくなると，その部分はやがて壊死する（心筋梗塞）。こうしてポンプ活性が失調すると，死を招く。狭心症を経験せずに突然心筋梗塞を招く例も 30% 程度ある。両者を総称して，虚血性心疾患と呼ぶ。

3–3 肥　満

3–1　肥満とは

　肥満とは，脂肪細胞がエネルギーを過剰に蓄積した状態をさしている。ヒトは約60兆個の細胞よりなるが，そのうち脂肪組織に存在する脂肪細胞の数は300億個程度といわれている。成人になって，過剰のエネルギー摂取（食べ過ぎ）や運動不足により，中性脂肪を溜め込んで，個々の脂肪細胞が肥大化することが肥満と考えられている。この脂肪細胞の数は幼少の頃に決定すると考えられており，幼少期に過剰のエネルギーを摂取すると，前駆脂肪細胞から成熟脂肪細胞への分化が進み，その数は600億個に達するといわれる。しかし，最近の研究により，成人になってからでも，新たな脂肪細胞分化が起こることが報告された。従って，肥満形成の仕方には，脂肪細胞の肥大化（hypertrophy）と脂肪細胞の数の増加（hyperplasia）の双方が重要であると現在では考えられている。

　ここで計算をしてみよう。ヒトの全身の細胞の数は60兆個であるが，そのうちの300億個が脂肪細胞だとすると，脂肪細胞の数に比率は0.05％にすぎない。しかし，脂肪重量比率は一般人で20％前後，肥満者では40％にも達する。すなわち，標準的な成人でも10 kg以上，太っている人では30 kg以上にもなる。このように，細胞の数と重さが全く一致しない。その理由は，白色脂肪細胞の直径が10 μm から140 μm と大きなばらつきがあるからであるが，これほど大きさにばらつきのある細胞は他にはない。標準的な脂肪細胞の直径は70 μm 前後，肥大化すると140 μm といわれるが，たった2倍の違いと思ってはいけない。脂肪細胞はピンポン球のような形をしていると考えてよいが，球の体積を求める公式を思い出してみよう。径が2倍になると，体積は8倍に増える。個人が300億個の脂肪細胞を持っているか，600億個持っているかによってさらにその差は広がる。このように，脂肪細胞の肥大化と数の増加（新たな分化）がいかに大きな影響力を持っているか容易に理解できよう。以上の概略を図3–21 にまとめた。

　成人になってから新たに脂肪細胞ができる場合，その細胞の起源はどこにあるのであろうか。図3–22 に示したように，脂肪組織には成熟脂肪細胞がぎっしり詰まっているが，その隙間に前駆脂肪細胞が存在するといわれている。これらが外界からの刺激（シグナル）に対応して新た

---

word

前駆細胞
ある細胞（たとえば脂肪細胞）に前の段階の細胞を前駆細胞とよぶ。この時，分化してどのような細胞になるか決定している場合（たとえば脂肪細胞になることが運命付けられている場合），そのような細胞を前駆脂肪細胞とよんでいる。それ以前の段階の脂肪細胞を脂肪芽細胞といい，その前の段階の細胞を幹細胞という（126頁参照）。神経細胞や骨の細胞も同様に前駆細胞から分化して出来上がる。このように，分化の過程で行き先が運命付けられるポイントをコミットメント（commitment）とよんでいる。関所のようなものである。従って，この関所を通過するか否かを決定する因子の単離・解析は，細胞の分化機構を解明する大きな手がかりとなる。

---

word

Hypertrophy と Hyperplasia
Hypertrophy は，細胞数自体は変化せず，個々の細胞が大きくなる（肥大化する）ことをいう。Hyperplasia は，増殖して細胞数が増加すること。脂肪細胞の場合には，脂肪滴を溜め込んだ成熟脂肪細胞自身が増殖するわけではなく，前駆脂肪細胞が分化した結果，成熟脂肪細胞の数が増加する。

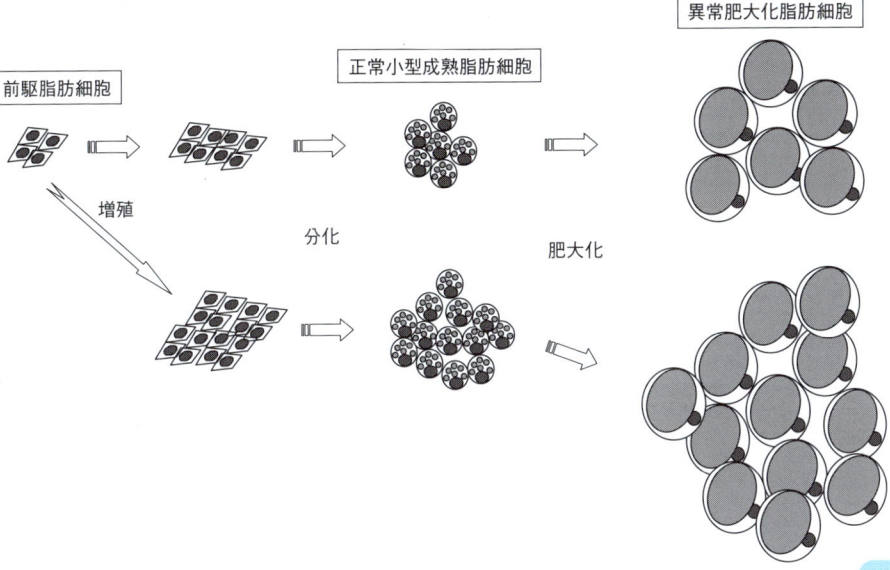

図 3-21 脂肪細胞の分化と肥大化

脂肪細胞は前駆脂肪細胞が分化し，小型の成熟脂肪細胞となる。過剰のエネルギー摂取などにより肥大化し異常を示す（上段）。幼少期にエネルギーを過剰に摂取すると，前駆脂肪細胞が増殖し数が増加し，多くの成熟脂肪細胞ができる。その数は600億個にも達し，肥大化した場合はその個体においてかなりの体積と重量をしめることになる（下段）。

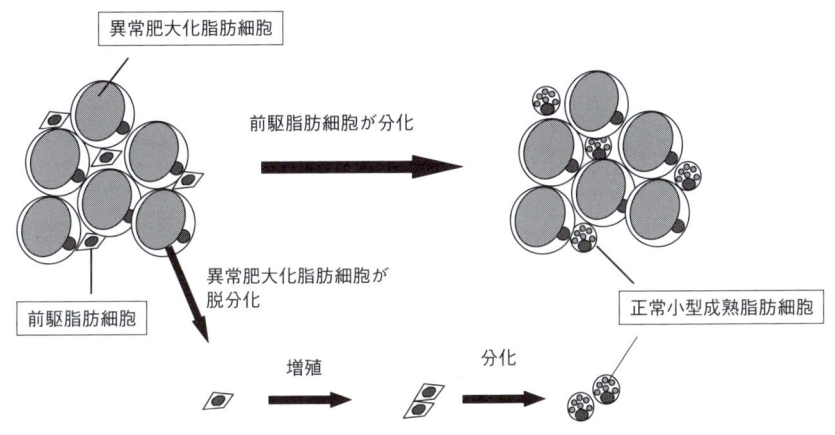

図 3-22 成人になってから新たに脂肪細胞ができる場合

成人の脂肪組織には，成熟脂肪細胞の隙間に前駆脂肪細胞が存在し，状況に応じて分化し新たに成熟脂肪細胞となる（上段）。一方，肥大化した成熟脂肪細胞が脱分化し，増殖後分化する説も報告されている。

> **word**
> **脂肪組織構成細胞**
> 脂肪組織は，脂肪滴を溜め込んだ成熟脂肪細胞（正常の大きさの小型成熟脂肪細胞と肥大化した成熟脂肪細胞）のみで成り立っているわけではない。脂肪組織をコラゲナーゼでばらばらにした後遠心分離により分画すると，これら成熟脂肪細胞画分と非成熟脂肪細胞画分（stromal-vascular fraction, SVF）の2つの画分に分離できる。この画分には，前駆脂肪細胞，血管構成細胞，マクロファージ，線維芽細胞などが含まれている。脂肪細胞の肥大化や体脂肪量の増加には，脂肪組織に浸潤するマクロファージの存在が重要であることが最近明らかになり，脂肪組織における炎症反応が注目されている。

に脂肪細胞に分化すると考えられている。脂肪細胞分化の分子機構については後述する。一方，肥大化した脂肪細胞が，脱分化→増殖→分化により，脂肪細胞の数が増加する説も提唱されている。まだ不明な点は残されているものの，脂肪細胞の生体内運命を考える上で興味深い。

3-3-2 脂肪細胞の肥大化

脂肪細胞は，細胞内に中性脂肪である脂肪滴を過剰に蓄積することに

> **word**
> **脂肪滴**
> 通常白色脂肪細胞は，1つの細胞の中に1つの脂肪滴（単房性脂肪滴）を有している。脂肪組織の主成分は脂質である。普通の細胞の場合，重量比では水分が圧倒的に多いが，脂肪細胞では水分をはるかにしのぐ脂質が含まれている。その脂質の90％以上はトリグリセリドである。

より肥大化する。ではその機構はどのようになっているのであろうか。脂質の代謝の項を復習しよう。中性脂肪は，トリグリセリドであり，食事中の脂質の大部分を占める。摂取すると，消化，吸収，再構成を経て，脂肪組織に貯えられる。エネルギーの過剰摂取や運動不足により，脂肪細胞中の中性脂肪を消費しない場合は貯えるのみとなり，肥大化の方向へ進む。脂肪細胞肥大化は，このように受動的にトリグリセリドを貯留するのみとも考えられるが，脂肪細胞自身がより積極的に貯留する機能を有しているかもしれない。脂肪萎縮症（脂肪組織が欠如する症状で糖尿病を呈する）研究の成果により，中性脂肪蓄積に重要な役割を果たす酵素が明らかとなった。AGPAT2（1-acylglycerol-3-phosphate-O-acyltransferase 2）は，リゾホスファチジン酸をアシル化し，ホスファチジン酸に変換し，トリグリセリドの合成に重要な酵素である。この酵素に変異のある患者は，中性脂肪が蓄積できず，全身性脂肪萎縮症を示す。後述する脂肪細胞分化過程において，AGPAT2は，顕著に発現が増大する。発現を人為的に抑制すると脂肪滴の蓄積は著しく阻害される。これらの結果より，AGPAT2が脂肪細胞内において，肥大化に重要な役割を果たしている可能性が高い。

3-3-3 脂肪細胞の分化機構

脂肪細胞は幼少期の頃に数が決定し，約300億個に達する。その時，過剰の栄養摂取などにより約600億個に達することもあるし，成人になってからでも新たに前駆脂肪細胞が分化し成熟脂肪細胞が出現することは前述の通りである。では，脂肪細胞分化の分子機構はどのように制御されているのであろうか。脂肪細胞は中胚葉間葉系の幹細胞から分化する。軟骨細胞，骨芽細胞，破骨細胞などの骨細胞や筋細胞とかなり近い関係にあり，幹細胞から脂肪芽細胞，前駆脂肪細胞を経て脂肪細胞へ分化することが知られている。幹細胞から前駆脂肪細胞までに至る分化機構については不明な点が多いが，前駆脂肪細胞から成熟脂肪細胞へ分化する機構は近年の研究により明らかにされつつある。その過程の概略を図3-21に示した。脂肪細胞の分化には3種類の転写因子が重要な役割を果たしている。それらは，PPARγ，C/EBPファミリーおよびSREBP-1である。SREBP-1については，脂質異常症の分子生物学の項で詳述しているので，本稿ではPPARγ，C/EBPファミリーについて述べる。

(1) PPARγ

PPARγには，PPARγ1，PPARγ2のアイソフォームが知られている。同じ遺伝子から転写されるものの，異なるプロモーターを使用する。

---

word

脂肪萎縮症

脂肪萎縮症（リポジストロフィー）は，先天的または後天的要因により脂肪組織が欠如または萎縮する病気である。全身で脂肪組織が欠如する全身性脂肪萎縮症と，下肢など場所が部分的に限定された部分性脂肪萎縮症が知られている。いずれも，インスリン抵抗性により糖尿病や脂肪肝などの症状を示す。先天性脂肪萎縮症では，AGPAT2などいくつかの原因遺伝子が同定・単離されその発症機構が解明されつつある。後天性脂肪萎縮症では，ウイルス感染などの関与が指摘されている。

word

アイソフォーム

一般に，1つの遺伝子から複数の異なるタンパク質が生成される時，それらをアイソフォームとよぶ。選択的スプライシング（61頁参照）などがその主な要因であるが，PPARγのように異なるプロモーターが使用されることによってもアイソフォームが生じる。

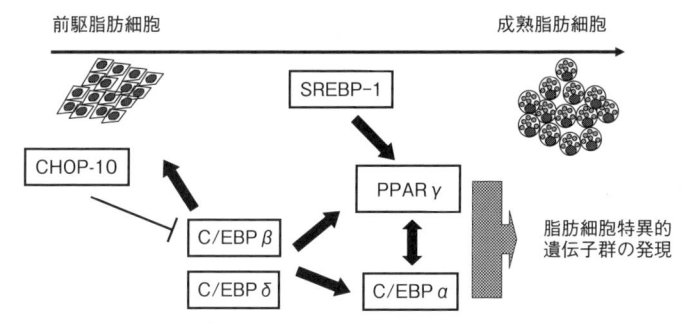

図3-23 脂肪細胞分化における転写因子群のシグナル伝達ネットワーク

PPARγ1は，より上流のプロモーターを使用するが，5'-UTRの関係から，エキソン4から，PPARγ2はエキソン3から翻訳が開始される。PPARγ2のN末端はPPARγ1よりも30塩基（エキソン3の翻訳部分に相当する）だけ長い。翻訳のフレームが一致し，エキソン4-9を全く同様に用いるため，それ以外のアミノ酸配列は同一である。異なるプロモーターを使用するため，発現臓器は大きく異なり，PPARγ2は脂肪組織に特異的に発現するのに対して，PPARγ1は，大腸，小腸，マクロファージ，リンパ球などで発現している。

脂肪細胞分化に重要な役割を果たしているのは，PPARγ2である。PPARγ2は脂肪細胞分化の中期以降に発現が上昇し，RXRとヘテロダイマーを形成しDR1であるPPRE（PPAR responsive element, 74頁，図2-25参照）に結合することにより，標的遺伝子群の発現を引き起こし前駆脂肪細胞を成熟脂肪細胞へと分化させる（図3-24）。PPARγ2は，後述のC/EBPβおよびC/EBPδによって誘導されると共に，これらによって誘導されPPARγ2と同時期に発現が上昇するC/EBPαによっても誘導される。逆にPPARγ2はC/EBPαの発現を制御し，それぞれお互いに発現制御しあうネットワークを形成している（図3-23）。プロスタグランディンの代謝物である，15-deoxy-Δ12, 14-pros-

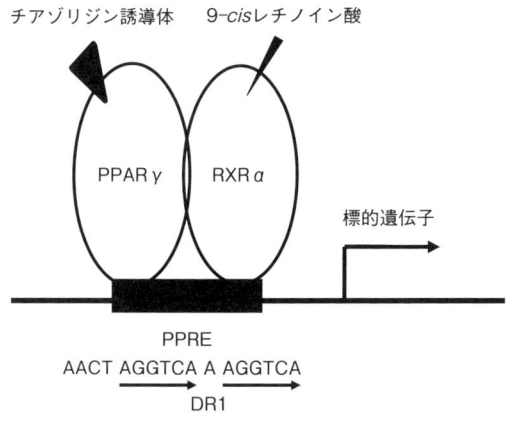

図3-24 PPARγによる標的遺伝子活性化の模式図

taglandin J2（15d-PGJ2）や酸化 LDL に含まれるリノール酸酸化代謝物である 9-hydroxyoctadecanoic acid（9-HODE）や 13-HODE（109 頁参照）が PPARγ2 の内因性のリガンドとして知られているが，結合定数の低さなどもあり実際にどの程度生体内で機能しているか不明な点も多い．一方，合成リガンドであるチアゾリジン誘導体は極めて効率良く PPARγ2 遺伝子を活性化する．

　チアゾリジン誘導体は，PPARγ に強く結合する合成リガンドであるが，インスリン抵抗性を改善する糖尿病治療薬として注目されている．チアゾリジン誘導体として，ロジグリタゾン，トログリタゾン，ピオグリタゾンが良く知られている（図3-25）．論文で良く登場する BRL 49653 はロジグリタゾンのことである．チアゾリジン誘導体の開発は，PPAR とは全く無関係にインスリン抵抗性改善薬として世界の製薬企業が競争していた．その中で，わが国で開発されたトログリタゾンは，1987 年には第 1 相試験が開始され，1998 年には第 2 相試験が行われ，血糖低下作用，高インスリン血症の改善が認められた．1991 年の第 3 相試験を経て，1997 年に日米両国で発売になった．高い効果を示す画期的な新薬として多くの糖尿病患者に使用されたが，重大な肝機能障害の副作用により 2000 年に販売中止となった．一方，ほぼ併行して開発中のピオグリタゾン（これもわが国で開発）も 1999 年に販売が開始され，多くの糖尿病患者に使用されている．もちろん，トログリタゾンとの構造類似性，PPARγ への結合特異性などを考慮し，肝機能障害などの副作用に十分な注意を払いながら服用されている．

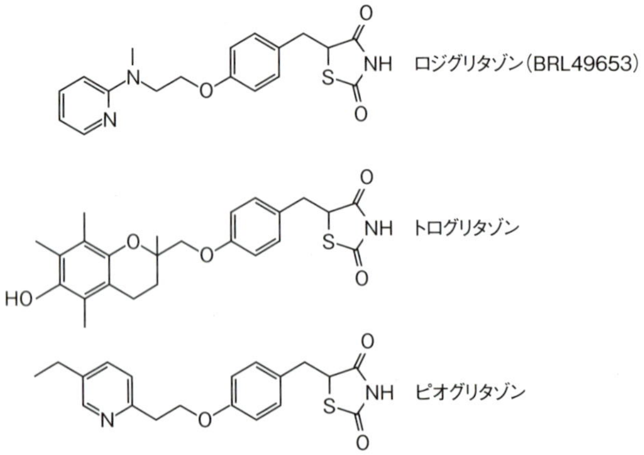

> **word**
> **インスリン抵抗性**
> インスリンが分泌されていてもシグナルが十分に伝達されず．作用が低下している状態を指す．2 型糖尿病において重大な問題となっている．133 頁参照．

> **word**
> **第 1 相試験，第 2 相試験，第 3 相試験**
> それぞれ，Phase I，Phase II，Phase III ともいい，薬が世に出るまでの試験法である．第 1 相試験は，ヒトへの適用を初めて検討する臨床試験である．通常，健康な男性を対象として，ヒトにおける安全性を検討したり，薬物動態を検討する．第 2 相試験では，対象を少人数の患者とし，治療薬の有効性，安全性および薬物動態等を試験する．患者に対して投与する初めのステップであり，安全性に十分な配慮が必要である．第 2 相試験の後期においては，第 3 相試験に向けて，至適および有効薬容量の設定や副作用の探索，長期投与試験などを行う．これらの結果をもとに，第 3 相試験では，多数の患者を対象に治療薬の有効性を二重盲検法により行う．このように 3 段階の厳密な試験を経て新薬が承認される．なお，承認・発売開始後も調査は続行されるが，この市販後臨床試験は第 4 相試験（Phase IV）とよばれている．

図 3-25　チアゾリジン誘導体の構造
PPARγ のリガンドとして作用するチアゾリジン誘導体の代表例．PPARγ を活性化する強さは，インスリン抵抗性改善薬として市販されているピオグリタゾンを 1 とすると，トログリタゾンは 1.4 倍，ロジグリタゾンは 7 倍程度といわれている．

　チアゾリジン誘導体が PPAR のリガンドとして脂肪細胞分化に関わることとインスリン抵抗性を改善することとはどのように関連するので

あろうか。糖尿病患者では，成熟脂肪細胞は肥大化し，インスリン抵抗性を惹起するTNF-αやレジスチンなどの発現が上昇している。チアゾリジン誘導体を投与することにより，前駆脂肪細胞の分化を促し，正常な大きさで正常の機能を有する小型成熟脂肪細胞を増やすと共に，肥大化した大型脂肪細胞のアポトーシスを促進することにより，インスリン抵抗性を改善すると考えられている。一方，PPARγについて，そのヘテロノックアウトマウスを用いた検討により興味ある知見が得られている。すなわち，野生型マウスに高脂肪食を与えると，脂肪細胞の肥大化ならびに脂肪の蓄積が増大しインスリン抵抗性が惹起される。PPARγヘテロノックアウトマウスを用いて同様の実験を行うと，これらはいずれも抑制された。この結果は，PPARγ自体は，脂肪細胞の分化に関わると共にインスリン抵抗性形成の原因ともなるものであり極めて興味深い。このように，PPARγ遺伝子はいわゆる倹約遺伝子（thrifty gene）の一つと考えられ，昔の飢餓状態では有利に働いていたものの，飽食の時代（もちろん地球上には飢餓に苦しむ地域も多く存在する）といわれる現代社会においては，PPARγ遺伝子は不利に働いているようである。後述するように民族において遺伝子に若干の相違が見られ，インスリン抵抗性獲得のしやすさにも民族差が生じている。

(2) C/EBPファミリー

脂肪細胞分化を制御する最も重要な転写因子はPPARγであり，PPARγが東の横綱とすると，C/EBPα（CCAAT/enhancer-binding protein α）は西の横綱であり，C/EBPβやC/EBPδは大関格といえる。現在では図2-12のように6種類のC/EBPファミリーが知られているが，そのうちCHOP-10を加えた4種類が脂肪細胞分化に重要な役割を果たしていると考えられている。

脂肪細胞分化の研究に良く使用されるマウス3T3-L1前駆脂肪細胞株においてC/EBPαの発現を抑制すると分化が阻害されたこと，さらに，通常では脂肪細胞に分化しないマウス線維芽細胞にC/EBPαを強制発現させると脂肪細胞に分化したことから，C/EBPαはPPARγと並んで脂肪細胞分化のマスターレギュレーターであると考えられている。では，脂肪細胞分化には，PPARγおよびC/EBPαの2つの経路が存在するのであろうか。この疑問は，PPARγのホモノックアウトマウスが胚性致死であることからしばらく不明であったが，ヘテロノックアウトマウスから調製したMEF（mouse embryonic fibroblasts）とCre/loxPシステムを利用した巧妙な解析がなされた結果，脂肪細胞の分化はPPARγの経路が唯一の経路であり，C/EBPαの経路はPPARγ経路に集約されることが明らかとなった。その際，終末分化において，C/

---

word

ノックアウトマウス
遺伝子組換え法により，目的の遺伝子を破壊した変異マウスをノックアウトマウスとよぶ。標的遺伝子そのものをターゲットにして破壊しているため，遺伝子ターゲティングマウスまたは遺伝子破壊マウスともいう。片方の染色体上の遺伝子を破壊したマウスをヘテロノックアウトマウス，両方の染色体上の遺伝子を破壊したマウスをホモノックアウトマウスという。遺伝子の機能を知るうえで極めて有用な手段である。その遺伝子が生存に必須の遺伝子である場合には，ホモノックアウトマウスは生まれない。このような遺伝子を致死遺伝子（lethal gene）という。胚から胎児に成長する過程で重要な役割を果たすため，胚の途中で成長が止まり死に至る胚性致死の遺伝子も多く知られている。

word

倹約遺伝子（thrifty gene）
エネルギー消費を抑え，蓄積する方向に働く遺伝子をさす。逆にエネルギーを消費する方向に働く遺伝子を消費遺伝子という。SNP（77頁参照）の違いにより，個人個人で基礎代謝量にも大きな違いが生じるといわれている。日本人には，倹約遺伝子が特に倹約の方向に進むSNPを持っている例が多い。現代では損な遺伝子かもしれないが，もともとはいかなる飢餓にも耐えうるような力強い遺伝子と考えた方が良いかもしれない。

word

マウス3T3-L1細胞
スイスマウスから樹立された株化細胞株Swiss/3T3から，脂肪細胞に分化する細胞株として単離された線維芽細胞である。分化させると脂肪細胞になることが運命つけられている（コミットメントされている）ため，前駆脂肪細胞株という。脂肪細胞分化の実験に汎用されている細胞株である。

> **word**
> Cre/loxP システム
> Cre リコンビナーゼとその認識配列である loxP を利用して，組織特異的，細胞特異的に遺伝子をノックアウトする手段。

> **word**
> autoregulation
> 転写因子においては，その因子の遺伝子プロモーター上に，自分自身の結合配列を持つ場合がある。その場合，転写・翻訳されて生成した転写因子が，自分自身のプロモーターに結合し，さらにその転写活性を上げる。このような制御機構を autoregulation という。

> **word**
> ヒストン脱アセチル化酵素
> 76 頁参照

EBPα は PPARγ のプロモーターに結合し，その発現を維持するのに重要であること，C/EBPα 自身のプロモーターにも結合し autoregulation により C/EBPα の高発現を維持していることも明らかとなった。そして，aP2，レプチンなど脂肪細胞特異的な遺伝子群の発現を制御すると共に，インスリン受容体や IRS-1（insulin receptor substrate 1）の発現を制御することによりインスリン感受性に大きな役割を果たしていると考えられている。

脂肪細胞分化においては，PPARγ および C/EBPα が最も重要な転写因子であるが，それらの発現は分化誘導 2 日目頃から上昇する。この PPARγ および C/EBPα の発現上昇に C/EBPβ と C/EBPδ が重要な役割を果たしている。分化誘導後，極めて早い時期に C/EBPβ と C/EBPδ の発現が上昇する。C/EBPβ は，PPARγ および C/EBPα のプロモーター部位に結合し発現を上昇させる。C/EBPδ も同様な作用を有していると考えられている（図 3-23）。

最近の研究により，C/EBPα の発現制御は，より複雑であることがわかりつつある。すなわち，通常は脂肪細胞に分化しない線維芽細胞に C/EBPβ を強制発現させると，PPARγ の発現と共に脂肪細胞への分化が観察される。しかしこの時，C/EBPα は発現しないことが知られている。この系に PPARγ のリガンドを添加すると C/EBPβ の発現も観察される。この結果は以下のように説明されている。C/EBPβ が発現すると C/EBPα のプロモーターに結合するものの，ヒストン脱アセチル化酵素である HDAC1（histone deacetylase 1）が結合し不活性化状態にあり，PPARγ が結合してはじめて HDAC1 がはずれ C/EBPα が発現するというものである。実際，C/EBPα のプロモーター上に PPARγ 結合部位があることが示されていると共に，PPARγ が HDAC1 に結合することも示唆されている。したがって，C/EBPβ は，PPARγ および C/EBPα のプロモーター部位に結合し両者を並行して発現を上昇させるというより，先に PPARγ を活性化し，続いて C/EBPα も活性化すると考えられている。

C/EBPβ の発現には，ATF ファミリーに属する CREB（cAMP response element-binding protein）と ATF1 が重要である。これらは共に前駆脂肪細胞において恒常的に発現しているが，分化誘導剤により cAMP およびインスリンシグナル経路が活性化されリン酸化を受ける。このリン酸化 CREB と ATF1 が C/EBPβ のプロモーターに働くと考えられている。しかし，このように発現した C/EBPβ はすぐには DNA に結合できず，活性化体として機能を発揮するまでには一定時間の lag（遅れ）がある。ここに機能しているのがもう 1 つの C/EBP ファミリ

> **遺伝子の名前**
>
> 新しい遺伝子が見つかると，発見者はクローニングの由来などを考えて名前を付ける。*jun* という遺伝子の名前は，発音もしやすく逸品といえよう。この遺伝子はトリ肉腫ウイルス（ASV-17, avian sarcoma virus 17）から新たながん遺伝子として同定された。最も尽力したのが日本人であったため，ボスがそれを考慮し，17 の日本語 junana から *jun* と命名した。このように通常 3 文字で遺伝子を表わすが，もっと長いものもたくさん見受けられる。CREB や C/EBP もそうである。C/EBP ファミリーは，全く別個に多くのグループが研究し，それぞれ別の名称を用いていたが，混乱をさけるために C/EBPα, C/EBPβ のように呼称を統一した。このような例は多くみられるので，同一遺伝子を異なる遺伝子と間違えないように注意が必要である。
>
> 日本的な名称も最近多く登場している。ライフサイエンス系の月刊誌「実験医学」では，2005 年 1 月号より，日本人が名付けた遺伝子を毎月紹介している。*nou-darake*（のうだらけ；この遺伝子をノックダウンするとプラナリアの全身に脳が形成される）：*lefty*（れふてぃー；左右を決定する遺伝子）：*shugoshin*（しゅごしん；染色体の接着を守る守護神）：*izumo*（いずも；受精に必須の因子）など楽しくなるような凝った名前が多い。詳細は原著を参照されたい。ひたむきにサイエンスの真理を追求する時，遊び心もまた大切であることを示している一例である。

ーである CHOP-10 である。CHOP-10 はその名（C/EBP-homologous protein 10）の示す通り，他の C/EBPs とは異なっている。すなわち，他の C/EBPs とヘテロダイマーを形成するものの，DNA 結合ドメインの構造が他とは異なるため，DNA には結合できず抑制的に機能していると考えられている（図 2-13, 3-23）。分化誘導後 clonal expansion と共に CHOP-10 は減少し C/EBPβ は結合能を獲得し，さらにリン酸化を受け活性化体として PPARγ や C/EBPα の発現に関わると考えられている。

3-3-4 脂肪細胞より分泌されるアディポサイトカイン

肥満は生活習慣病の元凶であるが，その主因は前述のように脂肪細胞の肥大化および数の増加にある。しかし，最近の研究により，脂肪組織は単なるお荷物としての貯蔵組織ではなく，外界からの刺激に応じてホルモンやサイトカインを分泌し，活発に全身の諸臓器に信号を送る最大の内分泌臓器であることがわかってきた（図 3-26）。このような脂肪細胞由来の生理活性物質を，「アディポサイトカイン」という。本稿では，いくつかのアディポサイトカインを紹介すると共に肥満との関連性につ

> **word**
>
> **clonal expansion**
>
> マウス 3T3-L1 前駆脂肪細胞を用いて脂肪細胞への分化実験を行う場合，まず細胞をコンフレント（シャーレ上で隙間がなくなるまで細胞が増殖した状態）にしてから分化誘導剤を添加する。そうすると，細胞は G0 期から G1 期に入り，2 回細胞分裂を起こし，その後に分化に向うことが知られている。この過程を clonal expansion とよんでいる。3T3-L1 細胞では必須のステップと考えられているが，個体において，たとえば内臓脂肪内に存在する前駆脂肪細胞が clonal expansion を起こしているか否かははっきりした結論は得られていない。

> **word**
>
> **アディポサイトカイン**
>
> 各種細胞から分泌されるタンパク質性の生理活性物質を総称してサイトカインとよび，細胞の増殖や分化に深く関わっていることが知られている。脂肪細胞においても分泌性の生理活性タンパク質が単離同定されたため，これらをまとめてアディポサイトカインとよんでいる。アディポカインと記す場合もある。

脂肪組織はヒトにとって重要な内分泌臓器である

脂肪組織は，お腹の回りやふくらはぎなど全身のあちこちにあり，美容のために脂肪吸引などが行われている。そういった意味では，「心臓」「肝臓」といった臓器と同じ感覚でイメージできないかもしれない。しかし，近年の研究の進展により，脂肪細胞はれっきとした内分泌臓器であることが明らかとなった。実際，脂肪萎縮症などでは，個体の糖代謝系，脂質代謝系を維持できずに重篤なインスリン抵抗性糖尿病，高脂血症，脂肪肝などを引き起こしている。メタボリックシンドロームの概念の登場により，BMI (body mass index, 体重を身長で2回割った数字で22前後がもっとも良いといわれる) をとりあげる頻度は少なくなりつつあるが，「やせ」に相当する BMI＝18.5 を切ると，個体の生存さえ危うくなる。その最も大きな要因は「脂肪組織の欠如」である。この点からも脂肪組織の重要性が理解できよう。

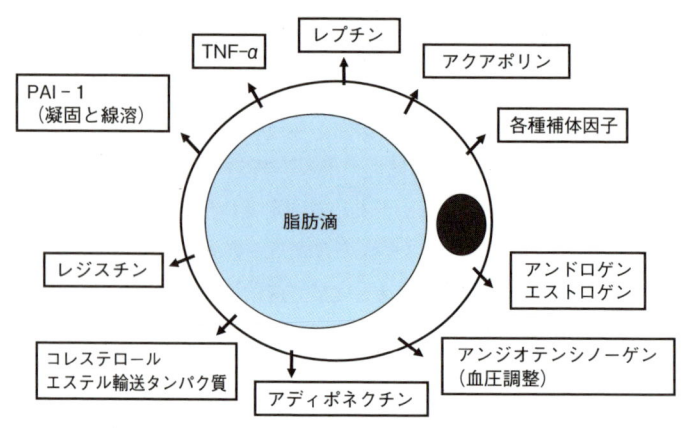

図3-26 内分泌臓器としての脂肪細胞
脂肪細胞は単なる貯蔵用の組織ではなく，多くの種類のアディポサイトカインを分泌する，巨大な内分泌臓器である。

いても触れる。

(1) アディポネクチン

1) アディポネクチンの発見

アディポネクチンは，1995年から1996年にかけて，世界の4つのグループにより独立に，ヒトまたはマウスより apM1 (adipose most abundant gene transcript 1)，AdipoQ，ACRP30，GBP28 として単離同定された。アディポネクチンは，244アミノ酸からなり（図3-27），脂肪細胞のみから特異的に分泌される。コラーゲン様線維状ドメインを中心にして三量体を形成し，さらにされらが多量体を形成して血中に存在していると考えられている。

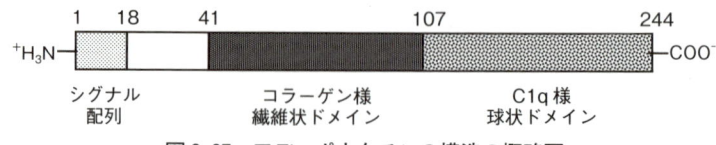

図3-27 アディポネクチンの構造の概略図

アディポネクチンは，脂肪細胞から分泌され，血中に多量に存在すること，肥満や2型糖尿病において発現が顕著に減少することから，当初から糖尿病改善に有力なアディポサイトカインとして注目されていた。実際，高脂肪食負荷によりインスリン抵抗性を惹起し，アディポネクチンが低下した動物にアディポネクチンを投与すると，抵抗性の改善が観察され，高中性脂肪血症も緩和された。このように，抗糖尿病薬として現在最も期待されているアディポサイトカインである。

2) アディポネクチン受容体

2003年になって，その受容体も同定された。2種類の受容体が存在し，それぞれ Adipo 1 および Adipo 2 とよばれている。Adipo 1 は全身に発現している，特に骨格筋において発現量が多い。一方，Adipo 2

は肝臓で多く発現している。共に7回膜貫通型構造を持ち，N末端側は細胞内に，C末端側は細胞外に向いている。GPCR（Gタンパク質共役型受容体）とは，そのトポロジーが逆であるため，GPCRとは異なった新規受容体ファミリーと考えられている。

3) アディポネクチンを介したシグナル伝達および治療薬としての有用性

アディポネクチンとその受容体を介したシグナル伝達の概略を図3-28に示した。アディポネクチンが受容体に結合すると，AMPK（AMP activated protein kinase）およびPPARαなどを介してシグナルを伝達し，糖の取込みや脂肪酸燃焼を促進すると共に糖新生を抑制している。肥満状態では，アディポネクチンの低下に加え，アディポネクチン受容体の発現量の低下も観察されている。したがって，アディポネクチン補充療法にに加え，アディポネクチン受容体の発現を増強するような薬剤の開発も有力と思われる。アディポネクチンシグナルはPPARαを活性化するが，PPARαのアゴニストはアディポネクチン受容体の発現を増加させる。アディポネクチンは多量体を形成して血中に存在するが，肥満時においては多量体形成が損なわれている。興味あることに，PPARγのアゴニストは多量体形成を促進することも報告された。PPARγのアゴニストは，アディポネクチンの血中濃度を上昇させることも知られており，アディポネクチンとアディポネクチン受容体を介したシグナル伝達経路に，PPARαおよびPPARγの2種類のPPARファ

脂肪組織以外から分泌される太るホルモン

脂肪細胞から分泌されるアディポネクチンもレプチンも抗肥満遺伝子，抗糖尿病遺伝子とみることができるが，脂肪組織以外から分泌され，肥満に向う作用を有するホルモンが知られている。グレリンは，胃から分泌されるペプチドホルモンである。強力な摂食促進作用を持っている。GIP（gastric inhibitory polypeptide）は，十二指腸で分泌されるホルモンでエネルギー代謝に作用する。この受容体を持たないマウスは，脂肪の消費量が増加し，太りにくいことが知られている。これらのホルモンは，いずれも脂肪蓄積の方向に作用するため，「太るホルモン」という見方もできるが，これらが脂肪組織でなく，胃や十二指腸から分泌されている点は興味深い。

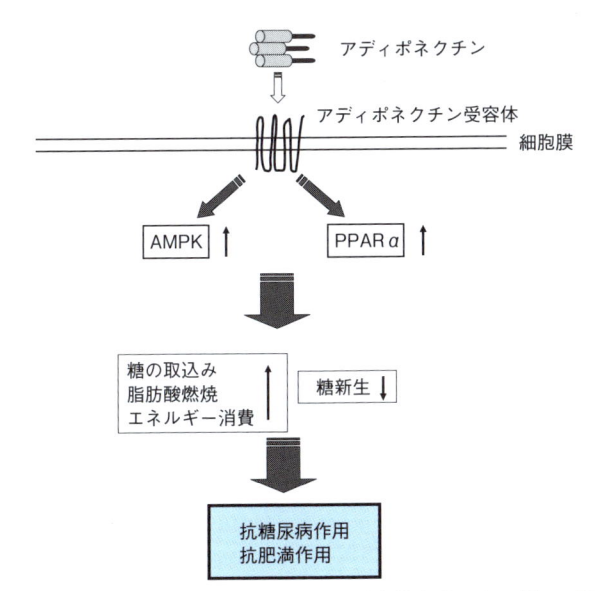

図3-28 アディポネクチンとアディポネクチン受容体を介したシグナル伝達の概略
アディポネクチンが受容体に結合すると，AMPKやPPARαを介して抗糖尿病作用および抗肥満作用をしめす。アディポネクチン受容体は2種類あり，それぞれ特有の作用を示すが，ここでは区別しないで全体の概略のみを示している。

word
アゴニストとアンタゴニスト
受容体に結合して作用を発揮する物質をアゴニストとよび，結合しても何の作用も示さない物質をアンタゴニストとよぶ。アンタゴニストは，アゴニストの受容体への結合に拮抗し，アゴニストの作用を減弱させる。

ミリーが重要な役割を果たしている．今後，アディポネクチンを中心とした新たな抗肥満薬，抗糖尿病薬の開発が期待されている．

(2) レプチン

レプチンは，脂肪細胞から分泌された後，主に視床下部で発現するレプチン受容体を介して摂食抑制作用を発揮し，さらにエネルギー消費も促進する．もともと肥満遺伝子として同定されたレプチンは，機能的には抗肥満遺伝子であるといえる．実際，レプチン投与によりインスリン抵抗性の改善が報告され，糖尿病治療薬としての期待も大きい．

1) レプチン遺伝子（obese 遺伝子）

レプチン遺伝子は，肥満モデルマウスの解析により，その原因遺伝子として同定された．英語で肥満を意味する obese 遺伝子と呼ばれているが，その遺伝子産物の機能を解析した結果，強力な摂食抑制作用・体重増加抑制作用を有するペプチドホルモンであることがわかった．そこで，その遺伝子産物はギリシャ語で"痩せる"を意味する"leptos"よりレプチンと命名された．したがって本当は抗肥満遺伝子といった方が妥当であるともいえる．

レプチンは 167 アミノ酸より成るが，N 末端部に 21 アミノ酸のシグナルペプチドを有し，血中ではこれが除去された 146 アミノ酸よりなるペプチドの状態で存在している．もともとマウスより発見されたものであるが，同じゲッ歯類であるラットはいうにおよばず，ヒトやサルにおいてもかなりの部分が保存されている（図3-29）．

```
          シグナルペプチド
ヒト   1:MHWGTLCGFLWLWPYLFYVQAVPIQKVQDDTKTLIKTIVTRINDISHTQSVSSKQKVTGL  60
サル   1:MYWRTLWGFLWLWPYLFYIQAVPIQKVQSDTKTLIKTIVTRINDISHTQSVSSKQRVTGL  60
ウシ   1:MRCGPLYRFLWLWPYLSYVEAVPIRKVQDDTKTLIKTIVTRINDISHTQSVSSKQRVTGL  60
ブタ   1:MRCGPLCRFLWLWPYLSYVEAVPIWRVQDDTKTLIKTIVTRISDISHMQSVSSKQRVTGL  60
ラット 1:MCWRPLCRFLWLWSYLSYVQAVPIHKVQDDTKTLIKTIVTRINDISHTQSVSARQRVTGL  60
マウス 1:MCWRPLCRFLWLWSYLSYVQAVPIQKVQDDTKTLIKTIVTRINDISHTQSVSAKQRVTGL  60
          *       *  ****  **  *     **  ************  ****  * ****

      61:DFIPGLHPILTLSKMDQTLAVYQQILTSMPSRNVIQISNDLENLRDLLHVLAFSKSCHLP 120
      61:DFIPGLHPVLTLSQMDQTLAIYQQILINLPSRNVIQISNDLENLRDLLHLLAFSKSCHLP 120
      61:DFIPGLHPLLSLSKMDQTLAIYQQILTSLPSRNVVQISNDLENLRDLLHLLAASKSCPLP 120
      61:DFIPGLHPVLSLSKMDQTLAIYQQILTSLPSRNVIQISNDLENLRDLLHLLASSKSCPLP 120
      61:DFIPGLHPILSLSKMDQTLAVYQQILTSLPSQNVLQIAHDLENLRDLLHLLAFSKSCSLP 120
      61:DFIPGLHPILSLSKMDQTLAVYQQVLTSLPSQNVLQIANDLENLRDLLHLLAFSKSCSLP 120
         ********  *  ******  **   **  ** ** *  ***********  **** **

     121:WASGLETLDSLGGVLEASGYSTEVVALSRLQGSLQDMLWQLDLSPGC         167
     121:LASGLETLESLGDVLEASLYSTEVVALSRLQGSLQDMLWQLDLSPGC         167
     121:QVRALESLESLGVVLEASLYSTEVVALSRLQGSLQDMLRQLDLSPGC         167
     121:QARALETLESLGGVLEASLYSTEVVALSRLQGALQDMLRQLDLSPGC         167
     121:QTRGLQKPESLDGVLEASLYSTEVVALSRLQGSLQDILQQLDLSPEC         167
     121:QTSGLQKPESLDGVLEASLYSTEVVALSRLQGSLQDILQQLDVSPEC         167
          *  **  ***** ** *************  ** * ***   **
```

図3-29 種々の動物のレプチン前駆体の一次構造の比較
N 末端の 21 アミノ酸が切断され，残りの 146 アミノ酸が成熟ペプチドとして働く．ヒトからマウスまで，その一次構造はよく保存されている．

レプチンは，脂肪組織，特に脂肪滴を有する成熟脂肪細胞においてのみ検出される．その遺伝子発現は，上述した転写因子の1つ C/EBPα

によって制御されている．図3-30に示したように，レプチン遺伝子のプロモーター上に存在するC/EBP結合部位を介してレプチン遺伝子が活性化される．また，レプチンの血中濃度は肥満者において著しく上昇しており，肥満の程度や体脂肪率と良く相関している．一方，絶食や食欲不振症などでは血中レプチン濃度は著しく減少しており，体脂肪量の有力な化学的指標になると考えられている．

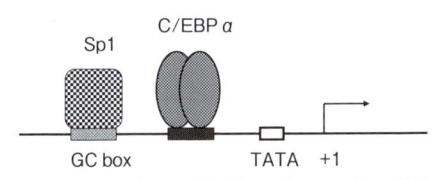

図3-30 レプチン遺伝子のプロモーター構造
ヒトおよびマウスの遺伝子プロモーターがよく解析されている．これらのレプチン遺伝子プロモーター上には，Sp1が結合するGCボックスとともに，C/EBP結合部位が存在し，C/EBPαが結合することによりレプチン遺伝子の転写活性を上昇させる．

2） レプチン受容体（diabetes 遺伝子，Ob-R）

レプチン遺伝子の発見の一年後，レプチン結合能を指標としてレプチン受容体と思われる遺伝子がクローニングされた．その直後に，別の肥満マウス（diabetes 遺伝子；diabetes は糖尿病の意）の遺伝子がクローニングされた．大変興味あることに，この遺伝子産物はレプチン受容体（レプチンと結合し，その信号を伝達する受け皿）であることが判明した．糖尿病を引き起こす変異マウスの原因遺伝子がレプチン受容体をコードする遺伝子だったわけである．レプチン受容体はスプライシングの違いにより，少なくとも5種類のアイソフォームが存在することがわかっている．興味あることに，long form であるOb-Rbのみが視床下部において発現し，レプチンのシグナルに重要な役割を果たしていると考えられている．

現在，レプチンからレプチン受容体，そしてそれ以降のシグナル伝達経路が次々に明らかになってきている．脂肪組織より分泌されたレプチンは，視床下部に存在するOb-Rを介してシグナルを伝達する．Ob-Rbの細胞内ドメインには，JAK（janus kinase）の結合部位がある．活性化されたJAKは，STAT（signal tranduction and transcription）ファミリーのチロシン残基をリン酸化する．これらは核内に移行し，レプチンの標的遺伝子の転写活性を制御すると考えられている．この経路は，全身のエネルギー代謝状態のセンサーとして脂肪細胞から分泌されるレプチンが，直接中枢に作用し，末梢にフィードバックする点できわめて興味深い調節機構である（図3-31）．

3） 治療薬としてのレプチン

レプチン過剰発現トランスジェニックマウスは，肝臓においてレプチ

---

word

トランスジェニックマウス
受精卵に線状DNAを注入すると，複数の断片が縦に（タンデムに）多コピーつながり，染色体上のランダムな位置に導入される．このようにして作成したマウスをトランスジェニックマウスとよぶ．現在では，トランスジェニックハエ，トランスジェニック線虫，トランスジェニック牛，トランスジェニック植物など多くの生物で作成されている．まとめてトランスジェニック生物とよぶ．もともとトランスジーン（遺伝子が導入される）という意味で，外来遺伝子を組込んだものをトランスジェニックとよんでいたが，その後ノックアウトマウスが開発された．ノックアウトマウスも厳密にはトランスジェニックマウスの範疇に入るが，相同組換えにより導入位置が元々の遺伝子の場所と同一であること，その遺伝子を破壊していることなど，多くの点で性質が異なるため，別の概念として扱っている．

```
       視床下部
    レプチン受容体
```

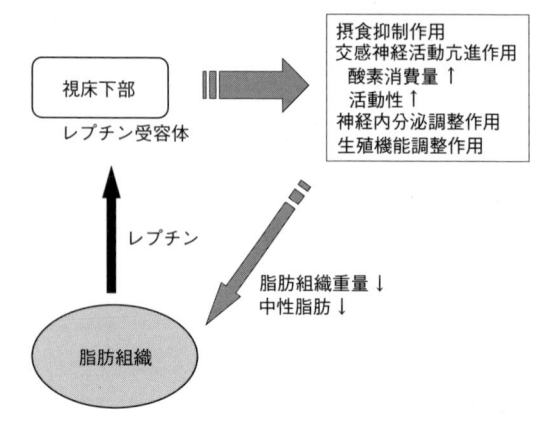

図3-31 視床下部を介したレプチンの作用

脂肪組織より分泌されたレプチンは，主に視床下部を介して多彩な生理作用を示す。エネルギー代謝状態のセンサーとして脂肪細胞から分泌されたレプチンが，直接中枢に作用し，全身に作用している。

ンを過剰発現し，血中レベルは対照マウスの10倍以上に上昇していた。興味あることに，このマウスの摂食量と体重は有意に減少し，著しい痩せが観察された。血糖値は正常の値を示すものの，糖負荷試験やインスリン負荷試験において，糖代謝とインスリン感受性の亢進が証明されている。これらの結果は，レプチンが抗糖尿病因子として有用である可能性を強く示唆しており肥満治療薬としての期待が高い。一方，肥満と対照的に脂肪組織が著しく減少した脂肪萎縮性糖尿病では，低レプチン血症が糖尿病の要因であることが動物実験で明らかになる，それらの結果を踏まえ，脂肪萎縮性糖尿病患者に対するレプチンの臨床応用が始まっている。すでに大きな成果を上げつつあり，レプチンの臨床的な有用性に対する期待は大きい。

(3) TNF-α

TNF-α (tumor necrosis factor α) は単球マクロファージより分泌される腫瘍壊死惹起物質として見いだされた。通常は病原体や腫瘍に対する宿主の防御機構として働いている炎症性サイトカインである。脂肪組織にもTNF-αが産生しており，その発現量は血中のインスリン値と正相関している。しかし，肥満により極端にTNF-α発現量が上昇することが知られている。図3-32に示したように，TNF-αはその受容体を介して，インスリンシグナルやGLUT4 (glucose transporter 4) のシグナルを阻害することによりインスリン抵抗性の原因となっていると考えられている。また，肥満により産生が亢進したTNF-αは，アディポネクチンの発現を転写レベルで抑制することが報告されている。本来は生体において必要な生理活性物質が，肥満により過剰生産され悪影響を及ぼしている一例といえよう。肥大化した脂肪組織のおいてTNF-α

の発現が上昇するが，その産生細胞は脂肪細胞ではなく，マクロファージと考えられている．肥大化した脂肪組織にはマクロファージが浸潤する．これらの細胞がパラクライン作用（ある細胞で分泌された成分が近傍の細胞に影響を及ぼすこと）によりTNF-αを産生すると考えられている．すなわち，肥大化した脂肪細胞から遊離脂肪酸が放出され，マクロファージに働きTLR4（toll-like receptor 4）を介してNFκBを活性化し，その結果TNF-αの産生が上昇すると考えられている．

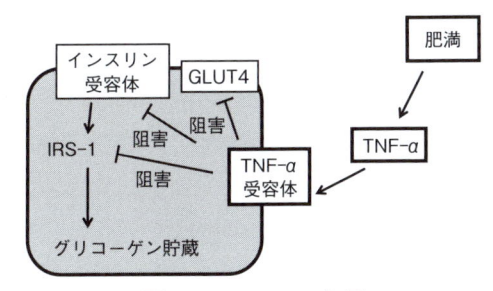

図3-32 TNF-αの作用

肥満になるとTNF-αが過剰に分泌され，受容体を介してインスリンシグナルを阻害する．

(4) PAI-1

PAI-1（plasminogen activator inhibitor type 1）は，生体内において凝固と線溶に働く重要な物質である．凝固系と線溶系は複数の因子の相互作用によりバランスが保たれている．PAI-1は，プラスミノゲンアクチベーターの活性を抑えることによりプラスミンの生成を妨げる．したがって，PAI-1が増加すると，プラスミンを介したフィブリンの分解が妨げられることにより線溶活性を低下させ，結果として血栓形成方向に傾くと考えられる（図3-33）．肥満時には内臓脂肪においてPAI-1が多く発現し，内臓脂肪蓄積時に観察される心筋梗塞，静脈血栓症などの血管合併症の発症に関与しており，肥満時における最も重要な危険因子の1つである．

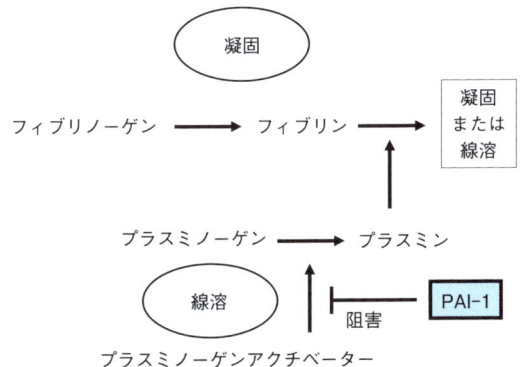

図3-33 PAI-1の作用

PAI-1は，血液の凝固と線溶に重要な役割を果たす．肥満になるとPAI-1が過剰に分泌され，線溶系を阻害するため，血液が凝固する方向へ傾く．

word

MCP-1（monocyte chemoattractant protein 1）
MCP-1 は炎症性ケモカインの一つであり，脂肪細胞から分泌される。成熟脂肪細胞からではなく，主に SVF 画分（113頁参照）に検出され，前駆脂肪細胞などが分泌源と考えられている。肥満に伴い，TNF-α などと同様に脂肪細胞からの分泌量が増加する。MCP-1 は，脂肪組織中への単球の遊走を促進し，分化したマクロファージが組織内に浸潤する。マクロファージからは，TNF-α が産生され，インスリン抵抗性へと向う。このように，脂肪組織において，脂肪細胞とマクロファージ間で，パラクリン（ある細胞から分泌された物質が近くの細胞に働くこと）の調節が行われている。

(5) その他

以上，4種類のアディポサイトカインを紹介した。TNF-α と PAI-1 はどちらかというと悪玉としての印象が強いかもしれないが，元来は生体内において重要な役割を果たしている生理活性物質である。エストロゲン，アンドロゲンなどの性ホルモンやアンジオテンシノーゲンなども脂肪細胞から分泌される重要なアディポサイトカインだが，他にもレジスチン，ビスファチン，MCP-1 など次々と新しいアディポサイトカインが登場している。今後の新たな展開に期待したい。

体性幹細胞としての脂肪細胞；再生医学への期待

体性幹細胞は，個体のそれぞれの組織中に存在し，必要に応じて分裂増殖するだけでなく，1種類または複数の細胞に分化する能力を有している。様々な細胞に分化しうる ES（embryonic stem，胚性幹）細胞が倫理的問題や腫瘍形成などの問題点を抱えるのに対して，分化する細胞の種類に制約はあるものの，扱いやすさの面も含め再生医学の観点から注目されている。脂肪細胞は中胚葉間葉系由来の細胞であるが，脂肪組織の中に ADSC（adipose tissue derived stem cell，脂肪組織由来幹細胞）の存在が明らかにされている。なんとこれらは，脂肪細胞に分化するだけでなく，骨細胞，心筋細胞，神経細胞など多種多様の細胞に分化することが *in vitro* の実験で明らかにされている。もちろん単一の幹細胞が複数の細胞に分化できるのか異なる幹細胞が混在しているのか現時点では明らかではない。また，脂肪細胞に分化する前駆脂肪細胞にしても，元々脂肪組織中に前駆脂肪細胞として存在していたもの（それほど多くは存在していないという報告がある）に加え，骨髄由来の前駆細胞が脂肪組織に移動し，脂肪組織中で成熟脂肪細胞に分化するという報告もある。したがって，細胞の由来や幹細胞の均一性については不明な点が多く残されているものの，免疫反応の問題や技術の容易さなどの面から再生医療用の材料としては明らかに優位性を有しており，今後の発展が期待される。

3-4 糖尿病

3-4-1 糖尿病とは

　糖尿病は，血糖値の高い病気であり，種々の疾患に関係していることは誰でも知っているが，血糖値が高いと何が悪いのか，どのような症状につながるのか十分に理解しているだろうか。糖尿病は，インスリン作用の相対的または絶対的な不足によって引き起こされる糖質代謝異常をはじめとする種々の代謝異常を指している。糖尿病は大きく3つに分類されている。1型糖尿病は，インスリン依存型糖尿病であり，2型糖尿病はインスリン非依存型である。3番目は二次性糖尿病ともいわれ，他の病気（たとえば，膵炎などの膵臓の病気など）や他の病気の治療（たとえば，インスリンの働きを阻害する副腎皮質ホルモン剤などを長期服用した場合など）などにより起こる糖尿病である。

　1型糖尿病は，インスリンを分泌する膵臓のランゲルハンス島が破壊されインスリンを分泌できないものであり，成人前に発症することが多いため，若年性糖尿病ともいわれる。インスリンの絶対量が足らないため，インスリン注射などにより定期的にインスリンを補給する必要がある。糖尿病患者の中に占める割合は少ないものの，血糖値をしっかりとコントロールする必要がある，このように大変な病気ではあるが，最近では，エアロビクスやプロ野球で元気に活躍する1型糖尿病の若者がテレビや新聞等で紹介され明るい話題を提供している。糖尿病の95％を占めるのは2型糖尿病であり，一般に糖尿病といえば，このインスリン非依存性の2型糖尿病を指す場合が多い（図3-34）。

> **word**
> **ランゲルハンス島**
> 膵島ともいう。4種類の内分泌細胞で構成され，α細胞からはグルカゴンが，β細胞からはインスリンが分泌される。

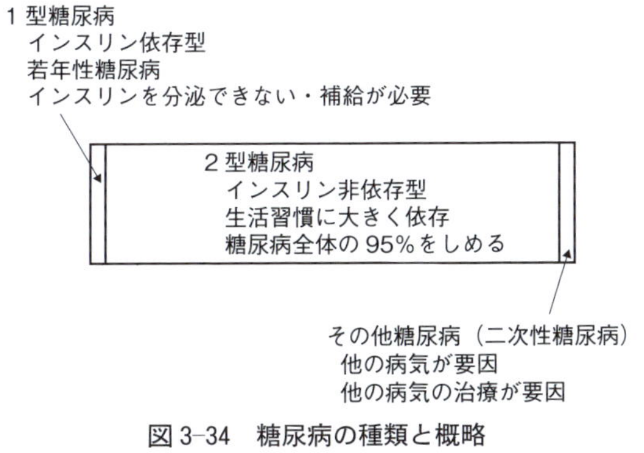

1型糖尿病
インスリン依存型
若年性糖尿病
インスリンを分泌できない・補給が必要

2型糖尿病
インスリン非依存型
生活習慣に大きく依存
糖尿病全体の95％をしめる

その他糖尿病（二次性糖尿病）
他の病気が要因
他の病気の治療が要因

図 3-34　糖尿病の種類と概略
わが国における糖尿病患者のほとんどは，生活習慣に依存した，インスリン非依存性の2型糖尿病である。

3-4-2 インスリン分泌の制御と作用機構
(1) インスリン分泌の制御機構

インスリンは膵臓のランゲルハンス島β細胞より分泌される。インスリン分泌は，グルコース濃度により制御されている。図3-35に概要を示した。たとえば食後に血糖値が上昇すると，膵β細胞の糖輸送担体であるGLUT2により細胞内にグルコースが取り込まれる。糖代謝系により代謝される時に生じたATPは，ATP感受性のK$^+$チャネルを閉鎖する。その結果脱分極を起こし，電位依存性のCa^{2+}チャネルを介してCa^{2+}が流入する。Ca^{2+}は，インスリン分泌顆粒の開口放出を引き起こし，その結果インスリンが分泌される。このようにインスリン分泌調節には，膵β細胞におけるATP濃度およびCa^{2+}濃度が重要であるが，それに加えてcAMPも非常に重要な役割を果たしている。

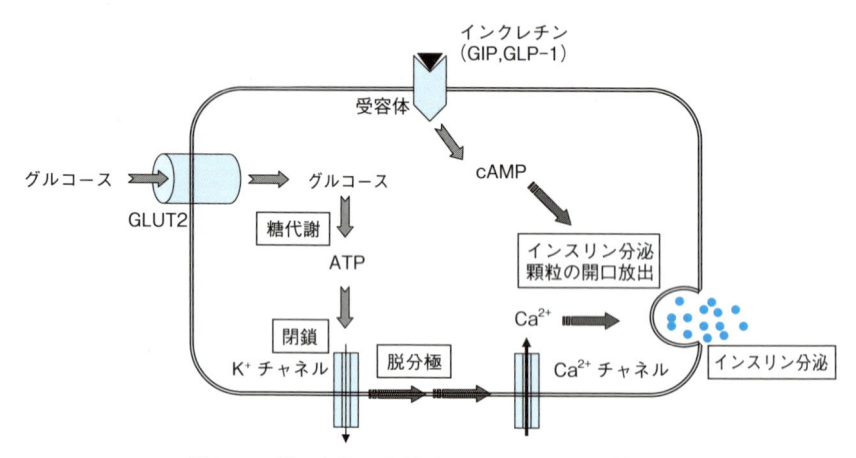

図3-35 膵β細胞におけるインスリン分泌シグナル
糖輸送担体であるGLUT2により取り込まれた糖は，K$^+$チャネル次にCa^{2+}チャネルに情報を伝え，インスリン分泌へとつながる。この経路に加え，インクレチン受容体を介した経路も重要である。

食物を摂取すると，膵β細胞からインスリン分泌を促進するホルモンが消化管より分泌される。これらを総称してインクレチンとよぶ。主に十二指腸から分泌されるGIP (gastric inhibitory polypeptide) と小腸から分泌されるGLP-1 (glucagon-like peptide 1) がよく知られている。興味あることにGLP-1はグルカゴンと共通の前駆体タンパク質であるプレプログルカゴンから臓器特異的なプロセッシングを受けて生成される。すなわち，膵α細胞では主にグルカゴンなどが，小腸ではGLP-1などが生成される。分泌されたGIPとGLP-1は膵β細胞膜上に存在するそれぞれの受容体に結合するとcAMPを産生する。このcAMPは，Ca^{2+}によるインスリン分泌顆粒の開口放出作用を増強する（図3-35）。cAMPだけではインスリン分泌作用はみられず，Ca^{2+}濃度の上昇が必須であることから，GIPとGLP-1の作用は血糖値依存性で

あるといえる。

(2) インスリン分泌に関与する転写因子

膵β細胞において，インスリン分泌に重要な役割を果たしている転写因子が複数知られている。これらは糖尿病を引き起こす遺伝子疾患の原因遺伝子としても知られている。常染色体優性遺伝形式を示す単一遺伝子異常による糖尿病を MODY (maturity-onset diabetes of the young) とよぶ。後述する2型糖尿病が生活習慣に大きく依存するのに対して MODY はたった1つの遺伝子の異常により生じ，若年で糖尿病を発症する。それらを表3-5 にまとめた。これら MODY のうちの多くは HNF ファミリーに属する転写因子である。

表 3-5 MODY の原因となる遺伝子

	遺伝子名	機能	糖尿病に関する主な作用
MODY1	HNF-4α	転写因子	HNF-1α の発現制御
MODY2	Glucokinase	解糖系の酵素	インスリン分泌のためのグルコースセンサー
MODY3	HNF-1α	転写因子	GLUT2 の発現制御
MODY4	Pdx-1(IPF-1)	転写因子	膵臓発生に最も重要な因子
MODY5	HNF-1β	転写因子	HNF-1α とヘテロ二量体を形成
MODY6	NeuroD	転写因子	インスリン遺伝子の発現制御

MODY の原因遺伝子の多くは転写因子である。これらは，膵臓の発生分化やインスリン分泌関連遺伝子の発現制御に深く関わっている。MODY 原因遺伝子の遺伝子解析は詳細に検討されており，数多くの変異が報告されている。

HNF-1α（MODY 3 の原因遺伝子）は，図3-36 に示したように GLUT2 遺伝子の発現を制御し，インスリン分泌に大きな役割を果たし

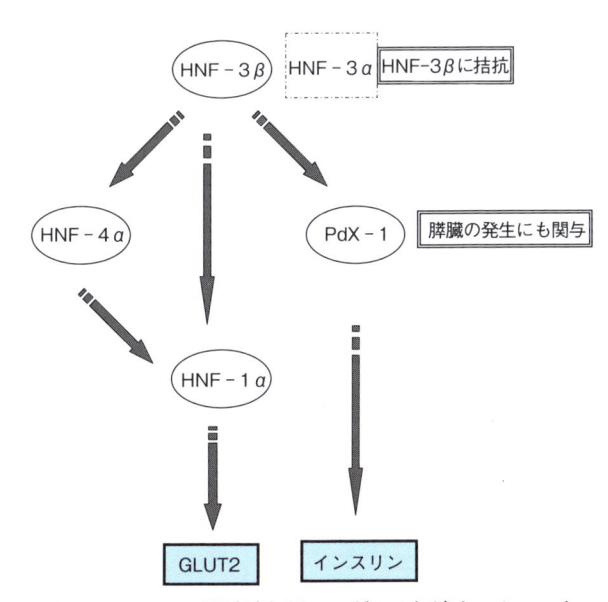

図 3-36 MODY 関連遺伝子のシグナル伝達ネットワーク

HNF ファミリーは，ネットワークを形成してシグナルを伝達し，GLUT2 遺伝子の発現を制御していると共に，膵臓発生やインスリン遺伝子発現に関与する Pdx-1 の発現も制御している。

ているが，日本人の15歳以下で発症する糖尿病患者の5人に1人にHNF-1α遺伝子の変異が報告されている。HNF-4α（MODY1の原因遺伝子）はHNF-1αの発現を制御し，HNF-3βは，HNF-4αとHNF-1αの発現を制御することが知られている。また，HNF-3αは，HNF-3βの作用に拮抗すると考えられてている。さらに，Pdx-1（IPF-1ともよばれる，MODY4の原因遺伝子）は，膵臓発生に最も重要な遺伝子であるとともに，GLUT2遺伝子やインスリン遺伝子の発現を制御していることが明らかになっている。HNF-3βは，Pdx-1の発現調節機能も担っている。このように，GLUT2の発現調節にはMODY原因遺伝子であるHNFファミリーなどが深く関わっている。

(3) インスリン受容体の構造と機能

分泌されたインスリンは，肝臓，骨格筋，脂肪組織などにおいて，インスリン受容体に結合しその作用を伝達する。インスリン受容体は2個のαサブユニットおよび2個のβサブユニットからなる膜貫通型糖タンパク質である。αサブユニットは，細胞外にありインスリンを結合する。βサブユニットは，膜貫通部とチロシンキナーゼドメインよりなる。これら4つのサブユニットはそれぞれジスルフィド結合でつながっている（図3-37）。

> **HNFファミリーは構造的にはファミリーではない**
>
> 遺伝子名は，発見者が自分自身の想いを込めて勝手に命名している（119頁のコラムで紹介）。しかし，類似遺伝子が見つかると混乱を避けるために，遺伝子名の統一が提唱され，構造的に良く似た遺伝子はファミリーと呼ばれるようになった。すでに触れたC/EBPファミリー，ATFファミリー，PPARファミリーなどがその例である。PPARファミリーを含む核内受容体は，さらに幅広いファミリー（構造的に類似した親戚がたくさんいると思えば良い），すなわち核内受容体スーパーファミリーを形成している。ここで，「構造的に」とはアミノ酸の一次構造を指している。転写因子の場合には一次構造の類似性により，類似のDNA結合ドメインを形成し，類似のDNA配列に結合する例も多く知られている。
>
> 一方，整理されずにそのまま残っている名前もある。HNFがそうである。HNFとは，hepatocyte nuclear factorの略であり，主に肝臓に発現する核内因子として名付けられた。HNFファミリーとよばれているが，一次構造的には全く別物が多く含まれている。本稿で紹介したMODY原因遺伝子のうち，HNF-1αとHNF-1βは共にホメオドメインを有する類似遺伝子であるが，HNF-4αはZnフィンガーを有する核内受容体スーパーファミリーの一員である。また，HNF-3αとHNF-3βはフォークヘッドドメイン（winged helix motifともよばれる）というDNA結合ドメインを有している。したがって，HNFファミリーは，構造的には全く異なる転写因子の集団といえる。

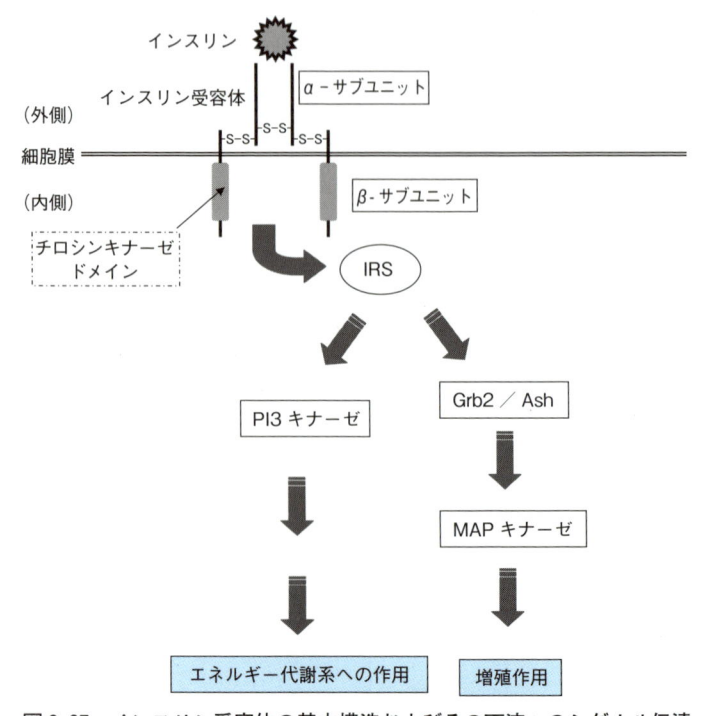

図3-37 インスリン受容体の基本構造およびその下流へのシグナル伝達

インスリン受容体は，膜貫通型4量体糖タンパク質である。細胞膜内側に存在するβサブユニットはチロシンキナーゼドメインを有し，IRS-1をリン酸化し，エネルギー代謝系への作用と増殖作用の2つの主要な作用へのシグナルを伝える。

インスリンがαサブユニットに結合すると，βサブユニット内で自己リン酸化してインスリン受容体は活性化状態になり，様々なリン酸化のカスケードにシグナルを伝える。インスリン受容体によりチロシンリン酸化される基質は多種多様であるが，その代表的な因子としてIRS (insulin receptor substrate) ファミリーがあげられる。解析が比較的進んでいるIRS-1, IRS-2, IRS-3, IRS-4に加えて，ヒトゲノム解析により同定されたIRS-5およびIRS-6を加えた6種類が知られている。その基本構造を図3-38に示した。N末端側にPH (pleckstrin homology) ドメインとPTB (phosphotyrosine binding) ドメインを有し，これらはインスリン受容体との結合に関与している。C末端側にはPI3キナーゼ (phosphatidyl-inositol 3-kinase) と結合する部位が多数存在するとともに，Grb2/Ash (growth factor receptor bound protein 2/abundant src homology) やSHP-2 (src homology 2-containing tyrosine phosphatase 2) などの結合部位を有し下流にシグナルを伝達する。エネルギー代謝は主にPI3キナーゼを介した経路により，インスリンによる増殖作用はGrb2/AshからMAPキナーゼを介した経路により制御されている（図3-37）。

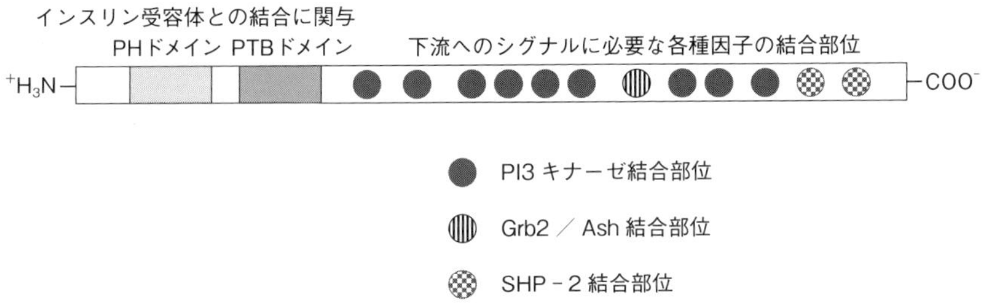

図3-38 IRSの基本構造
IRS-1を例にその基本構造を示した。N末端側はインスリン受容体との結合に関わる。C末端側は，種々の因子の結合部位を有する。

(4) PI3キナーゼを介したインスリンシグナルの伝達機構

肝臓における糖新生の制御はインスリンの最も重要な作用の1つである。グルカゴンやグルココルチコイドは，糖新生系の遺伝子群を活性化するが，インスリンは逆にそれらの遺伝子発現を抑制する。図3-37に，インスリン→インスリン受容体→PI3キナーゼの経路を示したが，PI3キナーゼを介したシグナル伝達様式および遺伝子発現制御機構をもう少し詳しく見てみよう。PI3キナーゼは，PI-4PやPI-4,5P (2) から，PI-3,4P (2) やPI-3,4,5P (3) を生成する酵素である（図3-39）。PI-3,4,5P (3) は，PDK1やセリン-トレオニンキナーゼであるAkt2/PKB (protein kinase B) を細胞膜近辺に移動 (translocation) させる。PDK1はPKBキナーゼであり、Akt2/PKBをリン酸化し活性化する。

PI4P →(PI3 キナーゼ)→ PI3,4P (2)

PI4,5P (2) →(PI3 キナーゼ)→ PI3,4,5P (3)

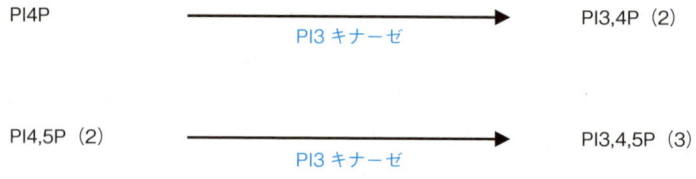

図 3-39　PI3 キナーゼの酵素反応
生成した PI-3, 4P (2) や PI-3, 4, 5P (3) が種々の生理作用を発揮する.

> **word**
> **Foxo1**
> 前述の HNF3 と同じくフォークヘッド型の DNA 結合ドメインを有する転写因子 Foxo ファミリーの 1 つ. FKHR ともよばれている. 肝臓, 骨格筋, 脂肪組織などインスリンが作用する臓器で発現が高く, 糖新生に関わる Glucose 6-phosphatase (G 6 Pase) や Phosphoenolpyruvate carboxykinase (Pepck) 遺伝子のプロモーターに結合し転写を活性化するなど, 糖産生の調節に重要な役割を果たしている転写因子である.

次いで Akt2/PKB は, 転写因子 Foxo1 をリン酸化することにより Foxo1 を核内から核外に移行させ, その転写活性を消失させる. Foxo1 による糖新生関連遺伝子の転写活性化には転写のコアクチベータである PGC-1α (PPAR gamma coactivator-1α) が必要であるが, 最近 (2007 年 6 月) になって Akt2/PKB は PGC-1α をリン酸化し PGC-1α の作用を直接抑制することが明らかになった. すなわち, Akt2/PKB は, 転写因子 Foxo1 とそのコアクチベータである PGC-1α の作用を共に抑制することにより, 糖新生の経路を不活性化している (図 3-40).

骨格筋や脂肪組織における糖の取込みの制御もインスリンの重要な作用である. このシグナル伝達経路も, インスリン→インスリン受容体→ PI3 キナーゼの経路が重要である. PI3 キナーゼから Akt/PKB 経由の

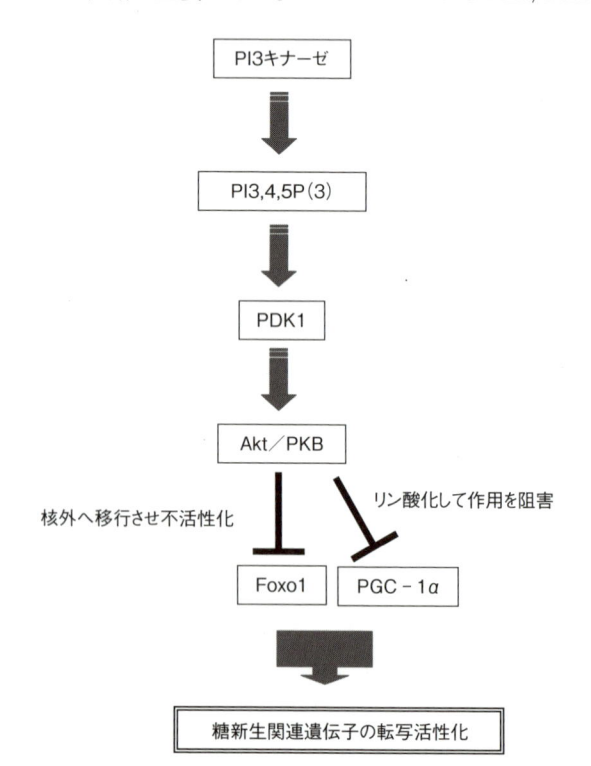

PI3キナーゼ
↓
PI3,4,5P(3)
↓
PDK1
↓
Akt／PKB
↓（核外へ移行させ不活性化）　↓（リン酸化して作用を阻害）
Foxo1　　　PGC-1α
↓
糖新生関連遺伝子の転写活性化

図 3-40　肝臓における PI3 キナーゼより下流のシグナル伝達様式
Akt/PKB が Foxo1 をリン酸化し核外へ以降させることにより, Foxo1 の機能を阻害する. Foxo1 にはコアクチベータの PGC-1α が必要であるが, PGC-1α の機能も阻害することが最近明らかになった. このように, 糖新生の最終段階に重要な役割を果たしている Foxo1 と PGC-1α を負に制御することにより, 糖新生を抑えている.

シグナルにより，糖輸送担体であるGLUT4が細胞表面に移動（translocation）し，グルコースの取込みを促進する（図3-41）。また，インスリン依存的かつPI3キナーゼ非依存的にGLUT4のtranslocationが制御される経路も見つかっている。インスリン受容体によりチロシンリン酸化される基質は多種多様であると述べたが，APS（A tyrosine kinase adaptor protein containing pleckstrin homology and SH2 domains）やCBL（Casitas b-leneage lymphoma）などもその1つである。インスリン刺激を受けると，インスリン受容体によりAPSがチロシンリン酸化される。APSはCBLを細胞膜近辺に引き寄せ，CBLもインスリン受容体によってチロシンリン酸化される。これらが低分子量GタンパクRhoファミリーの1つであるTC10を活性型に変換する。活性型TC10はGLUT4のtranslocationに重要な役割を果たしているといわれている（図3-41）。

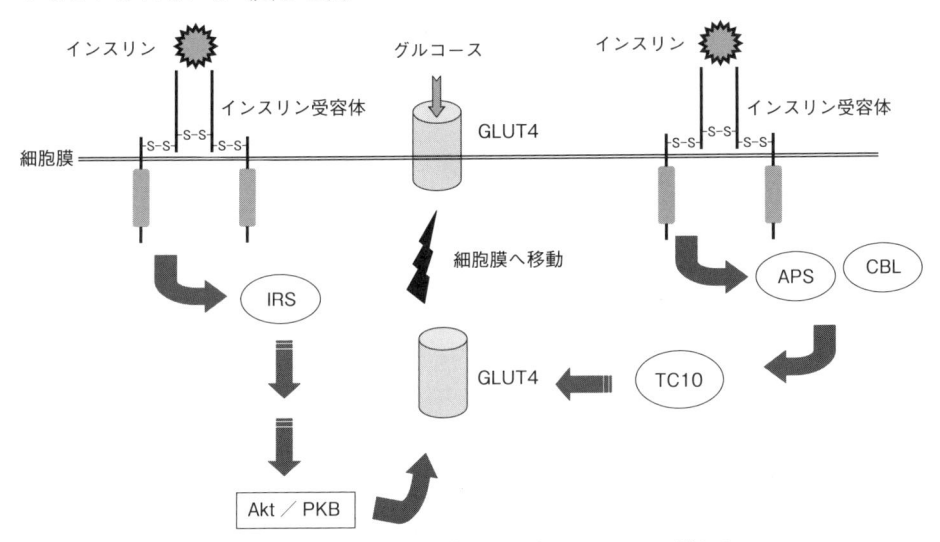

図3-41　骨格筋や脂肪組織におけるインスリンシグナル
Akt/PKBは，GLUT4の細胞膜へのtranslocationを引き起こし，糖の取込みを促進している。一方，IRS→PI3キナーゼの経路とは別に，APSおよびCBLを介した経路も明らかになっている。この経路ではTC10が重要と考えられている。

(5) インスリン抵抗性

インスリンの作用が弱くなっている状態をインスリン抵抗性とよんでいる。インスリン作用の流れをこれまで説明してきたが，これらすべての過程がインスリン抵抗性の要因となりうる。たとえば，インスリン受容体やIRSの異常はインスリン作用の減弱につながる。すなわち，インスリンシグナル伝達系に異常が生じれば即インスリン抵抗性に直結する。最近特にインスリン抵抗性が注目されているのは，肥満などによりインスリンシグナル伝達系に影響を及ぼす因子が多数同定されたためである。それらの多くはすでに本書で説明した。ここでそのいくつかを復

古典的な意味でのインスリン抵抗性

インスリン抵抗性という言葉自体はそれほど新しい言葉ではない。1型糖尿病治療の際にはインスリンの投与が必須であるが，以前は主にブタから精製したインスリンを使用していた。インスリンは 21 アミノ酸残基からなる A 鎖と 30 残基からなる B 鎖がジスルフィド結合したものであるが，ヒトとブタのインスリンの一次構造を比較すると，A 鎖は全く同一配列であり B 鎖の C 末端すなわち 30 番目のアミノ酸が 1 つ違うのみである。したがって，ブタインスリンを治療用に用いていたが，インスリン抗体ができ，インスリンが効かなくなるインスリン抵抗性の原因になっていた。遺伝子工学の進展に伴い，種々の生体内因子が遺伝子組換え技術を用いて製造されるようになった。ヒトインスリンは，日本で最初の遺伝子組換え医薬品として 1986 年に発売となった。

実は，ウサギのインスリンの一次構造もヒトとよく似ており，ブタ同様に B 鎖の 30 番目のアミノ酸が 1 つ違うのみである（ヒトはトレオニン，ブタはアラニン，ウサギはセリン）。研究用にポリクローナル抗体を作製する時，ウサギやヤギを良く用いる。しかしインスリンの場合には，ウサギに免疫しても全く期待された抗体値は得られない。比較的一次構造が異なっているモルモットを使用している。通常の抗原と異なりインスリンの場合はさらに厄介である。インスリンを免疫原として注射すると，低血糖によりモルモットが死ぬこともある。ブドウ糖を注射しながら注意深く血糖値を正常値に保つ必要がある。

習しよう。

1) TNF-α

TNF-α は前述した（図 3-32 参照）ように，インスリンシグナルや GLUT4 のシグナルを阻害することにより，糖新生抑制作用を低下させ，糖の取込みも低下させる。肥満になると TNF-α の発現が上昇し，これらの作用を益々増強するためインスリン抵抗性の原因の 1 つとなっている。

2) アディポネクチン

アディポネクチンは，インスリンシグナル経路の中で，PI3 キナーゼの活性化を引き起こし，さらに糖の取込みを増強させる作用も有している。また，アディポネクチンは，TNF-α の産生を抑制することも明らかとなった。したがってアディポネクチンは，インスリン感受性を高める因子といえる。肥満者でアディポネクチンの血中濃度が低下することが知られている。糖尿病や動脈硬化でアディポネクチンの補充が有効である結果が示されており，臨床応用への期待が高まっている。

3-4-3　2 型糖尿病の特徴

2 型糖尿病は遺伝的な要因に加え，生活習慣に大きく依存することから，生活習慣病の代名詞にもなっている。すなわち，過剰な栄養摂取や運動不足による肥満が大きな要因である。その結果，インスリンの分泌が低下するとともに，インスリン作用の低下（インスリン抵抗性の獲得）が観察される。さらに様々な合併症を引き起こすことから，「甘くみると痛い目にあう」病気であるが，自覚症状がなかなか出ないこともあり，我が国において最も厄介な病気といえる。厚生労働省により実施された「平成 14 年度糖尿病実態調査」によれば，「糖尿病が強く疑われる人」は約 740 万人であり，「糖尿病の可能性を否定できない人」約 880 万人を合わせると，約 1,620 万人にも達し，何と成人の 6 人に 1 人が糖尿病またはその予備軍に相当することになる。

ヒトが生きるために必要なエネルギー源の多くは糖質に依存している。なかでもブドウ糖（glucose）が中心である。ブドウ糖は血液により運搬されるが，血中のブドウ糖の濃度を血糖値とよぶ。血糖値は，mg/dL の単位で表わされ，健康診断などでは，朝食を抜いて採血を行った空腹時血糖値が測定される。健康な状態では，血糖値は常に一定値に保たれている。食事摂取後には血糖値が急激に上昇するが，短時間で一定値まで下がり安定した値をしめす。この調節にはホルモンが重要な役割を果たしている。血糖値が低くなった場合には，グルカゴンなどのホルモンが働き，グリコーゲンの分解や糖新生を通してブドウ糖を供給

する。逆に血糖値が高くなった場合には，インスリンが分泌される。このように逆の作用を有するグルカゴンとインスリンは共に膵臓のランゲルハンス島（膵島）のそれぞれ，α細胞およびβ細胞から分泌される。「インスリンの作用は血糖値を下げることである」というのは間違いではないが，本来は，「筋肉組織においてブドウ糖をグリコーゲンとしてエネルギーを貯蔵する。さらに脂肪組織ではブドウ糖を脂肪に変えエネルギーを貯蔵する」という役割を担っている。前述のように，2型糖尿病は，生活習慣の影響などによりインスリンの分泌が低下するまたは分泌されてもインスリンの作用が低下する（感受性の低下，抵抗性の獲得）のが特徴である。

糖尿病は，尿に糖が出る病気と思うかもしれない。しかし，実際には尿検査をしても尿に糖が検出されない場合もある。あくまでも血中において高い糖の濃度を示す，高血糖が諸悪の根源である。高血糖が長く続くと，ブドウ糖をエネルギーに帰る働きが徐々におかしくなり，その結果，体全体が代謝異常を引き起こす。その結果，全身の血管や神経に影響を及ぼすいわゆる全身病である。

3-4-4　小胞体ストレスと糖尿病

細胞内には多種の小器官があり，物理化学的ストレスなどに反応して様々なシグナルを発信する。細胞は，ERADやUPRのシステムによりストレス解消に勤めるが，ストレスに対抗しきれなくなった時，シグナルの多くはミトコンドリアに集約され細胞はアポトーシスへ向う。小胞体は，分泌型のタンパク質や膜貫通型のタンパク質が正しいフォールディングを行う際に重要な器官であるが，近年小胞体ストレスとアポトーシスの関連性が注目されている。糖尿病においても，小胞体ストレスが深く関わっていることが最近の研究によって明らかになりつつある。1型糖尿病における小胞体ストレスによる膵β細胞のアポトーシスに加え，2型糖尿病におけるインスリン抵抗性と小胞体ストレスとの関連性も解明されつつある。

(1) 1型糖尿病と小胞体ストレス

1型糖尿病の要因の1つとして，自己免疫的な機序により膵島炎とそれにより引き起こされる膵β細胞の破壊があげられる。IL-1βやIFN-γなどのサイトカインなどにより過剰のNO（一酸化窒素）が膵β細胞に産生したり，膵β細胞ウイルスに感染したりすると，小胞体に負荷がかかり機能が低下する。このように膵β細胞の小胞体にストレスがかかると，CHOPが誘導されたり，JNK（c-Jun N-terminal kinase）を活性化する。これらのシグナルは最終的にアポトーシスへと向い膵β

> **word**
> **ERADとUPR**
> 小胞体ストレスに対抗する手段として，ERAD（endoplasmic reticulum-associated degradation）とUPR（unfolded protein response）が知られている。ERADは，小胞体内に溜まった異常タンパク質を細胞質に出し，ユビキチン・プロテアソーム系で分解する機構である。小胞体ストレス応答して，ERAD因子群の転写活性が増大する。UPRは，小胞体内の分子シャペロン遺伝子群を転写レベルにおける活性化により，高次構造形成を正しく行う能力を増強する。また，それ以上異常タンパク質が小胞体内に蓄積しないようにタンパク質合成を翻訳レベルで抑制し，小胞体の負担を軽減する作用も有している。

> **word**
> **分子シャペロンとフォールディング**
> タンパク質が折りたたまれて一定の高次構造を形成することをフォールディングとよぶ。そこに働く酵素群をフォールディング酵素とよぶが，それ以外に高次構造形成を助ける一連のタンパク質群が存在する。それらを分子シャペロンまたは単にシャペロンとよんでいる。熱ショックタンパク質（HSP; heat shock proteins）の多くはシャペロンとしての機能を持っている。

細胞を破壊することにより，最終的にはインスリン分泌能が低下し糖尿病発症へと至る（図3-42）。

word
CHOP
59頁および119頁ですでに触れた因子である。脂肪細胞分化への関与に加え，小胞体ストレス応答に重要な役割を果たしている。当初はCHOP-10（C/EBP-homologous protein 10）とよばれていたが，最近では単にCHOPとよばれるようになりつつある。C/EBPβのダイマー形成部分と相互作用する因子を検索した結果，新たな因子が見つかりその番号がたまたま10であっただけであるが，他に有力なクローンがなかったため10という数字が消えつつある。炎症反応に応答する遺伝子であるGADD153（Growth Arrest and DNA Damage Inducible gene 153）と同一遺伝子である。小胞体ストレスにCHOPの発現が上昇することから一躍研究が進み，小胞体ストレス応答に関与する遺伝子の主役の1つになった。

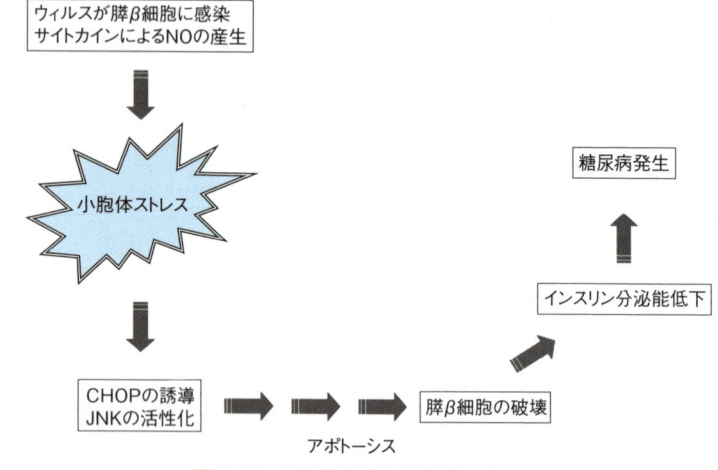

図3-42　1型糖尿病と小胞体ストレス
膵β細胞で小胞体ストレスが起こると，アポトーシスを引き起こし膵β細胞が消失する。その結果，インスリン分泌能が低下し糖尿病を発症する。

（2）2型糖尿病と小胞体ストレス

TNF-αがインスリン抵抗性の要因であることはすでに触れたが，JNKはその機序にからんでいると考えられている。糖尿病のモデルマウスに高脂肪食を摂取させると肝臓で小胞体ストレスを引き起こすことが知られている。その結果，JNKが活性化されるが，そのシグナルはIRS-1のセリンのリン酸化亢進へとつながる。インスリンシグナルが正しく伝わるには，IRS-1のチロシンのリン酸化が必要であるが，セリン

word
JNK
c-Jun N-terminal kinaseの略。MAPキナーゼスーパーファミリーに属するセリン・トレオニンキナーゼの一種。c-Jun遺伝子のN末端部分に存在する転写活性化ドメイン内のセリン残基をリン酸化するキナーゼとして同定された。現在では数多くのタンパク質をリン酸化する酵素として最も重要なキナーゼの1つである。

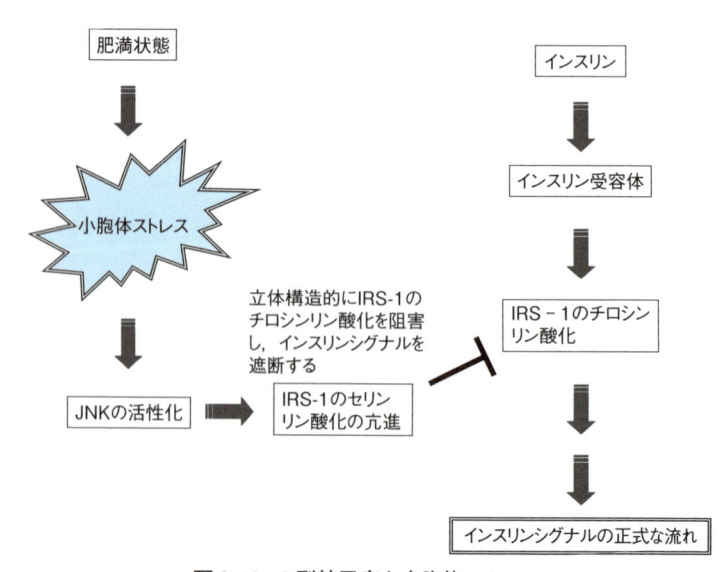

図3-43　2型糖尿病と小胞体ストレス
肥満や高脂肪食により肝臓に小胞体ストレスを生じると，IRS-1のチロシンリン酸化を阻害する。その結果，インスリンシグナルが遮断されるため，インスリン抵抗性につながる。

のリン酸化による立体構造の変化により，チロシンのリン酸化は抑制される。したがって，インスリンシグナルが遮断されることになり，インスリン感受性の低下（喪失）すなわちインスリン抵抗性の獲得を引き起こすと考えられる（図3-43）。

3-4-5　糖尿病が起こす合併症
(1) 3大合併症

ブドウ糖はタンパク質と結合しやすい性質を有している。したがって，高血糖が続くと，血中のブドウ糖が体のあちこちでタンパク質を糖化する。糖化タンパク質は，本来の機能を果たせなくなり障害を生じる。一方，ブドウ糖はアルドース還元酵素によりソルビトールに変わり，さらにソルビトール脱水素酵素によりフルクトース（果糖）に変わる。高血糖が続くと，ソルビトール脱水素酵素の活性が追い付かず，細胞内にソルビトールが蓄積し，細胞障害を引き起こすといわれている。糖尿病になると3大合併症の危険性が高まる。3大合併症とは，糖尿病性網膜症，糖尿病性腎症，糖尿病性神経障害を指す（図3-44）。網膜は，カメラでいうとフィルムに相当する部分であるが，ここには酸素や栄養を補給するために毛細血管が集中している。この毛細血管に傷がつくのが網膜症であり，重症の場合には失明に至る。実際，失明者の2割近くが糖尿病性網膜症が原因といわれている。同じように毛細血管障害により，腎臓障害も生じる。血中の老廃物は腎臓の糸球体においてろ過され尿ができている。この糸球体は毛細血管の集合体であるため，血管の障害によりろ過機能が低下し腎症を呈する。糖尿病性腎症が悪化すると，腎不全を起こし死に至る。糖尿病で亡くなる患者さんの約15％は腎症が原因といわれている。腎臓の機能が落ちた場合には，人口透析が

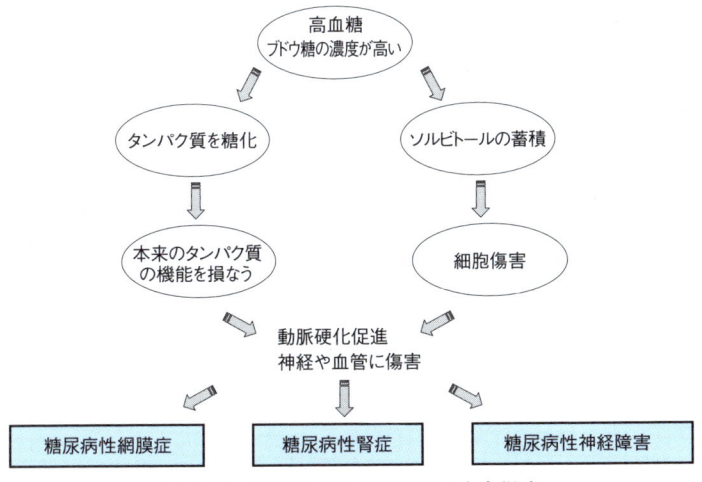

図3-44　糖尿病が引き起こす3大合併症

必要になるが，わが国で人工透析を受けている患者さんの3分の1は糖尿病患者である。神経細胞では，血糖値が高いとソルビトールを作りやすいといわれている。さらに，糖化により神経に栄養が供給出来なくなる。このような状況に陥ると，知覚神経や自律神経などの末梢神経が異常となる。その結果，知覚異常によるしびれや痛み，自律神経異常による汗の異常，下痢・便秘，性機能障害などを引き起こす。このように，自覚症状のないうちに重篤な合併症を併発する。

肥満は糖尿病の要因であるが，糖尿病を発症するとたくさん食べてもやせてしまう。インスリンの機能はエネルギーを貯蔵することであると前述した。糖尿病になると，食事で摂取した糖質をエネルギーに変換出来ない。そのため，体はやむを得ず筋肉などからタンパク質や脂肪を使用するため徐々に体重が減少することになる。

(2) 糖尿病血管症に関与する糖化タンパク質

前項で述べたように，糖尿病が引き起こす3大合併症は，いずれも血管の障害に起因する。この要因として，タンパク質にグルコースなどの還元糖が結合した糖化タンパク質であるAGE（終末糖化産物，advanced glycation end-products）およびその受容体であるRAGE（receptor for AGE）が重要な役割を果たしている。AGEは，血管内皮細胞表面に存在するRAGEに結合し，VEGF（vascular endothelial growth factor，血管内皮増殖因子）の発現を誘導し，内皮細胞の増殖を促進する。さらに，PAI-1を誘導し血液を凝固させる方向に向わせる。AGEはグルコースが結合した糖化タンパク質と思われがちであるが，実はグルコースだけでなくグルコースの代謝中間体および分解

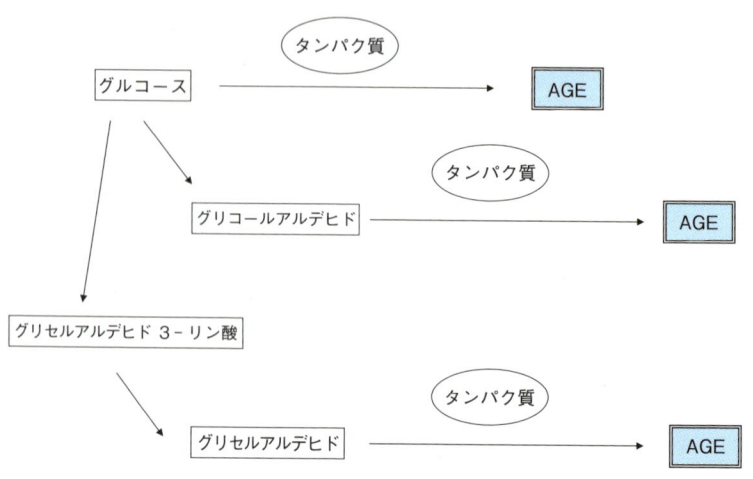

図3-45 AGEの生成過程

AGEは，グルコースからだけでなく，種々の代謝中間体や分解物からも生成する。そのうち，図に示したグリコールアルデヒドとグリセルアルデヒドの糖化タンパク質であるAGEが特に糖尿病発症に関わっていると考えられている。このように，疾病に深く関与するAGEをTAGE（toxic AGEs）とよぶこともある。

物などからも生成する。特に，グリセルアルデヒドやグリコールアルデヒド由来のAGEは，RAGEとの親和性が高く，VEGFの発現を強く誘導することから糖尿病血管症に深く関わっていると考えられている（図3-45）。

3-4-6 糖尿病によって引き起こされる動脈硬化症

肥満は，種々の生活習慣病の元凶であり，脂質異常症，高血圧，糖尿病の要因となる。これらは全て動脈硬化症の原因となり，やがて心疾患，脳疾患につながる。動脈硬化巣形成の概略は脂質異常症の項を参照されたい。血中LDLはブドウ糖と結合して糖化されると血管内壁に沈着しやすくなる，このことに加えて，インスリンの作用不全により，脂質の代謝異常を招き，脂質異常症を進行させるため，糖尿病を発症すると動脈硬化になる危険性が増す。

3-4-7 糖尿病治療薬

2型糖尿病の治療薬としては，① スルフォニル尿素薬（SU薬），② 速効性インスリン分泌促進薬，③ ビグアナイド薬，④ α-グルコシダーゼ阻害薬，⑤ チアゾリジン薬，⑥ インクレチン製剤の大きく6種類に大別される（表3-6）。スルフォニル尿素薬とα-グルコシダーゼ阻害薬は古くから良く知られている治療薬である。チアゾリジン薬は2000年以降汎用されている。インクレチン製剤は2009年以降に登場した新しいタイプの糖尿病薬である。これらは作用機作が異なり，症状に合わせて適切な薬剤を単独または併用して用いる。

スルフォニル尿素薬は，膵臓に働きインスリンの分泌を促進する。この作用は強くかつ長く持続する。しかし速効性ではないため，食後の血糖値上昇とインスリン分泌のタイミングのずれが問題であった。その欠点を克服したのがフェニルアラニン誘導体から成る速効性インスリン分泌促進薬であり，服用30分後にはインスリン分泌がピークに達する。しかし，1時間後には効果は半減し2時間後には効果は消失する。また分泌促進作用そのものもスルフォニル尿素薬よりは弱く，血糖値を下げる作用はスルフォニル尿素薬ほど強くない。

ビグアナイド薬は，ブドウ糖の利用を促すと共に，肝臓からブドウ糖が出るのを抑える等の作用があり，血糖効果作用は弱いものの，低血糖を生じる心配は少ない。また，筋肉など末梢組織においてインスリンの感受性を高める作用も有する。メトホルミン（成分名）はビグアナイド薬の代表であり，欧米では2型糖尿病治療薬として最も広く使用されている。しかし，日本ではそれほど普及していない。同じビグアナイド薬

---

word

ヘモグロビンA1c（HbA1c）
健康診断などでは通常空腹時血糖値を測定する。しかしこの方法では，糖尿病予備軍は正常値を示す場合が多い。そこで最近では，ヘモグロビンA1cの測定が盛んに行われている。ヘモグロビンは血中で酸素を運搬する重要なタンパク質であるが，高血糖が続くと，ヘモグロビンも糖化する。この糖化ヘモグロビンをヘモグロビンA1c（HbA1c）とよび，正常ヘモグロビンに対する割合で示す。赤血球の寿命は約4ヶ月であることからその寿命の半分に相当する，1～2ヶ月のおおよその血糖値の状態を判定できると考えられている。正常値は4.3～5.8%であり，6.5%を超えると糖尿病の可能性が極めて高くなる。

表 3-6　糖尿病治療薬

①スルフォニル尿素薬（SU 薬） 　　インスリン分泌促進
②速効性インスリン分泌促進薬 　　インスリン分泌促進
③ビグアナイド薬 　　AMPK 活性化薬，ブドウ糖利用促進，糖放出抑制，インスリン感受性増大
④α-グルコシダーゼ阻害薬 　　糖質吸収遅延
⑤チアゾリジン薬 　　インスリン抵抗性改善，インスリン感受性増大
⑥インクレチン製剤 　　GLP-1 誘導体（GLP-1 受容体作動薬）；インクレチン作用促進 　　DPP-4 阻害薬；インクレチン分解抑制

作用機作の異なる糖尿病治療薬が6種類使用されている
これらは，症状に応じて併用される場合もある

に属するフェンホルミンが乳酸アシドーシスという重篤な副作用を起こしたため，一時全てのビグアナイド薬が使用されなかった。その後メトホルミンの効果が認められ，欧米では汎用されるようになったが，わが国では1日の最高使用量が低めに設定されたため効果も低く普及しなかった。2010年になり，欧米並みの使用量の処方が可能な製剤が登場したので今後は広く使われるかもしれない。欧米でメトホルミンが汎用される理由は，日本人と欧米人のインスリン分泌量の違いが大きい。日本人と比較すると，欧米人は糖尿病になってもインスリン分泌量が比較的高い。従って，スルフォニル尿素薬などでインスリン分泌を促進しても糖尿病を改善する効果はそれほど期待できず，逆に高インスリン血症の危険性が増す。メトホルミンはインスリン分泌を促進する作用はないため欧米人には好都合である。メトホルミンの作用機序の詳細は未だ不明な点が多いが，骨格筋においてAMP活性化プロテインキナーゼ（AMP-activated protein kinase, AMPK）活性化薬として働くことが機序の1つと考えられている。

　α-グルコシダーゼ阻害薬は，食後に糖質を吸収するのを抑える薬剤である。たとえば，デンプンなどの多糖類は唾液などによりオリゴ糖に分解される。その後，小腸上部でさらに単糖に分解され吸収される。α-グルコシダーゼ阻害薬は，α-グルコシダーゼだけでなく，アミラーゼやスクラーゼなども阻害し，各種糖類の分解を妨げる。その結果，小腸における吸収遅延が起こり，結果として血糖上昇作用を抑制する。チアゾリジン薬は，インスリン感受性を増大させる，いわゆるインスリン抵抗性改善薬として1990年代の終わりに登場し汎用されている。PPARγの項で述べたように，チアゾリジン誘導体はPPARγのリガンドとして働きインスリン抵抗性を改善する。

上記5種とは作用機作の異なる新しいタイプの治療薬としてインクレチン製剤が最近登場した。インクレチンとは，消化管から分泌され，膵β細胞からのインスリン分泌を促進するホルモンの総称である（p. 128）。十二指腸から分泌されるGIPと小腸から分泌されるGLP-1が知られている。このうち，GLP-1誘導体がGLP-1受容体作動薬として登場した。一方，インクレチンの分解を抑える薬剤も大きな期待を集めている。生体内では，インクレチンが分泌されるとDPP-4（dipeptidyl peptidase-4）とよばれるタンパク質分解酵素がインクレチンを速やかに分解する。そこで，DPP-4阻害薬が開発されすでに使用されている。なお，DPP-4阻害薬は経口で服用するが，GLP-1誘導体は皮下注射により投与する。今のところ，GLP-1誘導体以外は全て経口糖尿病薬として使用されているが，これら経口糖尿病治療薬の作用機作はそれぞれ異なるため，当然のことながら医師の指示に従って服用することが必須である。

3-5 高血圧症

3-5-1 血圧とは

血液は生命活動に不可欠な酸素や栄養素を体の各所に運搬し，その一方で老廃物や炭酸ガスを運び去る役割を果たしている。心臓から送り出された血液が動脈の内壁を押す力を血圧と言う。心臓は収縮と拡張を繰り返して血液を送り出しており，それに応じて血圧は上下する。心臓の収縮により血圧が最高値に達した時の値を「最高血圧」または「収縮期血圧」，拡張により最低に達した時の値を「最低血圧」または「拡張期血圧」と呼ぶ。

3-5-2 高血圧症とは

最高血圧が 140 mmHg 以上あるいは最低血圧が 90 mmHg 以上の状態を高血圧と診断する。

高血圧症の 90% 以上はその原因が不明であり，このような状態を「本態性高血圧症」と呼ぶ。本態性高血圧症は，遺伝的な素因や生活習慣などの環境因子が関与して発症するものと考えられている。主な原因としては，喫煙，飲酒，肥満，塩分摂取過剰，精神的ストレスなどがあげられ，生活習慣に関するものが多く含まれる。一方，血圧上昇の原因となる明確な疾病がある際にはこれを「二次性高血圧症」と呼ぶ。

高血圧状態が継続するとやがては，血管の肥厚，動脈硬化を誘引し，虚血性脳血管症の原因となる。また心臓は高い血圧に対抗するために肥大し，心不全につながることもある。こうした合併症を予防するためにも，血圧を正常化することが必要となる。

3-5-3 食塩感受性高血圧

血圧の食塩感受性には個人差があり，遺伝的素因が指摘されている。肥満者，女性，高齢者，高血圧家族歴陽性者などは感受性が高い。食塩感受性高血圧においては，食塩摂取量の制限によって血圧は正常域へと低下する。現代日本人は平均して 12〜13 g の食塩を一日に摂取しているが，これを 7 g 程度に抑えることが目標値として定められている。

3-5-4 レニン-アンギオテンシン系

血液中で生成されるペプチドであるアンギオテンシンⅡには強力な

血管収縮作用がある（図3-46）。おもに肝臓（腎臓，脳，心臓，脂肪組織などでも発現している）で産生される分子量約60 kDaの糖タンパク質アンギオテンシノーゲンが分泌される。腎臓の傍糸球体細胞から分泌されるアンギオテンシン生成酵素レニンが，アミノ末端の10アミノ酸残基を切り出し，これがアンギオテンシンIとなる。アンギオテンシンIはアンギオテンシン変換酵素（ACE, angiotensin-converting enzyme）の働きにより，C末端のHis-Leuが遊離され，8-アミノ酸からなるアンギオテンシンIIを生成する。

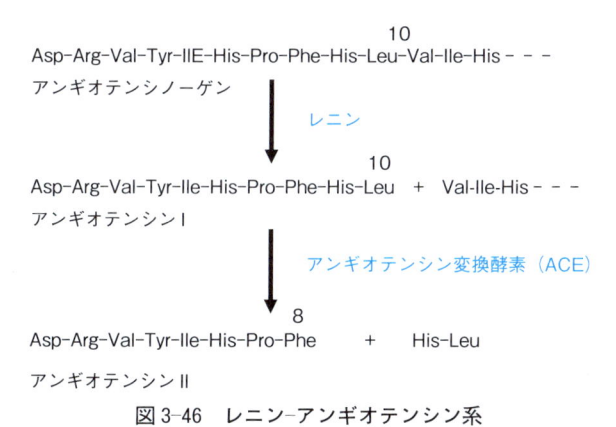

```
                                        10
Asp-Arg-Val-Tyr-IlE-His-Pro-Phe-His-Leu-Val-Ile-His - - -
アンギオテンシノーゲン
                    ↓  レニン
                                      10
Asp-Arg-Val-Tyr-Ile-His-Pro-Phe-His-Leu  +  Val-Ile-His - - -
アンギオテンシンI
                    ↓  アンギオテンシン変換酵素（ACE）
                              8
Asp-Arg-Val-Tyr-Ile-His-Pro-Phe  +  His-Leu
アンギオテンシンII
```

図3-46　レニン-アンギオテンシン系
最終産物のアンギオテンシンIIが受容体に結合して，血管を収縮させ血圧を上昇させる。

脂肪細胞に特異的にアンギオテンシノーゲン遺伝子を過剰発現させたトランスジェニックマウスでは，血中アンギオテンシノーゲン濃度上昇とともに高血圧が観察される。さらにこのマウスでは肥満が認められる。肥満と高血圧を結び付ける知見として興味深い。

アンギオテンシンIIがホルモン様ペプチドとして作用するためにはこれを認識する受容体が必要となる。これまでに複数の受容体が同定されているが，血管平滑筋収縮を介して昇圧作用を導くのはアンギオテンシンII受容体1型である。この受容体は副腎皮質においてはアルドステロン合成を増加させ，結果的に体液量増大を導く（血圧上昇を招く）。またレニン分泌を抑制する作用も発揮する。

このような知見に基づき，アンギオテンシン変換酵素阻害剤，アンギオテンシンII受容体遮断薬が降圧作用を持つ治療薬として開発され，臨床で用いられている。また乳タンパク質分解産物のトリペプチド（アミノ酸3残基）に，アンギオテンシン変換酵素阻害活性が認められ，これを含んだ機能性食品も市販されている。

3-5-5　血管拡張物質—一酸化窒素 NO

血管の最も内側の血液と接する部分は，一層の内皮細胞に覆われてい

る。血管拡張物質に応答して内皮細胞が放出する不安定物質（半減期約5秒）が平滑筋を弛緩させ，血圧を低下させる。この不安定物質が一酸化窒素 NO である。抗狭心症作用のあるニトログリセリンは，一酸化窒素 NO を供給して，血管拡張作用を発揮する。

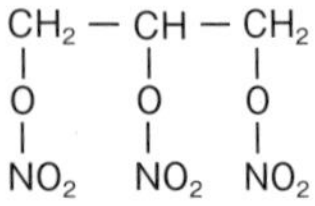

ニトログリセリン

NO は細胞膜を透過して速やかに細胞内へと拡散するものの，反応性が高いことから合成部位から 1 mm 以上は広がらないと考えられている。平滑筋細胞内で NO はグアニル酸シクラーゼの補欠分子ヘムと結合して酵素活性を 100 倍以上に上昇させる。この活性化により，細胞内では GTP（グアノシン 3-リン酸）から cGMP（サイクリックグアノシン 1-リン酸）が生成され，cGMP 依存性タンパク質キナーゼが活性化され，タンパク質リン酸化を介して平滑筋は弛緩する。

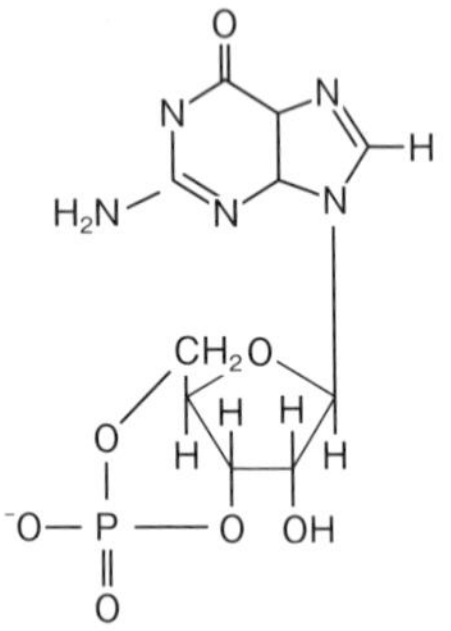

CGMP

NO を合成する NO シンターゼ（NOS）は，アルギニンから中間体であるヒドロキシアルギニンを介してシトルリンに変換する反応を触媒し，この過程で NO を生じる（図 3-47）。ヒトは神経型（nNOS），誘導型（iNOS），内皮型（eNOS）の互いに 50% 以上の相同性を有する 3 種類のアイソザイムを持つ。いずれもホモ二量体として機能する。

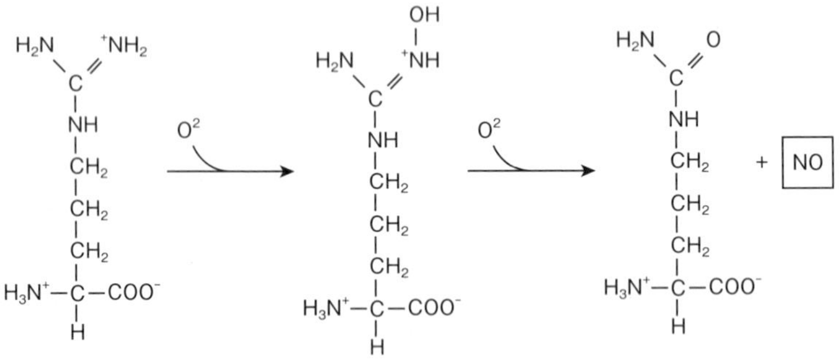

L-アルギニン　　L-ヒドロキシアルギニン　　L-シトルリン

図 3-47　NOS の反応

特定保健用食品と高血圧

　特定保健用食品は身体の生理学的機能などに影響を与える保健機能成分を含んでいて，「お腹の調子を整える」など，特定の保健の目的が期待できることを表示できる食品である。このような，「保健の用途」を表示するには，個別に生理的機能や特定の保健機能を示す有効性や安全性等に関する科学的根拠に関する審査を受け，消費者庁長官（平成21年9月より）の許可を受けることが必要とされる。

　高血圧に関しては，「血圧が高めの方に適する食品」という表示で特定保健用食品は市販されているが，これを「高血圧を改善する食品」という表示をすることは許されていない。

　実際にそれらの食品に含まれている「関与成分」は，4種類程度に分けられる。アンギオテンシン変換酵素阻害活性を持つペプチド（乳，カツオ節，イワシ，わかめ等由来），杜仲葉配糖体（副交感神経を刺激），γ-アミノ酪酸（末端交感神経系の抑制），酢酸（血管拡張）などで，これら関与成分を含んだ飲料等が広く市販されている。降圧剤を投与されている患者さんが，これら飲料を活用することにより，投薬回数，量を減少させることができる例もあり，医療費の軽減に一定の効果をもたらすことが期待される。

3–6 肥満・脂質代謝とがん

　本書は，生活習慣病の中でも心疾患や脳疾患に密接な脂質代謝に着目して，生化学・分子生物学を概説している。したがって，日本人死亡原因の第1位であり，全体の約3分の1を占めるがんについては詳しくは触れない。しかし，最近の研究により，肥満，脂肪細胞ならびにアディポサイトカインとがんとの関連が指摘され始めている。本項ではまだ確定には至っていない最近の知見を紹介し今後の進展の理解の一助とする。

　欧米における疫学調査によると，喫煙者によるがんの最大の原因は喫煙であるが，非喫煙者における要因は肥満であるといわれている。米国における疫学データでは，肥満とがんとの関係について，子宮内膜がんは確定的であり，乳がんと腎がんもほぼ確実，胆嚢がんと大腸がんについても可能性があると報告している。日本においてはまだはっきりしたデータは得られていない。実際，肥満の有病率が日本と欧米では異なること，発生するがんの部位も異なることから現時点でははっきりした結論は得られていない。

　アディポネクチンは，アディポサイトカインの中でも最も重要な因子であるが，血管内皮細胞の増殖を抑制し，血管新生を阻害するという報告がなされた。血管新生はがんの増殖や転移に重要な役割を果たしていることから，アディポネクチンは抗腫瘍活性を有する可能性が強く示唆されている。PPARγは，脂肪細胞分化のマスターレギュレーターであり，インスリン抵抗性改善薬の受容体としても知られる。PPARγは，細胞増殖を抑制し，分化を促進しアポトーシスを誘導することからがん

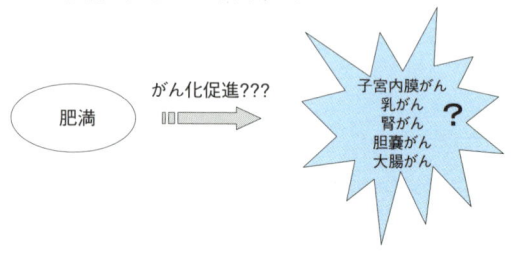

図 3–48　肥満とがんとの関係

欧米において，肥満者はいくつかのがんに罹患する可能性が高い報告がなされている。生活習慣や遺伝的背景が異なる日本人に当てはまるか否か現時点では明確な結論は得られていないが，アディポネクチンや PPAR ファミリーの関与の可能性は高く，今後の解析が待たれる。

化に抑制的に働いている思われる。しかしその一方で，発がんに促進的に働くという報告もある。PPARファミリーに属する他の2つの受容体であるPPARαとPPARδも，PPARγと同様に相反する報告がなされている（図3-48）。このように現時点では結論は得られていないが，少なくとも何らかの関連性があるとの報告が多くなされていることから，今後，ブレークスルーになる報告が1つ出れば，話の全体像が一気に見えてくる可能性がある。これからの動向に注目すると共に若い読者の参画を期待するものである。

さらに詳しく学ぶために

どの大学の図書館も必ず所有している Nature 誌を中心に紹介する。

RNAi に関する総説：*Nature*, 431: 337-378（2004）.
肥満と糖尿病に関する総説：*Nature*, 444: 839-887（2006）.
血管新生に関する総説：*Nature*, 438: 931-974（2005）.
細胞分裂と癌に関する総説：*Nature*, 432: 293-341（2004）.
がんのシグナル伝達に関する総説：*Nature*, 441: 423-462（2006）.
膜の生化学に関する総説：*Nature*, 444: 578-621（2005）.
ヒトゲノミクスと医学に関する総説：*Nature*, 429: 439-481（2004）.
幹細胞に関する総説：*Nature*, 441: 1059-1102（2006）.
エピジェネティクスに関する総説：*Nature*, 447: 395-440（2007）.
DNA 複製と修復に関する総説：*Nature*, 447: 923-958（2007）.

■参考図書

B. Alberts ほか（中村桂子，松原謙一監訳），『Essential 細胞生物学（原著第2版）』，（南江堂）.
B. Lewin（菊池明彦ほか訳），『遺伝子（第8版）』，（東京化学同人）.
T. Mckee ほか（福岡伸一監訳），『マッキー生化学（第3版）』，（化学同人）.
H. R. Horton ほか（鈴木紘一ほか監訳），『ホートン生化学（第3版）』，（東京化学同人）.
野島 博，『医薬分子生物学』，（南江堂）.
田村隆明ほか，『KEY CONCEPT 分子生物学』，（南山堂）.
春日雅人，岡芳知シリーズ責任編集，『糖尿病カレントライブラリー』，シリーズ 1～8，（文光堂）.
松澤佑次，藤田敏郎，門脇孝編集，『インスリン抵抗性』，（医学書院）.

■参考月刊誌

実験医学（羊土社）
細胞工学（秀潤社）
Molecular Medicine（中山書店）
アディポサイエンス（フジメディカル出版）
The Lipid（メディカルレビュー社）
日経サイエンス（日経サイエンス社）

索引

ブルーで表示した用語は，本文中の word に解説があります。

あ 行

アイソフォーム　114
アクアポリン　120
アゴニスト　121
アスピリン　30
アセチル CoA　3
　——カルボキシラーゼ　25
アディポカイン　119
アディポサイトカイン　119
アディポネクチン　120, 134, 146
　——受容体　120
アデノシン 1-リン酸　4
アデノシン 2-リン酸　5
アデノシン 3-リン酸　3
アドレナリン　38
β_3-アドレナリン受容体　78
アポ A-I　104
アポ A-IV　107
アポ C-III　107
アポトーシス　135
アポリポタンパク質 A-1　20
　——B100　18
　——B48　17
　——BmRNA 編集酵素　19
アミノ基転移　36
γ-アミノ酪酸　33, 39
アルギニン　144
アルツハイマー病　75
アンギオテンシン変換酵素　143
アンジオテンシノーゲン　120
アンタゴニスト　76, 122
アンチセンス核酸　71
アンドロゲン　24, 120
　——受容体　74

異常肥大化脂肪細胞　113
一酸化窒素　144
遺伝子組換え医薬品　134
遺伝子組換え法　117
遺伝子クローニング　52
遺伝子診断　51
遺伝子ターゲッティングマウス　117
遺伝子破壊マウス　117
インクレチン　128
インスリン　8, 79, 127, 136

インスリンシグナル　124, 133
インスリン受容体　130
インスリン抵抗性　114, 116, 133, 134
　——改善薬　116
インスリン分泌促進薬　140
インスリン分泌シグナル　128
インドメタシン　30
イントロン　53, 60, 61, 62
イントロンレス遺伝子　61

ウエスタンブロット法　70
ウエストウエスタンブロット法　70
エイコサペンタエン酸　29
疫学調査　146
エキソヌクレアーゼ　64
エキソン　60, 61, 62
エクソン　60
エストロゲン　24, 120
　——受容体　74
エピネフリン　8
塩基　46
塩基配列決定法　49
塩基配列のデータベース　50
炎症性ケモカイン　126
炎症性サイトカイン　124
エンドセリン　110
エンドヌクレアーゼ　64
エンハンサー　53

オーダーメイド医療　51, 78
オートクレーブ　64
オートファジー　42
オーファン受容体　71, 72, 73
オリゴ dT　65
オルニチン　37
オレイン酸　14

か 行

開始コドン　65
核酸　46
　——分解酵素　64
核内受容体　25, 70
　——スーパーファミリー　72, 73
核内ホルモン受容体スーパーファミリー　55

核膜孔　63
活性型ビタミン B_1　6
活性型ビタミン B_2　6
カテコールアミン　81
カテプシン　41
ガラクトース　2
カルニチンパルミトイルトランスフェラーゼ-1　27
γ-カルボキシグルタミン酸　33
がん　146
　——遺伝子　58
環境ホルモン　75
がん原遺伝子　58
還元型ニコチンアミドアデニンジヌクレオチド　3
還元型ニコチンアミドアデニンジヌクレオチドリン酸　5
還元糖　138

喫煙　146
基本転写因子複合体　55
逆転写酵素　52
キャップ構造　60, 66
凝固　125
狭心症　111
キロミクロン　15, 16

クエン酸回路　3, 6
グーグルステロン　105
グリコーゲン　3, 7
グリセロ 3-リン酸経路　91
グルカゴン　8, 79, 127, 128, 135
グルコキナーゼ　3
グルココルチコイド　24
α-グルコシダーゼ阻害薬　140
グルコース　2
グルコース 1-リン酸　8
グルコース 6-ホスファターゼ　9, 10
グルコース 6-リン酸　8
グルコース-アラニン回路　11, 36
グルタチオン　39
γ-グルタミルシステイニルグリシン　39
グレリン　121
クローニング　66
クロフィブレート　75
クロマチン　76

クロマチン形成　68
血管新生　146
血管内皮増殖因子　138
血栓形成　111
血糖値　127, 135
　——，空腹時　134, 139
ケトン体原性アミノ酸　39
ケノデオキシコール酸　23
ゲノム　48, 49
ゲノムプロジェクト　49, 71
ゲラニルゲラニル基　21
ゲルシフト法　76
原核生物　51
原がん遺伝子　58
倹約遺伝子　117

コアクチベーター　55, 77
高 LDL コレステロール血症　90
抗高脂血症薬　75
抗腫瘍活性　146
高トリグリセリド血症　90
更年期障害　75
酵母　50, 51
高密度リポタンパク質　17
コザックのコンセンサス配列　66, 67
骨粗鬆症　75
コファクター　55, 72
コミットメント　112
コリ回路　11
コール酸　23
コレステロール　14, 15
コレプレッサー　55, 77

さ　行

サイクリック AMP 依存性タンパク質リン
　　酸化酵素　8
最高血圧　142
最低血圧　142
サイレンサー　53
サウスウエスタンブロット法　70
サザンブロット法　70
酸化 LDL　116
3 大合併症　137

自己リン酸化　131
脂質異常症　90
シスエレメント　53, 54
β-シトステロール血症　93
シトルリン　37, 144
脂肪萎縮症　114
脂肪芽細胞　111

脂肪細胞　112
　——の肥大化　113
　——分化　114
脂肪酸　14
　——，n-3　28
　——，n-6　28
　——合成酵素　26
脂肪組織構成細胞　113
脂肪滴　81, 113
シャイン・ダルガルノ配列　66
シャペロンタンパク質　41
終止コドン　65
修復　47
脂溶性ビタミン　71
小胞体ストレス　135
小胞体膜コレステロール　96
植物ステロール　93
真核生物　51
心筋梗塞　111

膵β細胞　128
膵島　127
スクロース　2
スタチン　110
ステアロイル CoA デサチュラーゼ
　101
ステロイド受容体　75
ステロイドホルモン受容体　74
ステロールセンシング領域　99
スプライシング　59, 60, 61, 62
　——，選択的　63, 114
スプライソソーム　62
スルフォニル尿素薬　140

生活習慣病　88
成熟脂肪細胞　113
正常小型成熟脂肪細胞　113
性ホルモン　75
摂食抑制作用　122
セロトニン　33
前駆細胞　112
前駆脂肪細胞　112, 113
染色体　48, 49
全身性脂肪萎縮症　114
選択的スプライシング　61, 66
線虫　50, 51
全長 cDNA　66
セントラルドグマ　50, 51
　——，新しい　51
線溶　125

増殖　113

相補的 DNA　64
ソルビトール　138
損　傷　47, 47

た　行

第 1 相試験　116
第 2 相試験　116
第 3 相試験　116
第 4 相試験　116
大腸菌　51
ダイレクトリピート　72, 73
タモキシフェン　76
胆汁酸　23
　——，一次　23
　——，二次　23
胆汁酸トランスポーター　24
タンパク質キナーゼ A　79

チアゾリジン誘導体　116, 140
チアミンピロリン酸　6
致死遺伝子　117
中性脂肪　112
中胚葉間葉系　114
超低密度リポタンパク質　17
チロシンキナーゼドメイン　130

低 HDL コレステロール血症　90
低血糖　139
低密度リポタンパク質　17
テーラーメイド医療　78
転　写　51
　——因子　70
　——開始点　53, 57
　——活性化因子　61, 63, 67
　——活性化ドメイン　55, 58, 67, 72
　——活性化領域　97
　——共役因子　55
　——不活性化因子　61, 63, 67
糖　化　137
　——タンパク質　137, 138
糖原性アミノ酸　11, 39
糖新生　3, 9
糖尿病　127
　——，1 型　127
　——，2 型　127, 134
　——，インスリン依存型　127
　——，インスリン非依存型　127
　——，若年性　127
　——，二次性　127
糖尿病性神経障害　137

糖尿病性腎症　137
糖尿病性網膜症　137
糖尿病治療薬　140
動脈硬化　75, 88
——症　139
糖輸送担体　128
特異的転写因子　54, 55
特定保健用食品　145
ドコサヘキサエン酸　29
ドーパミン　33, 38
トランスジェニック生物　123
トランスジェニックマウス　123
トランスポゾン　68, 69
トリグリセリド　14, 114
トログリタゾン　116
トロンボキサン　29

な 行

内臓脂肪　88
内分泌攪乱物質　75
投げ縄構造　60

二次性高血圧症　142
二重盲検法　116
偽遺伝子　69
乳がん　75
乳酸　5
乳糖不耐症　2
尿素サイクル　37

ヌクレオシド　46
ヌクレオソーム　77
——構造　76
ヌクレオチド　46

熱ショックタンパク質　136

ノザンブロット法　70
ノックアウトマウス　117
ノニルフェノール　75
ノルアドレナリン　38

は 行

ハイブリダイゼーション　48
ハウスキーピング遺伝子　57
ハエ　50, 51
白色脂肪細胞　112
発がん遺伝子　59
発がんプロモーター　54
パリンドローム　72

ピオグリタゾン　116
ビグアナイド薬　140
ヒスタミン　33
非ステロイドホルモン受容体　74
ヒストンアセチル化酵素　76
ヒストン脱アセチル化酵素　76, 118
ビスファチン　126
ビスフェノールA　75
肥大化　112
ビタミンB_6　37
必須アミノ酸　34
必須脂肪酸　28
4-ヒドロキシプロリン　33
5-ヒドロキシプロリン　33
非翻訳領域　60
——，3'　64
肥満　112
ピリドキシン　37
ピリミジン骨格　46
ピルビン酸カルボキシラーゼ　9
ピルビン酸キナーゼ　5, 9

ファルネシル基　21
フォークヘッド　132
フォールディング　135
フォルボールエステル　54
複製　47
フットプリント法　76
部分性脂肪萎縮症　114
プライマー　48
プラスミノーゲンアクチベーター　125
プラバスタチン　21
フラビンアデニンジヌクレオチド　6
プリン骨格　46
フルクトース　2, 13
フルクトース1,6-ビスホスファターゼ　12
フルクトース2,6-ビスリン酸　12
プロゲステロン　24
プロスタグランディン　29, 115
プロセッシング　59, 60
プロテアソーム　42, 85
プロテインスプライシング　61
プロトオンコジーン　58
プローブ　48
プロモーター　53
分化　113
分枝鎖アミノ酸　34
分子シャペロン　135

ヘキソキナーゼ　3
ヘッジホッグ　15, 101

ヘテロダイマー　58, 67, 72, 73
ヘテロノックアウトマウス　117
ヘモグロビンA1c　139
ペリリピン　81
変異　47
ペントースリン酸経路　5
ホスホエノールピルビン酸カルボキシキナーゼ　9
ホスホフルクトキナーゼ1　4
ホメオドメイン　55
ホモダイマー　58, 67, 72
ホモノックアウトマウス　117
ポリA　59
ホルモン感受性リパーゼ　82
ホルモン補充療法　75
ホルモンレセプター　59
本態性高血圧症　142
翻訳　51, 66

ま 行

マウス3T3-L1細胞　117
マクロファージ　125
みなしご受容体　71
ミネラルコルチコイド　24

メタボリックシンドローム　88, 120
7-メチルグアノシン　59
メラトニン　33

モノグリセリド経路　91

や 行

ユビキチン　42, 84
ユビキチン活性化酵素　84
ユビキチン結合酵素　84
ユビキチン・プロテアソーム　135
ユビキチンリガーゼ　84

ら 行

ラクトース　2
ランゲルハンス島　127
ランダムプライマー　65

リガンド結合領域　72
リガンドとその受容体　71
リソソーム　41
リノール酸　14, 28
α-リノレン酸　28

リポ酸　6, 13	レジスチン　117, 120, 126	ロイシンジッパー　55, 58, 80
リポジストロフィー　114	レトロウイルス　52	ロジグリタゾン　116
リボソーム結合部位　66	レニン　143	
リンゴ酸-アスパラギン酸シャトル　10	レプチン　120, 122	## わ 行
臨床試験　116	——受容体　123	
——，市販後　116	レポーターアッセイ　76, 77	ワトソン博士　51
ルシフェラーゼアッセイ　77	ロイコトリエン　29	

欧文

α細胞　127
β細胞　127
β酸化　27, 108

A

ABCA1　17, 20, 94
ABCG5　93
ABCG8　93
ACAT (acyl CoA : cholesterol acyltransferase)　16, 91
ACC　26
ACE (angiotensin-converting enzyme)　143
ACRP30　120
AdipoQ　120
ADP　5
ADSC (adipose tissue derived stem cell)　126
AF-1 (activation function 1)　72
AF-2 (activation function 2)　72
AGE (advanced glycation end-products)　138
AGPAT 2 (1-acylglycerol-3-phosphate-O-acyltransferase 2)　114
alternative splicing　61
AMP　4
AMPK (AMP activated protein kinase)　26, 121
AOX (acyl CoA oxidase)　108
AP1 (activator protein 1)　54
apM1 (adipose most abundant gene transcript 1)　120
ARH (autosomal recessive hypercholesterolemia)　95
ATF　54, 58
ATF1　118
ATF6　100
ATGタンパク質　42
ATP　3
autoregulation　118

B

BMI (body mass index)　120
BRL49653　116
BSEP (bile salt export pump)　105
bZIP　59
bZIP構造　58

C

cAMP　54
cAMP応答エレメント　13
CATアッセイ　77
CBP (CREB-binding protein)　80
CD36　111
cDNA (complementary DNA)　52, 64
C/EBP　59, 67, 114
C/EBPα　115
C/EBPβ　115
C/EBPδ　115
C/EBPファミリー　58, 117
c-Fos　54, 58, 59, 83
cGMP依存性タンパク質キナーゼ　144
CHOP　136
CHOP-10　59, 115, 119
c-Jun　54, 58, 59, 83
clonal expansion　119
commitment　112
CoQ10　22
CPT-1　27
CRE　54
CREB (cAMP response element-binding protein)　54, 59, 80, 118
Cre/loxP　117
Cre/loxPシステム　118
CRE結合タンパク質　13
CTD (C-terminal domain)　56
CTDキナーゼ　56
CYP7A1　104
CYP7al　23

D

DBD (DNA binding domain)　72
DDBJ　50
DGAT (diacylglycerol acyltransferase)　91
diabetes遺伝子　123
Dicer　69
DNA (deoxyribonucleic acid)　46
　——結合ドメイン　55, 58, 67, 72
　——修復　47
　——複製　47
　——ポリメラーゼ　47
　——ループ　55
DNase　64
DNase I　76

E

E1　84
E2　84
E3　84
EMBL　50
EMSA（electrophoretic mobility shift assay）　76
ENCODE 計画　70
ER　75
ERAD　135
ES（embryonic stem）　126
ezetimibe　92

F

FAD　6
FBPase　12
Fos　58
Foxo1　132
full-length cDNA　65
FXR（farnesoid x receptor）　104

G

G6Pase　10, 107
GABA　33, 39
GADD153（growth arrest and DNA damage inducible gene 153）　136
GBP28　120
GC ボックス　57
GenBank　50
GIP（gastric inhibitory polypeptide）　120, 128
GLP-1（glucagon-like peptide 1）　128
Glucokinase　129
GLUT2　129
GLUT4（glucose transporter 4）　124
GLUT4　133
Grb2/Ash　131
GSK（glycogen synthase kinase）　8
GU-AG ルール　62
Guggulsterone　105

H

HAT　76, 77
HbA1c　140
HDAC　76, 77
HDAC1（histone deacetylase 1）　118
HDL（high density lipoprotein）　17
HECT 型　85
HMG CoA 還元酵素　21, 99
HNF-1α　129

HNF-1β　129
HNF-4（hepatocyte nuclear factor-4）　107
HNF-4α　130
HNF ファミリー　130
9-HODE　109, 116
13-HODE　109, 116
HRT（hormone replacement therapy）　75
HSP（heat shock proteins）　135
Hyperplasia　112
Hypertrophy　112

I

IBAT（ileum bile acid transporter）　105
INSIG（insulin inducing gene）　100
IPF-1　129
IR-1（inverted repeat-1）　104
IRS（insulin receptor substrate）　131

J

JAK（janus kinase）　123
JNK（c-Jun N-terminal kinase）　136
Jun　58
junk DNA　68

L

LBD（ligand binding domain）　72
LDL（low density lipoprotein）　17
LDL 受容体　17, 94
Leaky ribosome scanning mechanism　67
lethal gene　116
LOX-1　111
LRH-1（liver receptor homolog-1）　104
LXR（liver x receptor）　103

M

MAP キナーゼ　83
MCP-1（monocyte chemoattractant protein-1）　110, 126
MEF（mouse embryonic fibroblasts）　116
MGAT（monoacylglycerol acyltransferase）　90, 91
miRNA　68, 69
MODY（maturity-onset diabetes of the young）　129
mRNA　55
mRNA 前駆体　59
MTP（microsome triglyceride transfer protein）　18
MTP　93

N

NADH 3
NADPH 5
ncRNA（non-coding RNA） 52, 68
NeuroD 129
NF-IL6 58
NFκB 82
Niemann-Pick type C1 like 1 16
NIH（National Institute of Health） 49
NO 135
NOS 144
NOシンターゼ 144
NPC1（Niemann-Pick type C1） 92
NPC1 101
NPC1L1（NPC like 1） 92
NPC1L1タンパク質 16

O

obese遺伝子 122
Ob-R 123
ORF（open reading frame） 65, 66

P

PAI-1（plasminogen activator inhibitor type 1） 120, 126
Patched 101
PCR（polymerase chain reaction） 48
PCSK 9（proprotein convertase subtilisin-like kexin type 9） 94
Pdx-1 130
PEPCK 9, 107
PFK-1 4, 12
PFK-2 12
PGC-1α（peroxisome proliferator-activated receptor-gamma coactivator 1α） 80, 132
Phase I 116
Phase II 116
Phase III 116
Phase IV 116
PI3キナーゼ 131, 132
piRNA 68
PKA（protein kinase A） 8, 79
PPARα 75
PPAR 74
PPARα（peroxisome proliferator-activated receptor-α） 28, 107
PPARβ 75
PPARγ 75, 78, 108, 114, 115
PPARδ 75, 108
PPRE（PPAR responsive element） 115

pre-mRNA 59, 62
pseudogene 69

R

RAGE（receptor for AGE） 138
rasiRNA 68
Rhoファミリー 133
RINGフィンガー型 85
RIP（regulated intramembrane proteolysis） 100
RNA（ribonucleic acid） 46
RNAi（RNA interference） 69, 71
RNase 64
RNA新大陸 68
RNAポリメラーゼ 55, 57
RNAポリメラーゼII 56
rRNA 55
RXR 72, 73, 74, 107

S

SCAP（SREBP cleavage-activating protein） 98
SCD 101
SD配列 66
SHP（small heterodimer partner） 104, 105
SHP-2（src homology 2-containing tyrosine phosphatase 2） 131
siRNA（small interfering RNA） 68, 69
small RNA 68
SNP 51, 77, 78, 117
snRNP（small nuclear ribonucloprotein particle） 62
Sp1（specific protein 1） 57
SR-AI（scavenger receptor AI） 111
SR-BI 96
SRE（sterol regulatory element） 23, 97
SREBP（sterol regulatory element binding protein） 22, 97
SREBP-1 114, 115
STAT（signal tranduction and transcription） 123
SVF（stromal-vascular fraction） 113

T

TAGE（toxic AGEs） 138
TATAボックス 57
TBP（TATA-box binding protein） 57
TFIID 56
thrifty gene 117
TLR4（toll-like receptor 4） 125
TNFα（tumor necrosis factorα） 124
TNF-α 117, 120, 135
TPA 54
trans-acting factor 54

trans-acting factor　55
TRE　54
tRNA　55

U

UPR　135
Uボックス型　85
3′-UTR（3′-untranslated region）　65
5′-UTR（5′-untranslated region）　65

V

VEGF（vascular endothelial growth factor）　138
VLDL（very low density lipoprotein）　17

W

WD Repeat 領域　98

Z

Zn フィンガー　55, 72

佐藤隆一郎（Ryuichiro Sato）

〈略　歴〉
1980 年　東京大学農学部農芸化学科卒業
1985 年　東京大学大学院農学系研究科農芸化学専攻博士課程修了（農学博士）
1986 年　帝京大学薬学部助手
1990 年　同大学退職，テキサス大学サウスウエスタンメディカルセンター博士研究員（ノーベル医学・生理学賞受賞者 Goldstein 博士, Brown 博士研究室）
1994 年　帝京大学薬学部講師復職
1995 年　大阪大学薬学部助教授
1999 年　東京大学大学院農学生命科学研究科助教授
2004 年　同上教授（応用生命化学専攻・食品生化学研究室）現在にいたる

〈研　究〉
転写因子，核内受容体による脂質代謝制御機構の解明
脂肪細胞における脂肪滴形成の分子基盤研究
生活習慣病予防に資する機能性食品成分の探索研究

〈近　況〉
1990 年代前半 4 年間，テキサス大学での留学経験がその後のすべてを変えた。いくつかの大学に勤務し，貴重な体験をさせていただき，いま，母校で研究する機会に恵まれた。薬学，医学領域にしばらくいたので，創薬に貢献する基礎研究に大いに興味があるが，現在は，我々が日々口にする食品に秘められた機能の探索にも力を注いでいる。21 世紀の日本，医薬にお世話にならない高齢者の比率を増やさないと，社会発展は望めないと思っている。その意味で食べ物は大事である。

〈連絡先〉
e-mail：aroysato@mail.ecc.u-tokyo.ac.jp
http://park.itc.u-tokyo.ac.jp/food-biochem/

今川正良（Masayoshi Imagawa）

〈略　歴〉
1975 年　千葉大学薬学部製薬化学科卒業
1980 年　大阪大学大学院薬学研究科博士課程修了（薬学博士）
1980 年　宮崎医科大学医学部助手
1984 年　大阪大学薬学部助手
　　　　（1985 年 8 月より 1987 年 5 月まで，南カリフォルニア大学およびカリフォルニア大学サンジエゴ校 Michael Karin 博士の研究室に留学）
1988 年　東京大学医学部助手
1992 年　大阪大学薬学部助教授
2000 年　名古屋市立大学薬学部教授
2006 年　名古屋市立大学理事・副学長（大学院薬学研究科教授兼務）現在にいたる

〈研　究〉
肥満に起因する病態発生の分子機構
脂肪細胞分化の分子機構
遺伝子発現調節因子に注目した創薬開発

〈近　況〉
20 年前の留学時には，ボスの昇任移動に伴い，ポスドク，テクニシャン，多くの機器など研究室丸ごと引越を経験。映画に出てくる大型のコンボイトラックに Deep Freezer などを積み込んでロサンゼルスからサンジエゴに移動。これを含め国内外で複数の大学に所属した経験をかわれて（？）大学の administration の仕事に時間をとられているが，新たな抗肥満薬，抗糖尿病薬の開発を目指して，院生・学生さんとの discussion を楽しみに奮闘中。

〈連絡先〉
e-mail：imagawa@phar.nagoya-cu.ac.jp
http://www.phar.nagoya-cu.ac.jp/hp/byg/index.htm

生活習慣病の分子生物学

2007 年 10 月 25 日　初版第 1 刷発行
2012 年 4 月 1 日　初版第 2 刷発行

Ⓒ　著者　佐　藤　隆一郎
　　　　　今　川　正　良
発行者　秀　島　　　功
印刷者　田　中　宏　明

発行所　三共出版株式会社

郵便番号 101-0051
東京都千代田区神田神保町 3 の 2
振替 00110-9-1065
電話 03-3264-5711　FAX03-3265-5149
http://www.sankyoshuppan.co.jp

社団法人 日本書籍出版協会・社団法人 自然科学書協会・工学書協会　会員

Printed in Japan　　　　　　　　　　印刷・製本　理想社

JCOPY 〈(社)出版者著作権管理機構 委託出版物〉
本書の無断複写は著作権法上での例外を除き禁じられています。複写される場合は，そのつど事前に，(社)出版者著作権管理機構（電話 03-3513-6969, FAX03-3513-6979, e-mail：info@jcopy.or.jp）の許諾を得てください。

ISBN 978-4-7827-0532-2